Sechs Jahrtausende Im Dienst Des Äskulap

Hugo Magnus

Sechs Jahrtausende im Dienst des Äskulap.

Sechs Jahrtausende im Dienst des Äskulap.

Mit 18 Abbildungen im Text.

Von

Dr. Hugo Magnus,

Professor der Universität Breslau.

———— ✦ ————

Breslau.
J. U. Kern's Verlag (Max Müller).
1905.

Seiner geliebten Frau

Klara,

seiner treuen Mitarbeiterin.

Vorwort.

In dem vorliegenden Buch habe ich den Versuch gemacht, durch eine populäre Darstellung die Geschichte der Medizin zunächst meinen Fachgenossen und dann dem gebildeten Teil des Publikums näher zu rücken. Ob und in welchem Umfang mir dies gelungen sein mag, wird der Leser selbst zu entscheiden wissen. Daß aber ein solcher Versuch Berechtigung beanspruchen darf, ist meine unerschütterliche Ansicht. Denn die Geschichte der Medizin ist für die kritische Beurteilung der heutigen medizinischen Zustände unentbehrlich, und außerdem bietet sie noch in kulturgeschichtlicher Hinsicht genug des Wissenswerten. Daß bei einem Werke, wie dem vorliegenden, ein großer gelehrter Apparat verarbeitet werden mußte, brauche ich nicht besonders hervorzuheben. Ich meine aber, daß dem Leser mit der genauen Kenntnisnahme dieses gelehrten Arbeitszeuges nicht sonderlich gedient wäre. Deshalb habe ich alle speziellen Quellenangaben sowie erklärende Anmerkungen grundsätzlich ausgeschlossen.

Breslau, im April 1905.

Magnus.

Inhalt.

Inhalt.

Verzeichnis der Abbildungen.

———

I.

Der Krankheitsbegriff in der Vorstellung der Völker.

I.

Der Krankheitsbegriff in der Vorstellung der Völker.

Das Bestreben, das Wesen der Krankheit zu erkennen, es in seinen ursächlichen Momenten zu durchschauen, ist so alt wie das menschliche Denken überhaupt. Mit dem Augenblicke, wo der Mensch in bewußtem klarem Empfinden die Schmerzen des Krankseins spürte, begann sich auch der Wunsch bei ihm zu regen, für die Erkrankung einen Begriff zu finden, einen Begriff, der so faßbar und verständlich sein sollte, daß er für die Behandlung verwertet werden könnte. Nun ist aber die begriffliche Fixierung eines Vorganges oder eines Dinges schon an und für sich keine ganz leichte Sache, wie dies ja auch hinlänglich bekannt ist. Aber der Fassung eines Naturgeschehnisses in den festen Rahmen eines Begriffes stellen sich doch noch ganz besondere Schwierigkeiten entgegen. Zu dieser Aufgabe gehören ein geschärftes Beobachtungsvermögen, möglichst leistungsfähige Untersuchungsmethoden, eine sehr entwickelte Fähigkeit im Experimentieren, ein logisch geschulter Denkvorgang und endlich die genaue Beachtung der Grenzen, innerhalb deren Sinnes- und Denkarbeit im Gebiet der Naturerkenntnis sich zu bewegen haben. Das sind nun aber Dinge, welche ein gütiges Geschick dem Menschengeschlecht durchaus nicht so ohne weiteres in die Wiege gelegt hat. Vielmehr mußte jedes einzelne derselben erst auf Grund einer Jahrhunderte, ja Jahrtausende währenden gar arbeitsreichen Entwickelung erworben werden. Und selbst dann, als die Menschheit über die zur Naturerkenntnis nötigen Vorbedingungen verfügte, als sie ihre Beobachtungsgabe geschärft, ihr Auffassungsvermögen hinlänglich entwickelt, ihren Denkapparat logisch geschult und die zur Naturbetrachtung erforderlichen technischen Fertigkeiten möglichst ausgebildet hatte, selbst dann boten sich immer noch genug Schwierigkeiten, welche dafür sorgten, daß das Verständnis der Naturgeschehnisse nur in bedächtigstem Schneckengang

1*

erfolgte. Und auch dieser langsame Fortschritt war nicht ein stetiger, in gradlinigem Vorrücken erfolgender, sondern er wurde durch Irrungen, Verfehlungen, falsche Schlüsse und unberechtigte Verallgemeinerungen gar vielfach unterbrochen und aufgehalten. So bewegt sich denn also die medizinische Erkenntnis seit Jahrtausenden zwar in einer aufsteigenden Kurve, aber diese Kurve zeigt eine gar sehr gebrochene Linie. Auf Phasen des Anstiegs folgen um so tiefere Depressionen. Wenn wir also die Entwickelung des Krankheitsbegriffes betrachten, so werden wir uns von Haus aus darauf gefaßt machen müssen, daß wir ein an Irrtümern und Fehlern überreiches Gebiet zu durchwandern haben. Ja die Zahl dieser Abirrungen ist so groß, daß so mancher meint, die Geschichte der Medizin sei wohl überhaupt nichts weiter, als ein Sammelsurium von Irrtum und Fehlschluß, zusammengeschweißt durch das historische Band von Namen und Zahlen. Doch es ist ja das Los des Menschen, nur durch Irrtum zur Erkenntnis vordringen zu können: Das ist nun einmal ein ehernes Gesetz, das für alle Zweige des irdischen Wissens gilt und dem sich deshalb auch die Medizin nicht entziehen konnte. Aber die Irrungen, durch welche die Entwickelung des Krankheitsbegriffes sich zur heutigen modernen und geläuterten Auffassung durcharbeiten mußte, sind wert gekannt zu werden; zeigen sie uns doch den menschlichen Geist bei seiner Arbeit, die Wahrheit zu finden. Diese Arbeit ist aber keine planlose, willkürliche. Sie ist streng geregelt durch die Gesetze, welche für die geistige Auffassung und Durchdringung aller irdischen Geschehnisse gelten.

Wenden wir diesen Gesetzen der Naturerkenntnis — und die Medizin ist ja nur ein Teil der Naturbetrachtung — nun einmal nur auf wenige Augenblicke unsere Aufmerksamkeit zu, so werden wir zunächst bemerken, daß die Grundlage eines jeden Naturerkennens die durch die Sinnesorgane vermittelte Erfahrung, die Empirie, ist. Diese im Anfang rohe und ungeordnete Erfahrung wird durch den Geist, will sagen durch Denken, verfeinert und auf eine höhere Stufe gehoben. Die geistige Verarbeitung der rohen Empirie geschieht nun bei dem Ausbau des Krankheitsbegriffes genau in derselben Weise, wie sie bei allen anderen Zweigen des irdischen Wissens auch erfolgt ist.

In den ersten Phasen seiner Existenz stand zunächst unser Geschlecht allen irdischen Geschehnissen und Dingen mit einer unschuldsreichen Naivität gegenüber. Es vermochte in allem, was da war und sich zutrug, nur das Walten einer überirdischen Macht zu erblicken. Und befangen in dieser Anschauung versuchte der Mensch die medizinische Empirie durch metaphysische Reflexionen zu vervollkommnen und zu entwickeln. Das war also das metaphysisch=empirische Stadium des Krankheitsbegriffes.

Auf diese erste, nur mit der göttlichen Regierung rechnende Phase der Erkenntnis folgte alsdann die zweite, in welcher der Mensch seine Einsicht in die irdischen Dinge nicht mehr im Himmel, sondern auf der Erde suchte. Und da ihm zunächst für dieses Beginnen noch alle technischen Hilfsmittel fehlten, so war er ausschließlich auf seine Denk= arbeit angewiesen, d. h. auf Spekulation und Reflexion. Das war also das spekulativ=empirische Stadium des Krankheitsbegriffes.

Und als man sich nun endlich durch unzählige folgenschwere Irrungen von der Unmöglichkeit überzeugt hatte, das Wesen der Naturerscheinungen spekulativ zu erkennen resp. zu konstruieren, da erst konnte man ernstlich daran denken, durch Ausbildung technischer Me= thoden und Hilfsmittel die Natur wirklich zu erforschen. Damit ist nun aber die letzte Phase der Naturerkenntnis, in der wir uns heut befinden, angebrochen, das wissenschaftlich=empirische Stadium des Krankheitsbegriffes.

Wir haben aus dem bisher Gesagten also ersehen, daß sich die Entwickelung des Krankheitsbegriffes in drei Abschnitten vollzogen hat. Unsere Aufgabe wird es nunmehr sein zu betrachten, wie in jeder dieser drei Abteilungen die Vorstellung von dem Wesen der Krankheit beschaffen gewesen, wie sie zum Ausdruck gebracht worden und aus welchen Verhältnissen sie hervorgegangen sein mag. Haben wir dies für alle drei Abteilungen durchgeführt, so werden wir damit ein klares Bild von all den mannigfachen Anschauungen gewonnen haben, welche die Menschheit in den verschiedenen Zeiten ihrer Existenz sich von dem Wesen der Krankheit gebildet hat.

Betrachten wir nun zunächst die erste dieser drei Abteilungen, nämlich:

das metaphysisch=empirische Stadium des Krankheits= begriffes. Die Beurteilung und Bewertung des Irdischen erfolgte bei allen Völkern im Beginn ihres kulturellen Lebens genau in der= selben Form. Alle Erscheinungen dieser Welt, mögen sie nun den Menschen in seinem Leben fördern oder mögen sie ihn mit Gefahr bedrohen, werden zunächst als unmittelbare Ausflüsse überirdischer

Mächte aufgefaßt. Das Irdische folgt, so nahm die jugendliche
Menschheit stets an, nicht irdischen Gesetzen, es ist nicht an feste ge=
setzmäßige Daseinsbedingungen gebunden, sondern alles was war, was
da ist und was sein wird, ist nur der Ausdruck eines von keiner
Fessel beengten höheren Willens, eines Willens, der in seinen Ent=
schließungen und Willenskundgebungen genau so launisch, so schwankend
und willkürlich sich betätigen sollte, wie der menschliche. Diese Auf=
fassung von dem Wesen des Irdischen begegnet uns in den frühen
Lebensperioden aller Völker genau in der gleichen Weise. Wo die
Kultur sich auch niedergelassen hatte, ob an den Ufern des Ganges,
ob an den gesegneten Gestaden des Mittelmeeres oder in den rauhen
Gebieten des Abendlandes, immer zeigte sie zunächst einen ausschließ=
lich metaphysischen Charakter. Diese Tatsache ist ein Gesetz, dem wir
nicht allein in dem Leben aller Kulturvölker, der großen wie der
kleinen, begegnen, sondern das auch noch heutzutage bei den Natur=
völkern als herrschend sich ergibt.

Wo mögen nun die Wurzeln dieses die ganze irdische Welt um=
spannenden Gesetzes liegen? Nun ich meine, dieselben seien nicht gar
schwer zu finden. Das Verhältnis, in welchem der Mensch im Be=
ginn seines kulturellen Lebens zu den Naturerscheinungen stand, es
wird zuerst bei ihm den Gedanken an überirdische Mächte wachgerufen
haben. Denn die erbarmungslose Gewalt, mit welcher die Natur in
das Wohl und Wehe eines jeden Staubgeborenen eingreift, sowie die
absolute Machtlosigkeit, mit welcher anfänglich unser Geschlecht diesen
von der Natur drohenden Gefahren gegenüber stand, sie mußten das
Gefühl der Furcht, der Angst und des Schreckens erzeugen. Und da
nun das Verlangen nach Schutz und Hilfe stets der treue Gefährte
der Furcht ist, so wird auch die junge Menschheit eifrigst eine Rettung
aus den Bedrängnissen der Naturgewalten ersehnt haben. Da die
eigenen Kräfte ihr aber eine solche zunächst noch versagten, wo sollte
sie dieselbe da finden, als bei einem anderen mächtigeren Wesen? Und
so übertrug man denn die Herrschaft über die Welt einem kraftvollen,
von den metaphysischen Schauern des Geheimnisses umrauschten
Wesen, um von ihm einen Schutz gegen die irdischen Leiden erlangen
zu können.

Wann konnte sich aber dem Menschen das Gefühl seiner Macht=
losigkeit und seiner Hilfsbedürftigkeit wohl unangenehmer bemerkbar
machen, als gerade in den Tagen der Krankheit? Deshalb hat er denn

auch die Beziehungen zwischen Kranksein und Gottheit ganz besonders innig gestaltet. Man glaubte in der Krankheit das willkürliche Eingreifen eines außerirdischen, alle Funktionen des menschlichen Körpers in freiester Machtvollkommenheit beherrschenden Wesens erblicken zu müssen. So löste man denn die Krankheit von jeder irdischen Gesetzmäßigkeit völlig los und erhob die ihres körperlichen Daseins beraubte zu einem selbständigen, in dem Menschenleib hausenden metaphysischen Dinge, einem Wesen, das nur auf das Geheiß eines Gottes in dem menschlichen Organismus sein Werk treiben durfte. Das Erkranken äußerte sich nach dieser Auffassung zwar in dem unregelmäßigen resp. gestörten Ablauf dieser oder jener Körperfunktion, aber der Grund für diese Abweichung vom Normalen sollte nicht in der Beschaffenheit des ergriffenen Organes selbst liegen, sondern er sollte durch ein fremdes, von außen in den Menschenleib eingedrungenes Etwas gegeben sein. Dieses fremde Etwas, dieser von außen in den Körper eingebrochene Krankheitsträger und Krankheitserreger wurde nun aber nicht etwa als ein miasmatischer, kontagiöser oder infektiöser Keim aufgefaßt, wie dies die heutige Medizin tut, sondern das krankmachende Etwas wurde alsbald personifiziert; es wurde als ein mit Körper und Geist begabtes Individuum gedacht. So war denn der Krankheitsdämon fix und fertig, und die allzeit geschäftige Phantasie des Menschen war eifrig dabei, diese Krankheitsgeister mit den verschiedensten Körper= und Charaktereigenschaften auszustatten. Zunächst sollte der Krankheitsdämon, genau so wie jedes andere denkende Lebewesen, mit allerlei Neigungen ausgestattet sein, die ihn veranlaßten, mit Vorliebe nur diesen oder jenen Körperteil mit seinem Besuch zu beehren. So sollte dieser Dämon mit ganz besonderer Passion den Menschen in den Kopf bringen, jener Dämon hatte wieder die sehr wenig geziemende Neigung, den Leuten in den Bauch zu fahren; ein anderer wieder trieb sein Spiel im Hals, und noch ein anderer rumorte in der Brust. Kurz jeder Körperteil hatte auch seinen besonderen Krankheitsdämon oder, was dasselbe sagen will, jede Krankheit wurde in anderer Weise personifiziert. So gab es denn eine ganze Skala von Krankheitsgeistern. Hören wir z. B., mit was für Krankheitsdämonen sich die Babylonier herumzuschlagen hatten. Da existierte:

Der Dämon Ekimmu befaßte sich vornehmlich mit typhösen und dysenterischen Zuständen.

Der Dämon Aſakku erregte das Fieber.

Der Dämon Namtaru beſchäftigte ſich mit der Erzeugung von allerhand Seuchen.

Der Dämon Utukku trieb ſein Spiel im Hals.

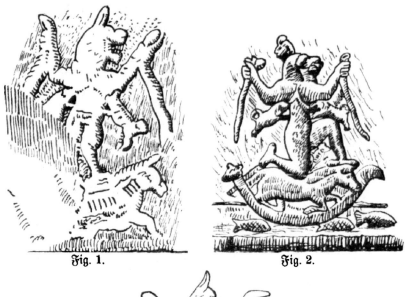

Fig. 1.   Fig. 2.

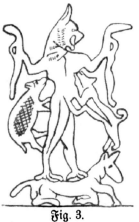

Fig. 3.

Aſſyriſche Göttin Labartu, Beherrſcherin der Kinderkrankheiten.
Nach Baron Dr. von Oſele.

Der Dämon Alû machte die Bruſt krank.

Der Dämon Gallu rumorte in den Händen, machte alſo Gicht, Rheumatismus u. a. m.

Der Dämon Rabiſu hatte die Haut zum Schauplatz ſeiner Tätigkeit erwählt.

Der Dämon Labartu war ein ganz besonders verächtlicher
Geselle, denn er trieb sein loses Spiel in den unschuldigen
Kindlein.

Was für abenteuerliche, Graus und Schrecken erregende Ge=
stalten hatte die geschäftige Phantasie diesen Unholden angedichtet!
Wir kennen z. B. die Form, unter welcher die Babylonier den Dämon
der Kinderkrankheiten, Labartu, zur Darstellung gebracht haben. Man
hat nämlich Tonscherben gefunden, welche Abbildungen dieses bösen
Geistes tragen. Solche Tonstücke wurden offenbar den Kindern als
Amulette um den Hals gehängt, denn sie sind mit Ösen versehen.
Die drei Abbildungen der Seite 8 zeigen uns den Dämon Labartu in
seiner ganzen verschrobenen Scheußlichkeit. Zunächst bemerken wir,
daß Labartu weiblichen Geschlechtes war, wie die geschwellten Brüste
zeigen; sie trug einen Hundskopf und an Stelle der Füße Vogel=
klauen. An ihren Brüsten saugen zwei Tiere, nämlich Hund und
Schwein, welche beide damals für unrein und als der Inbegriff von
schlecht und böse galten. In den Händen hält die Labartu je eine
Schlange oder einen Wurm, um anzudeuten, daß sie anstatt der
nährenden Milch den armen Kleinen giftgeschwollenes Gewürm dar=
reiche. Das Tier, auf welchem die Dämonin thront, wird als Pferd
gedeutet, welches wiederum bei der einen Figur in einem Schiff steht.
Beides, Pferd wie Schiff sollen kennzeichnen, daß die verderbliche
Krankheitsspenderin schnell wie ein flüchtiges Pferd oder ein eilendes
Schiff die Kinder zu befallen pflege.

Die Reproduktion der vorstehenden 3 Abbildungen verdanke ich
Herrn Baron Dr. von Öfele, dem bekannten Kenner der babylonisch=
assyrischen Medizin.

Wie die Babylonier, so hatten auch alle auf sie folgenden Kultur=
völker die verschiedenen Krankheiten unter die Obhut besonderer Gott=
heiten gestellt.

Den Ägyptern z. B. galt die katzenköpfige Göttin Bastet als
Spenderin reichen Kindersegens. Der ibisköpfige Gott Thoth (Dechowte)
nahm sich der von Verdauungsbeschwerden geplagten Menschheit mit
besonderem Interesse an und gab seinem Behagen an derartiger Be=
schäftigung durch Erfindung des Klistiers einen löblichen Ausdruck.
Aus diesem letzten Beispiel kann man zugleich auch ersehen, daß die
damaligen Götter selbst vor den niedrigsten und intimsten heilkünst=
lerischen Handreichungen nicht zurückschreckten. Die folgenden beiden

Bilder zeigen uns diese medizinbeflissenen Gottheiten des ägyptischen Himmels.

Wie die Babylonier und Ägypter, so hatten auch Griechen und

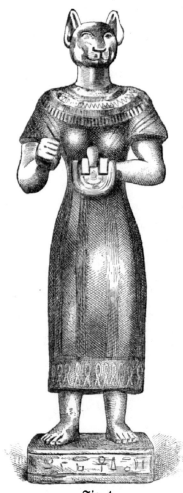

Römer ihre medizinischen Gottheiten, nur treten sie uns hier nicht mehr in der Form von hunds- und katzenköpfigen Ungeheuern, sondern in den schönheitstrunkenen Gestalten entgegen, welche den Bewohnern des Olymps zugeeignet waren.

Den Griechen galt Apollo als Erfinder der Heilkunst, und wenn es seine Zeit sonst zuließ, so griff er wohl auch einmal helfend ein, wenn dem Eintritt eines jungen Erdenbürgers in das Irdische sich uner=

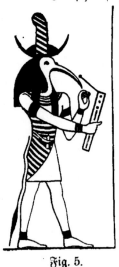

Fig. 4.
Göttin Baftet.
Aus: Göhl, Mythologie,
7. Aufl. S. 275.

Fig. 5.
Gott Dechowte.
Aus: Göhl, Mythologie,
8. Aufl. S. 403.

wartete Schwierigkeiten in den Weg stellten. Doch hatte für gewöhnlich Aphrodite die Aufgabe, in genannten Fällen hilfreich zur Stelle zu sein; und das war wohl auch so recht eigentlich ihre Pflicht. Denn als Göttin der Liebe war sie doch schließlich für alles, was auf die

Liebe Bezug nahm, mochte es sich nun um das Ästhetische oder Pathologische der Minne handeln, haftbar.

Daß die Griechen wie Römer im Asklepios resp. in Äskulap so einen rechten echten deus clinicus besaßen, weiß alle Welt; gilt ja dieser alte ärztliche Gott noch heutzutage allgemein als eine Verkörperung der medizinischen Wissenschaft.

Bei den alten Germanen galt der höchste Herr des Himmels, Wodan, auch als heilkundig.

Daß die alten Kulturvölker, welche ja mit besonderer Vorliebe die Naturvorgänge und Naturkräfte personifizierten, dies nun auch mit den Krankheitserscheinungen taten, kann uns füglich nicht weiter verwundern. Daß aber auch das Christentum nicht bloß früher ähnliche Wege gewandelt ist, sondern dieselben teilweise sogar heut noch geht, darüber dürfen wir eine gewisse Befremdung wohl doch äußern. Einer großen Reihe christlicher Heiligen werden nämlich ganz ausgesprochene medizinische Neigungen zugesprochen. So steht die heilige Anna zu den Krankheiten des Auges in nahen Beziehungen, während St. Judas bei dem Husten, St. Vallentin bei der fallenden Sucht ihre Hand im Spiele haben, und die heilige Katharina von Siena gar eine Rolle spielt nicht unähnlich der der babylonischen Pestgötter Urugal, Namtar und Nergal.

Alle diese Verquickungen der Religion mit dem Krankheitsvorgang, mögen sie nun bei den Babyloniern, den Assyrern, den Römern, Griechen oder Christen sich finden, laufen darauf hinaus, den Krankheitsbegriff seiner irdischen Natur zu entkleiden und ihn in die unklare, nebelhafte Vorstellung eines übersinnlichen Geschehnisses oder doch wenigstens eines unter der speziellen Aufsicht außerirdischer Mächte stehenden Ereignisses umzuprägen.

In dieser theurgisch-metaphysischen Form hat sich nun der Krankheitsbegriff Jahrtausende hindurch bewegt. Man darf wohl sagen, daß von den frühesten Anfängen der Kultur, also etwa von 4000 v. Chr. bis zirka 600 vor Beginn der christlichen Zeitrechnung diese Auffassung des Krankheitsbegriffes die allgemein-gültige gewesen ist. Erst die griechische Naturphilosophie und die hippokratische Medizin haben zwischen dem 6. und 5. vorchristlichen Jahrhundert eine reinliche Scheidung zwischen Religion und Medizin vorgenommen und den Krankheitsbegriff dahin gestellt, wohin er einzig und allein gehört, nämlich in die Welt der irdischen, von Naturgesetzen regierten Erscheinungen.

Damit daß man den Krankheitsbegriff personifiziert und das Kranksein zu einem selbständigen, außerhalb des Menschenleibs existenten Wesen gemacht hatte, hatte man das Verlangen nach Kenntnis der pathologischen Vorgänge wohl beruhigt, aber gestillt noch lange nicht. Die Kulturvölker jenes gewaltigen Zeitraumes, der da zwischen dem 4. Millennium und dem 6. Zentennium der vorchristlichen Rechnung liegt, begehrten doch auch zu wissen, wie denn nun eigentlich die Götter dazu kämen, die Krankheit den Menschen zu senden. Sie verlangten, wenn man so sagen darf, von der Gottheit den Berechtigungsnachweis für ihre die Gesundheit des Menschengeschlechtes schädigende Tätigkeit. Dieser Ausweis wurde nun von der Priesterschaft schnellstens und bestens besorgt. Denn der sündigen Menschheit, und sündig ist doch nun einmal jeder Staubgeborene mehr oder weniger, wurde die Krankheit einfach als Strafe für ihre Vergehen dargestellt. Die Götter, so sagte man, nähmen Anstoß an der unziemlichen Aufführung der Erdbewohner und züchtigten sie deshalb mit Schmerz und Leid, mit Krankheit und Siechtum.

Das alte Testament zeigt uns in zahlreichen Fällen das Kranksein als ein solches Strafgericht Jahves, des strengen Judengottes. Daß aber mit Jahve in Dingen des Gehorsams und der sündigen Neigungen durchaus nicht zu spaßen war, das lehren uns die folgenden Stellen. So heißt es z. B. im 5. Buch Mose Kap. 28 Vers 58, 59:

"Wo du nicht wirst halten, daß du tust alle Worte dieses Gesetzes, die in diesem Buch geschrieben sind, daß du fürchtest diesen herrlichen und schrecklichen Namen, den Herrn deinen Gott, so wird der Herr wunderlich mit dir umgehen, mit Plagen auf dich und deinen Samen, mit großen und langwierigen Plagen, mit bösen und langwierigen Krankheiten".

In seine strafenden Beeinflussungen des körperlichen Lebens wußte Jahve nun aber recht vielfache Abwechselung zu bringen. Das alte Testament vermag uns von solchen Varianten gar mannigfach zu erzählen; hören wir einiges hiervon:

Als der König Joram (2. Buch der Chronika Kap. 21 Vers 15) den Geboten Jahves nicht folgsam war, stellte ihm der Prophet Elia folgendes in Aussicht: "Du aber wirst viel Krankheit haben in deinem Eingeweide, bis daß dein Eingeweide vor Krankheit herausgehe von Tage zu Tage". Und siehe da, zwei Jahre nach dieser angenehmen Prognose starb der König im 40. Lebensjahre an einem schweren Unterleibsleiden.

Der König Herodes Agrippa wurde ganz plötzlich mit einer fabelhaften Krankheit, welche sich vornehmlich durch das Auftreten von Würmern auszeichnete, von Gott gestraft, nur weil er bei einer öffentlichen Feier sich vom Volke göttliche Ehre darbringen ließ.

Dem König Nebukadnezar verwirrte Jahve ob seiner Sünden die Gehirnfunktion so gründlichst, daß er Gras und Kräuter fraß wie ein Tier und mit den Tieren des Feldes lebte (Prophet Daniel Kap. 4).

Auch unseren altgermanischen Vorfahren galt das Kranksein als göttliche Schickung.

Aber die Himmlischen sollten unter Umständen die Krankheit nicht bloß als Strafgericht über die Sterblichen hereinbrechen lassen, sondern auch allerlei andere Gründe konnten für dieselben eventuell maßgebend sein. So berichtet z. B. das Buch Hiob Kap. 2 Vers 4—6 von einem Aussatz, welchen Gott nur deshalb über den armen Hiob kommen ließ, um dessen Frömmigkeit zu erproben. Lediglich aus diesem Grunde übergab Gott den unglücklichen Hiob der Gewalt des Teufels. Ebenso naiv wie diese Anschauung über die Ursache des Aussatzes ist die bildliche Darstellung, mittelst deren man noch im 16. Jahrhundert jenes Eingreifen Gottes in die Gesundheitsverhältnisse Hiobs sich klar zu machen suchte. Man sehe das auf der folgenden Seite 14 befindliche Bild.

Wenn nun diese innigen Beziehungen, in welche der Mensch jener grauen Vorzeit seine körperlichen Zustände zur Gottheit setzte, dem Historiker als die in ihrer Naivität und Hilflosigkeit rührenden ersten Regungen des Kausalitätsgesetzes gelten, so gewinnen derartige Erscheinungen doch den Charakter eines kaum erträglichen Wahnwitzes und Aberglaubens, wenn sie sich zu einer Zeit ereignen, wo das Kausalitätsgesetz im Bereich der Naturerkenntnis schon sich recht kräftig bemerkbar zu machen wußte. Das geschah aber noch um die Wende des Mittelalters und der neueren Zeit. Trotz des Humanismus mit seiner Wiedererweckung der Wissenschaften, ja selbst trotz der Reformation mit ihrer Befreiung des Denkens und Forschens von dem scholastisch=dogmatischen Autoritätsglauben begegnen wir im 15. und 16. Jahrhundert immer und immer wieder den ernsthaftesten Versicherungen, daß diese oder jene Erkrankung, diese oder jene große Epidemie nicht irdischer, sondern rein himmlischer Natur gewesen sei. Und in dieser Ansicht waren Katholiken wie Protestanten gleich einig.

Wir wollen einige der krassesten Beispiele dieser Art im fol=
genden mitteilen:

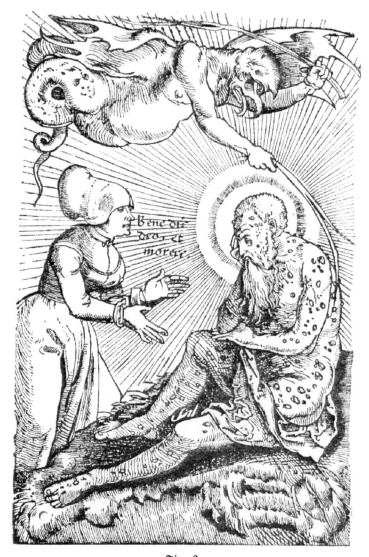

Fig. 6.
Hiob vom Teufel mit dem Aussatz geschlagen.
Aus Hans von Gersdorff „Feldtbuch der Wundartzney“, Straßburg 1517.

Als im Jahre 1495 die Franzosen unter Karl VIII. das in
Neapel regierende Haus Aragon bekriegten, brach bekanntlich die

Syphilis in einer verheerenden und entsetzlichen Weise unter dem Neapel belagernden Heere aus. Diese Krankheit, die zu dem Himmel doch gewiß ganz verzweifelt wenig Beziehungen unterhält, wurde als= bald in einem Edikt des Kaisers Maximilian, gegeben zu Worms am 7. August 1495, als göttliche Schickung angesprochen. Für die= jenigen meiner Leser, welche dieser kultur= wie medizingeschichtlich wohl einzig dastehende Vorgang näher interessiert, lasse ich die kaiser= lichen Worte, mittelst deren Gott und die Syphilis geeint wurden, noch folgen. Dieselben lauten: „Quod novus ille et gravissimus hominum morbus nostris diebus exortus, quem vulgo malum Francicum vocant, post hominum memoriam inauditus saepe grassetur, quae nos justissimae Dei irae merito debent admonere". Dieser in der Syphilis sich geltend machende Zorn Gottes ist wohl aber doch das Wahnwitzigste, was der metaphysische Ausbau des Krankheitsbegriffes leisten konnte.

Als im 16. Jahrhundert der englische Schweiß und die fran= zösischen Pocken, zwei in ihrem mörderischen Wirken gleich ver= heerende Epidemien, die Völker Europas dezimierten, da war man flugs bei der Hand, den Zorn Gottes in dem Wüten der genannten Seuchen zu wittern. Aber was waren das für nichtige Dinge, welche den Unwillen des Höchsten in dem Grade erregt haben sollten, daß er darob die Menschheit mit den entsetzlichsten Seuchen schlug. Der Eitelkeitsteufel allein, der die damalige Menschheit zur Anlegung allerlei neuer Moden veranlaßt hatte, sollte es gewesen sein, der Gott dazu bewogen hatte, sich in den Ablauf der körperlichen Funktionen der Menschen derart zu mischen, daß Sterben und Verderben über unser armes Geschlecht kommen mußte. Der dänische Rektor Niels Bredal gibt in seinem 1586 erschienenen Kinderspiegel der damals herrschenden Auffassung einen recht charakteristischen Ausdruck, indem er sagt:

Als Dänemarks Volk trug Engländertracht,
Hat uns das englischen Schweiß gebracht.
In französische Kleider steckt' dann man den Leib,
Französische Pocken bei Mann und Weib.
Die neue Tracht ihre Seuche stets findet,
So ist es als zeitliche Strafe verkündet.

So also sahen die Gründe aus, durch die Gott bewogen werden sollte, den Krankheitsbegriff willkürlich in die fürchterlichsten Formen zu kleiden. Da forschte man nicht nach den irdischen Ursachen der

Seuche, sondern man beruhigte sich mit der Ansicht, daß der Höchste das Wesen der Krankheit aus eigenster Machtvollkommenheit ausdrücklich zu dem Zwecke der Strafe geschaffen habe.

Fragen wir nun, wie es denn möglich war, daß man am Schluß des 16. Jahrhunderts, also doch zu einer Zeit, in der das medizinisch=naturwissenschaftliche Kausalitätsbedürfnis schon mächtig entwickelt war, noch zu einer so unglaublichen Verkennung des Krankheitsbegriffes kommen konnte, so kann eine befriedigende Antwort nur aus der religiösen Überhitzung und Überspannung abgeleitet werden, in welche das dogmatisch=scholastisch entartete Christentum die damalige Menschheit versetzt hatte. Denn immer, wenn der Mensch sich des eigenen Denkens begibt und unter Mißachtung seiner irdischen Pflichten und Aufgaben den Blick unverwandt auf ein im metaphysischen Nebel verschwimmendes Dogma gerichtet hält, entgleist die Vernunft und mit ihr der kritische Blick für das irdische Werden, und an ihre Stelle treten die Ausgeburten einer zügellosen Phantasie. So ist es immer gewesen. Und daß es heut noch so ist, das beweist die moderne Gesundbeterei.

Doch waren derartige Vorgänge, wie sie uns das Mittelalter und der Beginn der neueren Zeit zeigen, glücklicherweise nur Ausnahmen oder doch wenigstens schnell vorübergehende Episoden. Im allgemeinen dürfen wir sagen, daß mit dem Anheben der hippokratischen Zeit, also von der Wende des 6. und 5. vorchristlichen Jahrhunderts an, der Krankheitsbegriff auf irdische Momente gestellt war und mit irdischen Vorgängen rechnete. Dieses für die Ausgestaltung des Krankheitsbegriffes allein zulässige Verfahren konnte durch die medizinischen Verirrungen, welchen das Christentum zu gewissen Zeiten leider erlag, glücklicherweise nicht mehr aus der Welt geschaffen werden. Der irdische Ausbau des Krankheitsbegriffes mochte durch Scholastik und Dogmatik wohl aufgehalten werden und zeitweise erstarren, aber er blieb doch der leitende Grundsatz in unserer Wissenschaft. Damit kann nun allerdings leider nicht gesagt werden, daß diese mit irdischen Vorgängen rechnende Erklärung des Krankseins alsbald nun auch die richtigen Wege gewandelt wäre. Bedauerlicherweise war das nicht der Fall. Warum aber die rein irdische Auffassung des Krankheitsbegriffes viele Jahrhunderte lang auf Irrpfaden gewandelt ist und wie diese Verirrungen beschaffen gewesen sind, das wird uns zeigen

das spekulativ-empirische Stadium des Krankheitsbegriffes. Zunächst mag es wohl die tägliche Erfahrung gewesen
sein, welche die Menschen darüber belehrte, daß die Krankheit durchaus nicht immer ein Werk der göttlichen Laune war, vielmehr gar
oft recht irdischen Ursachen ihre Entstehung verdankte. Wunden,
Verletzungen, Unglücksfälle, Unregelmäßigkeiten im Lebenswandel, im
Essen, Trinken und Lieben waren zu sinnfällige Zeichen eines rein
irdisch gearteten Wesens des Krankseins, als daß sie dem Betroffenen
nicht schließlich doch zum Bewußtsein gekommen sein sollten. Einmal
erst überzeugt, daß die Krankheit unter Umständen der Willkür des
Höchsten entrückt und ein rein irdisches Produkt sei, war zu der Ver-
allgemeinerung dieser Erfahrung nur noch ein kleiner Schritt nötig.
Sobald man diesen aber erst getan hatte, stand man vor der Aufgabe, nun auch die irdischen Momente des Krankseins ermitteln zu
müssen. Und dieser Aufgabe unterzog sich denn auch die Medizin
mit größerem Eifer als Glück. Man kann wohl sagen, daß die Heilkunde durch über 2000 Jahre, d. h. von der mit dem 6. vorchristlichen Jahrhundert beginnenden hippokratischen Zeit an bis zu dem
Mitte des 19. Jahrhunderts erfolgten Auftreten Virchows, der Auf-
findung eines allen Erscheinungen gerecht werdenden allgemeinen
Krankheitsbegriffes nachgejagt sei, ohne doch jemals in den Besitz
eines solchen gekommen zu sein. Über 2000 Jahre sollten vergehen,
ehe die Medizin zu der Erkenntnis kam, daß das Suchen nach einem
allgemein-gültigen Krankheitsbegriff, nach einer prinzipiellen Formel,
auf welche alle Krankheitserscheinungen als auf eine gemeinsame
Grundlage zurückgeführt werden könnten, ganz vergeblich sein müsse,
da es einen solchen pathologischen Grundbegriff gar nicht gäbe. Nur die
Philosophie trug die Schuld, wenn man durch zwei Jahrtausende einem
Phantasiegebild, wie es der allgemeine Krankheitsbegriff nun einmal
ist, nachjagte. Ja aber warum bediente sich denn unsere Wissenschaft
der Philosophie und nicht der ihr allein frommenden Beobachtung, der
Untersuchung und des Experimentes? Denn das sind doch nun einmal ausschließlich die Mittel, durch welche die Naturforschung und
also auch die Medizin das Wesen der sie interessierenden Erscheinungen
zu enträtseln vermag. Nun die Antwort auf diesen Vorwurf ist bald
gegeben. Die Medizin des Altertums wie des Mittelalters konnte
mit Beobachtung, Untersuchung und Experiment nicht oder doch wenigstens nur in sehr beschränktem Umfang arbeiten, weil die technischen

Methoden und Hilfsmittel noch nicht derartig gekannt und entwickelt
waren, um Beobachtung, Untersuchung und Experiment so durchzuführen,
daß eine Erkenntnis der krankhaften Erscheinungen möglich geworden
wäre. Da also die technischen Hilfsmittel versagten, so mußte die
Medizin entweder überhaupt darauf verzichten, das Wesen des Krank=
seins resp. den Krankheitsbegriff zu erkennen, oder sie mußte das durch
ausschließlich geistige Arbeit ersetzen, was ihr Beobachtung, Unter=
suchung und Experiment vor der Hand noch vorenthielten. So mußte
also die Philosophie mit Spekulation und Hypothese in der Heilkunde
heimisch werden. Das war so die Zeit, in welcher der größte Natur=
forscher des Altertums, Aristoteles, trotz seiner realistischen Auffassung
der Naturwissenschaft doch erklären konnte: es sei Sache der Philo=
sophie, die ersten Ursachen des Krankseins zu ergründen. Und da
Aristoteles bis tief in die Zeiten der Renaissance als unfehlbare
Autorität in allen Fragen der Naturerkenntnis galt, so erhielt sich
auch die von ihm gelehrte ausschlaggebende Stellung der Philosophie
in der Medizin. Ein recht beredter Ausdruck für die Auffassung,
welche man von den zwischen Philosophie, Naturwissenschaft und
Medizin herrschenden Beziehungen sich gebildet hatte, ist das, was
die Sage über Demokritus von Abdera (460 v. Chr.) zu berichten
weiß. Dieser gewaltige griechische Philosoph und Naturforscher soll
sich selbst geblendet haben, da er glaubte, blind über das Wesen der
Natur und ihrer Erscheinungen besser nachdenken zu können als
sehenden Auges.

Welch ein Wechsel der Anschauungen! Die antike Welt, welche
da meint, der Arbeit der Sinnesorgane für Ergründung der Natur=
erscheinungen ganz entbehren und alles nur durch Geistesarbeit er=
klären zu können, und die moderne Zeit, die da erkannt hat, daß zur
Erfassung der Natur die Arbeit der Sinnesorgane das Wichtigste sei
und die Geistesarbeit erst in zweiter Linie komme.

So suchte denn also die Medizin durch 2000 Jahre hindurch
mittelst Spekulation das Wesen des Krankseins zu erkennen, und
sintemalen dem Spekulieren und Phantasieren bekanntlich keine
Grenzen gesteckt sind, vielmehr jeglicher sich in Geistessprüngen er=
gehen mag, soviel er will und kann, so wimmelte unsere Wissenschaft
bald genug von einer schier unübersehbaren Menge von Krankheits=
begriffen. Bald sollte das Feuchte, bald das Feste, bald das Warme,
bald das Kalte des Körpers für die Entstehung der Krankheit aus=

schlaggebend sein. Dann führte man wieder alle krankhaften Erscheinungen auf chemische, dann wieder auf physikalische Vorgänge zurück. Bald war es wieder die Lebenskraft und bald die Reizbarkeit der Körperorgane, in denen das krankmachende Prinzip hausen sollte. Kurz, System reihte sich an System, Schule an Schule, und in schier unübersehbarer Menge sahen Ärzte wie Patienten die Krankheitsbegriffe an sich vorüberziehen. Jeder dieser Begriffe barg aber in den Augen seines Schöpfers und seiner Anhänger allein die lautere Wahrheit, während die gegenteiligen Ansichten an Verschrobenheit alles, an Nutzlosigkeit nichts zu wünschen übrig lassen sollten. So ruhte denn während des gesamten Altertums und Mittelalters, ja bis in die neue Zeit hinein, keinen Augenblick der Streit um den Begriff des Krankseins. Was in diesem jahrtausendelangen Zeitraum alles an Hypothesen und spekulativen Krankheitsbegriffen geleistet worden ist, das hat nicht einmal für den Arzt, geschweige denn also für den Laien eine Bedeutung. Wir wollen deshalb auch diesen Wust von Irrtümern und Verfehlungen getrost beiseite schieben und nur den Krankheitsbegriff herausheben, der sich als der lebensfähigste erwiesen und in einzelnen kärglichen Resten sogar bis in unsere Zeit gerettet hat.

Dieser Krankheitsbegriff, mit dem wir uns jetzt also noch ein wenig beschäftigen wollen, ist wohl der älteste von allen. Wahrscheinlich existierte er in allgemeinen Andeutungen schon zu den Zeiten des vielgenannten babylonischen Königs Hammurabi. Allerdings war er in jenen frühen Zeiten noch nicht zu einem wirklichen System erstarkt. Eine derartige führende Rolle errang er vielmehr erst seit dem Auftreten der griechischen Naturphilosophie, also etwa seit dem 6. vorchristlichen Jahrhundert. Wenigstens tritt er uns in dem ältesten griechischen medizinischen Werk, in dem Corpus hippocraticum, bereits als fertig ausgebautes Krankheitssystem entgegen. Der genannte Krankheitsbegriff nun, der in der Geschichte unserer Wissenschaft als „Humoral=Pathologie" bekannt ist, beansprucht als Träger und Erreger des Krankseins ausschließlich die flüssigen Bestandteile des menschlichen Körpers; deshalb heißt er eben auch humorale Pathologie, d. i. ein Krankheitssystem, welches mit den Flüssigkeiten, den Humores, des Organismus rechnet.

Besagter Krankheitsbegriff geht nun zuvörderst von der Voraussetzung aus, daß im menschlichen wie tierischen Körper vier flüssige

2*

Elemente eine Hauptrolle spielen sollten, nämlich: das Blut, der Schleim, die schwarze und die gelbe Galle. Doch entsprang diese eigentümliche Vorstellung nicht etwa aus wirklichen anatomisch-physiologischen Beobachtungen und Untersuchungen, sondern sie war lediglich spekulativer Natur, erzeugt durch gewisse Anschauungen der damals herrschenden Philosophie. Die sogenannte Naturphilosophie der hippokratischen Zeit lehrte nämlich, daß die irdische Materie aus vier verschiedenen Bestandteilen bestehe, aus: Luft, Erde, Feuer, Wasser, und daß sie deshalb auch vornehmlich vier Eigenschaften besitze, indem sie kalt oder warm, feucht oder trocken sei.

Indem die Medizin diese Vierzahl der Elemente von der Philosophie entlehnte, sollte das Blut die Wärme, der Schleim die Kälte, die gelbe Galle das Trockene und die schwarze Galle das Feuchte repräsentieren. Aus diesen, wie man sieht, ganz willkürlich und spekulativ aufgestellten vier Grundelementen der Körperwelt zimmerte nun die hippokratische Medizin sich den humoralen Krankheitsbegriff. Der Mensch bleibt, so lehrte sie, solange gesund, als jene vier elementaren Flüssigkeiten in der geeigneten Menge und an der ihnen zukommenden Örtlichkeit des Menschenleibes vorhanden sind. Wenn diese vier Grundstoffe aber sich in Quantität oder Qualität veränderten, oder sich unbefugtermaßen in Körperorganen aufhielten, in denen sie vorschriftsmäßig nichts zu suchen hatten, oder wenn sie gar sich in unziemlicher Weise miteinander vermischten, dann sollte alsbald Krankheit eintreten. So sollte z. B. Fieber durch allerlei nichtsnutzige Aufführungen der Galle entstehen. Unterleibserkrankungen wurden als die Folgen einer ungehörigen Vermischung von Schleim und Galle angesehen usw.

Eine ganz besonders hervorragende Rolle spielte nun aber der Schleim in dem System der Humoral-Pathologie. Ihm konnte man eigentlich jede Schlechtigkeit zutrauen. Wo und wie der harmonische Friede des Gesundseins auch gestört werden mochte, stets hielt man sich für verpflichtet, den Schleim als den Übeltäter in Verdacht haben zu müssen. So sehen wir denn den damaligen Arzt stets eifrig beschäftigt, den Sünden des Schleimes nachzujagen. Man hatte sich ein System zurechtgelegt, welches alle die Bösartigkeiten des Übeltäters Schleim klar machen sollte und das man recht amüsant und unterhaltsam finden könnte, wenn es nicht eben der damaligen Menschheit gar so entsetzliche Behandlungsformen aufgehalst hätte.

Der Hauptentstehungsort des Schleimes sollte nun der Magen sein. Ihm sollten nämlich zur Zeit der Verdauung warme Dünste entströmen. Wie von einer feuchten Wiese Nebel aufsteigen, die sich dann in der Luft zu Wolken verdichten, so sollten auch die aus dem Magen kommenden Gase in die Höhe, d. h. also in die oberen Partien des Körpers entweichen und dort, vornehmlich im Gehirn, sich als feuchter, flüssiger Schleim niederschlagen. Für diese Umwandlung der Verdauungsdünste in tropfbarflüssigen Schleim machte man vorzugsweise das Gehirn verantwortlich. Von diesem sagte man nämlich, daß es der kälteste Teil des ganzen Organismus sei und daß sich in ihm demgemäß auch die warmen Ausstrahlungen des Magens niederschlagen müßten. Ungefähr wie ein Schwamm, so sollte das Gehirn alle die zu Schleimwasser gewordenen Verdauungsdünste in sich aufnehmen, um sie dann allmählich wieder in die verschiedenen Provinzen des Körpers zurückfließen zu lassen. (Man vgl. Vorlesung 2 Seite 38 dieses Werkes.) Dieser Rücktransport des aus den gasigen Verdauungsprodukten abdestillierten Schleims wurde nun aber für höchst verfänglich gehalten und sollte alle möglichen Gefahren für die Gesundheit in sich bergen. Wie leicht konnte ja doch einmal das Gehirn seines Schwamm=Charakters vergessen und dem von ihm aufgesogenen Schleimwasser einen allzu stürmischen Rückfluß gestatten. Und damit war das Unglück da. Denn wo solch ein dem Gehirn enteilender Schleimstrom hintraf, da war es mit dem friedlichen und beschaulichen Dasein des betroffenen Körperteiles vorbei. Schwere Erkrankungen sollten da alsbald die unausbleibliche Folge sein. Waltete aber das Gehirn verständig seines Amtes, ließ es den angesammelten Schleim nur tropfenweise abfließen und verteilte es das Kondenswasser gerecht und gleichmäßig über alle Provinzen des Körpers, so konnte der Bösewicht Schleim nirgends Schaden anrichten. Ein sicheres Thermometer dafür, daß das Gehirn seiner Schwamm=Aufgabe gewachsen war, glaubte man in der Nase zu besitzen. Floß der Nasenschleim fein säuberlich, nicht zu dick und nicht zu dünn, nicht zu viel und nicht zu wenig, so war man überzeugt, daß der vom Gehirn herkommende Schleimstrom sich in höchst verständiger Weise über alle Teile des Körpers gleichmäßig verteile und darum keinen Schaden anstiften könne. Machte sich nun aber gar das Riech= organ durch Niesen bemerkbar, so waren Arzt und Publikum hoch erfreut; denn das Niesen galt als sicheres Zeichen, daß der gefährliche Schleim in unschädlicher Weise auf der Nasenschleimhaut sein Wesen treibe. Darum rief man dem Niesenden ein kräftiges Profit, ein beifälliges Wohl bekomm's zu. Konnte ja doch auch der Niesende sich gratulieren, daß seine Nase dem übelwollenden Schleim den Ort gewiesen hatte, wo er, ohne weiteren Schaden anrichten zu können, den Körper verlassen mußte. Wenn wir also auch heut noch vielfach der alten Sitte huldigen und dem Niesenden ein herzliches Profit zurufen, gewähren wir da nicht auch heut noch der Humoral=Pathologie eine Konzession? Das werden wohl aber nur wenige von Ihnen geahnt haben, daß wir uns mit dem gutgemeinten Profit zum Sprachrohr eines Jahrtausende alten Krankheitsbegriffes machen.

Dieser so eigenartige Krankheitsbegriff stand nun während des ganzen Altertums und Mittelalters in hohem Ansehen. Mochten auch unzählige andere Krankheitssysteme auftauchen, das humorale behauptete unter ihnen doch einen Vorzugsplatz. Ja selbst noch in der heutigen Zeit macht sich die humorale Auffassung des Krankseins geltend, wenigstens in den Heilungsarten des Volkes. Wenn z. B. einer heut Zahnschmerzen oder Gesichtsreißen hat, oder es ihn hier und da zwickt und kneipt, so greift er wohl zu einem kräftigen Zug= pflaster. Das ist aber das echte und wahre Verfahren, wie es die Humoral=Pathologie seinerzeit gelehrt hat. Denn sie wollte durch Zug= pflaster, Reizsalben, scharfe Fußbäder und was dergleichen angenehme Dinge mehr waren, den übelwollenden Schleim an die Haut locken und damit gründlichst aus dem Körper entfernen. (Man vgl. S. 43.) Auch viele der Prozeduren, welche heut der mit Wasser arbeitende Naturheil= kundige an seinen Patienten vornimmt, sind Maßnahmen, welche der uralte humoral=pathologische Krankheitsbegriff seinerzeit geschaffen hatte, um dem allzeit im Körper rumorenden Schleim gründlichst die Wege zu weisen. Manch einer, der vertrauensvoll den Anordnungen des Naturheilkundigen folgt, der mit bloßen Füßen im nassen Grase herumstolziert oder blutreinigende Säftlein schluckt oder irgendwelchen sonstigen Anordnungen eines Quacksalbers folgt, weiß nicht, daß das, was er tut, die Heilmaßregeln eines längst überwundenen Krankheits= begriffes sind, eines Begriffes, der heutzutage jedem, auch dem ärzte= feindlichsten Laiengemüt ein Lächeln ob seiner Verschrobenheit ab= nötigen müßte, falls die Vorliebe für die arztlose Medizin den kritischen Blick nicht etwa getrübt hat.

Das unermüdliche und dabei fruchtlose Suchen nach einem all=

gemein=gültigen Krankheitsbegriff währte nun, wie wir schon früher be=
merkt haben, wohl über 2000 Jahre. Eigentlich ist es erst um die
Mitte des 19. Jahrhunderts mit dem Auftreten Virchows zur Ruhe
gekommen. Denn erst um diese Zeit kam die medizinische Welt zu der
festen Überzeugung, daß die Erfahrung im Gebiete der Heilkunde nicht
durch Spekulation zu einem System erweitert werden dürfe, sondern
daß sie durch Untersuchung, Beobachtung und Versuche auf die ihr zukom=
mende wissenschaftliche Höhe gehoben werden müsse. Und damit beginnt
das wissenschaftlich=empirische Stadium, in welchem sich
heut die Auffassung des Krankseins bewegt. Jetzt ist der prinzipielle,
allen Krankheitsformen zugrunde liegende Erkrankungsbegriff ver=
schwunden, und an seine Stelle ist die Erkenntnis getreten, daß die
Krankheit eine Störung des allgemeinen Körperbefindens sei, die durch
lokale Veränderung dieses oder jenes Organes oder Gewebes bedingt
ist, Veränderungen, die es durch genauestes Studium der anatomischen,
physiologischen, klinischen und ätiologischen Beziehungen in jedem
Einzelfall zu ermitteln gilt.

Indem nun also die moderne Heilkunde sich bei ihren Forschungen
der Philosophie ganz entäußert hat und sich mit ihrer Arbeit aus=
schließlich auf naturwissenschaftliche Untersuchungsmethoden stützt,
hat sie eine Kulturtat allerersten Ranges vollbracht, für welche ihr
die Menschheit gar nicht dankbar genug sein könnte. Denn nichts
hat unserm Geschlecht eine solche Fülle von Leid und Wehe ge=
bracht, kein Krieg, keine Hungersnot hat so viele blühende Leben
zerstört, wie der spekulativ konstruierte allgemeine Krankheits=
begriff der vergangenen Zeiten mit seinen entsetzlichen Behandlungs=
methoden (vgl. Vorlesung 2 Seite 39 dieses Werkes). Wenn die
Menschheit früherer Zeiten unter Seuchen und Pestilenz dezimiert
wurde, wenn die therapeutischen Maßnahmen von Irrtum zu Irrtum
taumelten und unsägliche Schmerzen, Ströme von Blut und Tränen
selbst die einfachen und leichten Fälle des Krankseins begleiteten, so
war dies alles nur die Folge des spekulativ erbrachten Krankheitsbe=
griffes. Und wenn nun diese grausigen Zeiten vorüber sind, wenn das
Kranksein einen beträchtlichen Teil seiner Schrecken verloren hat, so
verdankt die Menschheit diesen unendlichen Segen ausschließlich der

auf naturwissenschaftlicher Grundlage ruhenden
modernen Krankheitsauffassung.

II.

Der Heilvorgang im Wandel der Zeiten.

Alle Heilbestrebungen der Berufsmedizin sind im Anschluß an einen bestimmten Krankheitsbegriff entstanden. Je nach den Vorstellungen, welche eine Zeit, eine Kultur, ein Menschengeschlecht sich von dem Wesen des Krankseins gebildet haben, sind auch die Versuche, sich von der Krankheit zu befreien, verschieden. Nun hat man, wie wir dies in der 1. Vorlesung dargelegt haben, auf dreierlei Wegen es versucht, ein Verständnis des Krankheitsprozesses zu gewinnen. Einmal hat man überirdische Mächte zur Erklärung der krankhaften Vorgänge herangezogen, das ist der metaphysisch konstruierte Krankheitsbegriff. Dann hat man zwar irdische Faktoren für die Entstehung krankhafter Erscheinungen verantwortlich gemacht, aber dabei nicht sowohl auf Beobachtung und Experiment, sondern auf philosophisches Raisonnement sich gestützt, das ist der spekulative Krankheitsbegriff. Und endlich hat man das Wesen des Krankseins aus irdischen, durch Beobachtung und Experiment gewonnenen Momenten abgeleitet, das ist der heut gültige wissenschaftlich-empirische resp. der naturwissenschaftliche Krankheitsbegriff. (Man vgl. Seite 5 dieses Buches.)

Auf eine dieser drei verschiedenen Arten des Krankheitsbegriffes lassen sich nun alle die verschiedenen Heilbestrebungen trotz ihrer unzählbaren Menge und trotz ihrer schier sinnbetörenden Vielgestaltigkeit zurückführen. Indem ich mich deshalb der so gegebenen Einteilung bediene, werde ich Ihnen nun im folgenden ein Bild des Heilvorganges im Wandel der Zeiten vorführen. Wir betrachten, wie es das auf den Krankheitsbegriff basierte Einteilungsprinzip nun einmal verlangt, zuerst die metaphysischen Heilbestrebungen.

Der metaphysische Heilvorgang, d. h. also die therapeutischen Maßnahmen, welche das Wesen des Krankseins in außerirdischen Faktoren, d. h. bei den Göttern oder in Dämonen und bösen Geistern suchten, waren vornehmlich darauf bedacht, die Gottheit oder jene bösartigen Gesellen zu einem Verzicht auf ihre dem Menschen so läſtige Tätigkeit zu beſtimmen. Zu dieſem 3weck hat man ſich nun die allermerkwürdigſten Prozeduren ausgedacht. 3unächſt glaubte man durch 3auberſprüche die Geiſter aus dem erkrankten Menſchenleib austreiben zu können. Dieſe Vorſtellung iſt uralt, und wir beſitzen eine Reihe ſolcher 3auberformeln ſchon aus den früheſten aſſyriſchen 3eiten. Hören Sie, wie z. B. die Aſſyrer Unterleibserkrankungen mit folgender Beſchwörung zu heilen verſuchten:

> Ich werfe einen 3auberſpruch auf die
> Tochter des Ea; ich werfe einen 3auberſpruch
> auf die Tochter des Anu; ich werfe ihn
> auf die Töchter der Gottheit. Weswegen?
> Weswegen? Des Bauches wegen.

Die Töchter der Götter Ea und Anu wurden in dem genannten Krankheitsfall als diejenigen Geiſter angeſehen, welche dem Kranken in den Bauch gefahren waren, dort nun ihr unheimliches Spiel trieben und durch jene gütliche 3urede bewogen werden ſollten, das Lokal zu verlaſſen, um mich einer heut vielgebrauchten Wendung zu bedienen.

Neben den Beſchwörungen ſuchte man auch durch gewiſſe ſymboliſche Maßnahmen die Krankheit zu beſeitigen. So berichten z. B. uralte ſumeriſche, aus der Bibliothek des Königs Aſſurbanipal ſtammende Texte, daß man einen Blumenſtrauß in ſeine Beſtandteile zerlegt oder einen Wollbauſch zerzupft und die einzelnen Stücke. dem Feuer mit dem Wunſch übergeben habe, ein Gott möge die Krankheit ſo vernichten, wie das Feuer die Wollflocken. Auch feſſelte man den Kranken wohl, um ihn unter Gebeten alsdann wieder von den Banden zu befreien; ſowie der Kranke ſeiner Bindung ledig wurde, ſo ſollte er — das war der Sinn der Prozedur — auch ſeiner Krankheit verluſtig gehen.

Doch begnügte man ſich durchaus nicht immer nur mit ſymboliſchen Handlungen und Beſchwörungsformeln, ſondern man ging den Krankheitsgeiſtern auch in recht handgreiflicher Weiſe zu Leibe. So teilt uns z. B. Küchler folgende Behandlungsmethode mit, welche er in einem aſſyriſchen Text des Britiſh Muſeum gefunden hat. Die betreffende therapeutiſche Maßnahme kam vornehmlich bei Unterleibserkrankungen in folgender Weiſe zur Anwendung. Man nahm den Kranken und ſtellte ihn ohne viel Federleſens einfach auf den Kopf. Man ſcheint dabei von der Vorſtellung geleitet worden zu ſein, daß der in dem Leidenden ſteckende Krankheitsdämon durch dieſe ungewohnte Lage des Patienten gar beſtürzt und verwirrt werden und in dieſer ſeiner

Bedrängnis sich bald aus dem Staub machen würde. Interessant ist, daß nach den Mitteilungen des Baron von Öfele in Niederbayern dort noch heut eine Behandlungsform geübt wird, welche eine nicht zu verkennende Ähnlichkeit mit jener assyrischen Maßnahme zeigt, nämlich das sogenannte Fieberwenden. Hierbei wird der Kranke im Bett so umgedreht, daß sein Kopf am Fußende und die Füße am Kopfteil der Lagerstatt zu liegen kommen.

Der assyrische Text des British Museums weiß uns aber noch von einer viel drastischeren und dabei recht humorvollen Behandlungs= methode zu berichten. Dieselbe ist so eigenartig und wunderbar, daß diejenigen ganz Recht behalten, welche da meinen, es gäbe nichts so Absonderliches und Verschrobenes, das nicht gelegentlich einmal als Heilmittel Verwendung finden könnte. Besagtes Heilverfahren bestand nun darin, daß man den Kranken überlegte, und zwar in der Weise überlegte, wie man dies etwa mit einem unartigen Kinde tut. War der Patient so in die richtige Lage gebracht, so konnte die Behandlung alsbald beginnen, d. h. man verabreichte dem Leidenden einige kräftige Hiebe auf denjenigen Körperteil, welcher im gewöhnlichen Leben dem Geschäft des Sitzens obzuliegen hat. Doch waren dies nicht etwa gewöhn= liche Schläge, vielmehr wurde über das mißhandelte Organ mit dem Daumen ein heiliges Zeichen gemacht und dazu gesagt: „Es werde gut“.

Ähnlichen Prozeduren unterzogen die alten Perser Frauen, die an Menstruationsbeschwerden zu leiden hatten.

Eine solche Behandlungsform, die an Originalität gewiß kaum etwas zu wünschen übrig lassen dürfte, sollte nun nach der Meinung der Assyrer und Perser die besten Erfolge in Aussicht stellen. Denn ein nur einigermaßen anständiger und auf seine Ehre bedachter Krankheitsgeist konnte sich doch ein derartiges Verfahren nicht gefallen lassen. Er müßte, so scheint man geglaubt zu haben, im höchsten Zorn sofort dem Ort den Rücken drehen, wo er eine so empörende Behandlung sich hatte gefallen lassen müssen. So hatte der Kranke zwar seine Prügel fort, aber er war auch den quälenden Dämon los.

Aber neben diesen Maßnahmen, welche dem Krankheitsdämon in so handgreiflicher Weise zu Leibe gingen, wie dies die eben geschilderte tat, hatte man auch andere, welche zwar weniger drastisch handelten, aber dabei doch dem krankheitserregenden Geist höchst fatal sein sollten. Es waren dies allerlei mysteriöse Zeremonien und Gebräuche. So empfiehlt z. B. ein im British Museum befindlicher assyrischer Text, man

solle bei Unterleibserkrankungen ein weißes wollenes Band spinnen und
7 Knoten hineinbinden; der Kranke werde alsdann unfehlbar genesen.

Ja, es gab sogar Zeiten, in welchen der Kampf mit dem Krank=
heitsdämon behördlich geregelt und durch besonders dazu angestellte
Beamte geführt worden ist. So gilt dies z. B. von den ersten zwei=
bis dreihundert Jahren des Christentums. Da wir uns aber mit dieser
interessanten Tatsache in dem Vortrag: „Die Medizin und das
Christentum" noch eingehend zu beschäftigen haben werden, so können
wir uns mit dieser kurzen Bemerkung hier vorläufig abfinden.

Aber man begnügte sich nicht allein damit, den Krankheitsgeist
mit Beschwörung und mysteriösen Zeremonien zum Aufgeben seiner
unliebsamen Tätigkeit zu bewegen, sondern man suchte auch die Hilfe
der Gottheit nach. Da man ja doch glaubte, daß der Krankheits=
dämon oft genug nicht aus freiem Entschluß den Menschen überfalle,
sondern daß er dies auf Befehl dieses oder jenes Himmlischen zu tun
gezwungen sei, so suchte man durch allerlei Maßnahmen die Götter
zu versöhnen und deren Hilfe zu erlangen. Am ehesten schien man
diesen Zweck natürlich erreichen zu können, wenn man mit den
Himmelsbewohnern in den ihnen geweihten Räumen, d. h. also in
den Tempeln, direkt in Verbindung trat. Gebete und Gelübde in
einem Tempel dargebracht galten deshalb stets für ein vortreffliches
Heilmittel gegen körperliche Gebrechen. Und die Priester haben es
allzeit verstanden, die Erlangung himmlischer ärztlicher Hilfe in
ein förmliches System zu bringen. So übte z. B. das griechische
Priestertum den Tempelschlaf, jene eigenartige Methode, welche die
Krankheit durch einen im Tempel gehabten Traum zu bekämpfen
suchte. Diese Behandlungsart ist so interessant, daß wir bei derselben
ein wenig verweilen wollen.

Erschien ein Kranker Hilfe suchend im Heiligtum eines Gottes,
so unterrichteten sich die Priester zunächst über die Vermögens= und
sonstigen Verhältnisse ihres Klienten. Denn man hielt für die ver=
schiedenen Klassen der Bevölkerung verschiedene Formen der göttlichen
Hilfe in Bereitschaft. Dem Reichen und Vornehmen kam der Heilung
spendende Gott in der allerliebenswürdigsten Weise entgegen; er suchte
ihm das Unangenehme seiner Lage möglichst erträglich und die ganze
Geschichte so angenehm wie möglich zu machen. Vorausgesetzt natürlich
immer, daß der Kranke der Fürsorge des Gottes nachträglich in
klingender Münze seine Anerkennung nicht versagen werde. Geschah

diese Anerkennung nun aber nicht, dann konnte der Gott, wie wir
dies gleich sehen werden, auch gegen einen Angehörigen der oberen
Zehntausend höchst unangenehm werden. Denn in Geldsachen hört
nicht bloß bei den Sterblichen, sondern auch bei den Bewohnern des
Olymps all und jede Gemütlichkeit auf.

Kam also ein reicher, angesehener Mann als Kranker in den
Tempel, so trat ihm alsbald eines der hervorragendsten Glieder des
Priesterkollegiums in der allerliebenswürdigsten Weise entgegen und
nahm sich seiner bei all den verschiedenen Prozeduren in der entgegen=
kommendsten Weise an. Man führte den Leidenden zunächst unter
Flötenschall in feierlichem Rundgang durch das Heiligtum. Dann
wurde er gebadet und hinterher mit allerlei stark duftenden Ölen
gesalbt und mit köstlichen Spezereien beräuchert. War er so wohl
vorbereitet, dann wurde er in feierlichem Zuge zunächst vor den
Opferaltar geleitet, woselbst ein Widder, der mit Blumen und Gold=
flittern gar stattlich herausgeputzt war, dem Gott dargebracht wurde.
Dem getöteten Tier wurde alsbald das Fell abgezogen und nunmehr
wurde der Kranke wiederum in feierlichem Zuge unter Flötenklang
und Weihrauchdüften in das Innere des Tempels geführt. Hier in
dem stillen halbdunklen Raume unmittelbar vor der Bildsäule des
Gottes wurde das Fell des geopferten Widders ausgebreitet und der
Patient auf dasselbe gebettet. Die Opfergaben, welche der Kranke
dem Gott mitgebracht hatte, wurden zu Häupten des Gelagerten auf=
gestellt und demselben eingeschärft, genau auf das zu achten, was er
in dem Schlaf, der ihn alsbald befallen würde, träumen werde. Und
was mochte das fiebernde, durch die mysteriösen Zeremonien, durch
den Duft der Spezereien, durch die Opferdämpfe und den süßen
klagenden Ton der Flöte in unsagbare Aufregung versetzte Gehirn
dem armen Kranken nun wohl alles für Traumbilder vorgaukeln! Die
in den Tempeln aufgestellten Weihetafeln haben uns einzelne solcher
Träume überliefert. So erschien z. B. einem im Tempel schlafenden
Kranken Asklepios in höchst eigenster Person und verordnete ihm einen
Aderlaß von 120 Pfund. Und von einem anderen verlangte er: er
solle mitten im strengen Winter nackt in einen eisig kalten Fluß
springen. Aber nicht immer war der Gott in seinen Verordnungen
so anspruchsvoll wie diesen beiden Patienten gegenüber. Gegen
andere bewies er sich vielmehr recht huldvoll und entgegenkommend.
So sollte z. B. der Redner Aristides, der durch seinen Beruf

Neurastheniker geworden zu sein scheint, recht viel Rosinen essen;
andere wieder mußten auf Wunsch des Gottes viel ins Theater oder
auf die Jagd oder zu sonstigen Vergnügungen gehen.

Es gab nun aber auch Kranke, welche trotz aller Bemühungen
nichts zu träumen vermochten. Ihnen halfen die Priester alsbald in
ihrer Not. Denn schnell fand sich ein Diener des Gottes, der für
den traumlosen Patienten einen Traum hatte. Und ob nun der
Leidende selbst oder der Priester träumte, war schließlich genau das
nämliche; immer hatte ja doch der Gott gesprochen und die erforder=
lichen Heilvorschriften gegeben.

War also der Kranke glücklich durch den Traum in den Besitz
einer göttlichen therapeutischen Anordnung gekommen, so durfte er
bei Leibe nicht etwa sich derselben nun ohne weiteres bedienen. Jetzt
mußte vielmehr erst das Priesterkollegium über den Traum und seine
Anwendungsform zu Rate sitzen, und da wurde denn schon dafür
gesorgt, daß in allzu unsinnigen Traumbildern doch immer noch ein
vernünftiger Gedanke gefunden wurde, wie auch allzu energische gött=
liche Anordnungen, wie z. B. der 120pfündige Aderlaß, die nötige
Abschwächung und Korrektur erfuhren.

Verließ nun der Kranke im Besitz seiner göttlichen Verordnung
guter Hoffnung voll das Heiligtum, so erwartete das Priesterkollegium
nun auch einen klingenden Entgelt. Es war ja recht löblich von dem
Kranken, wenn er ein Weihgeschenk — meist die Nachbildung des
kranken Gliedes in Silber oder Gold — darbrachte; aber lieber sah
man es doch, wenn diesem Weihgeschenk nun auch noch eine Beigabe
in landesüblicher Münze oder in sonstigen wertvollen Geschenken sich
anschloß. Und diese Gaben waren oft über die Maßen kostbar; so
stiftete z. B. Diomedes der Minerva einen Tempel mit allem Zubehör,
weil sie ihn vor Troja von einer Augenkrankheit befreit hatte. In
manchen Heiligtümern wurde auch die Entgegennahme des Honorars
durch allerlei mystischen Apparat ihres doch immer recht irdischen Cha=
rakters entkleidet. So erzählt z. B. Pausanias, daß unfern des Tempels
zu Oropus sich eine heilige Quelle gefunden habe, in welche alle Kranken,
welche dort Heilung gesucht hatten, einen Geldbetrag werfen mußten.

Nun gab es aber auch Gesellen, welche jeder Dankbarkeit und
Anständigkeit so völlig bar waren, daß sie ohne Erlegung eines
Honorars sich zu empfehlen kein Bedenken trugen. Solch ein Bursche
scheint Hermon aus Thasos gewesen zu sein, von dem uns eine

Weihetafel in Epidauros folgendes höchst unpassende Betragen ver=
meldet. Besagter Hermon litt an Blindheit und kam jammernd und
hilfesuchend in das Heiligtum. Hier wurde er nun auch alsbald
glänzend geheilt. Aber jetzt im Wiederbesitz seines Sehvermögens
kehrte besagter Hermon die ganze Schlechtigkeit seines Charakters
heraus, denn er verschwand ohne jede Zahlung. Das war doch aber
dem Gott zu arg. Flugs machte er den schoflen Hermon wieder
blind. Nun kam Hermon reumütig zurück, und der Gott heilte ihn
wirklich nochmals. Jetzt wird wohl aber der gute Hermon gewiß
nicht wieder auf das Honorar vergessen haben.

Mochte nun der Tempelschlaf anfangs ganz gewiß das Produkt
einer zwar naiven, dafür aber innigen und überzeugten Auffassung
des zwischen Gott und Kranken herrschenden Verhältnisses gewesen
sein, so erhielt er sich doch nicht dauernd auf dieser reinen Höhe.
Er verlor den Charakter der kindlich=naiven Frömmigkeit immer mehr,
um dafür die deutlichen Züge einer kühlen, rein auf Gewinn be=
dachten und vor Täuschung nicht zurückschreckenden Berechnung anzu=
nehmen. So sehen wir denn, daß zur Zeit des berühmten griechischen
Satyrikers Aristophanes (um 450—380 v. Chr.) die gebildeten und
einsichtigen Elemente des Volkes den Tempelschlaf bereits für ein
rein auf Gewinn berechnetes Manöver ansahen. Trotzdem behielt
diese merkwürdige therapeutische Maßnahme aber immer noch genug
Freunde und bekundete ein ungemein zähes Lebes. So stützte z. B.
der Kaiser Vespasian (69—79 n. Chr.) den Glauben an den Tempel=
schlaf, indem er sich den Forderungen fügte, welche der Gott Serapis
zwei Kranken im Tempel während des Traumes geoffenbart hatte.
Serapis hatte nämlich zwei Leidenden, einem Blinden und einem
Gelähmten, im Traume verkündet, daß beide gesunden würden, wenn
Vespasian dem Blinden in die erloschenen Augen spucken und dem
Gelähmten das kranke Glied mit seiner Ferse berühren würde. Doch
der Kaiser war ein zu aufgeklärter Mann, um auf diese Forderungen,
und mochten sie auch von einer so angesehenen Gottheit wie Serapis
stammen, so ohne weiteres hereinzufallen. Er ließ sich erst Priester
und Ärzte kommen, und als diese für die Heilung bürgten, da tat
der Kaiser, was man von ihm verlangte. Er spuckte dem einen ins
Gesicht und trat dem andern auf die kranke Hand und siehe da, die
Heilung erfolgte so schnell und sicher, daß die Kranken vergnügt und

geheilt ihres Weges wandelten, wenigstens berichten so Sueton, Dio
Cassius und Tacitus.

Übrigens werden wir dem Tempelschlaf nochmals im christlichen
Gewande (siehe Medizin und Christentum) wieder begegnen.

War nun schon der Tempelschlaf eine gar wunderliche Verirrung
des Heilverfahrens, so hat das Altertum, und zwar speziell das
römische, in dem sogenannten Göttermahl doch noch eine viel wunder-
samere Methode, der göttlichen Hilfe in Leibesnöten teilhaftig zu
werden, geschaffen. Man rüstete nämlich eine kostbar geschmückte und
reich besetzte Tafel, lud die Götter feierlichst ein, an diesem Schmause
teilzunehmen und stellte deren Statuen auf kostbaren Prunkbetten neben
die Tafel. Solche Göttereinladung soll nach Livius das erstemal
im 6. vorchristlichen Jahrhundert bei Gelegenheit einer großen Pest
abgehalten worden sein. Doch scheint diese eigenartige Weise, sich
der göttlichen Hilfe zu versichern, nicht dem einzelnen, dem Privat-
mann zugänglich gewesen zu sein, vielmehr scheint man sich derselben
vornehmlich bei großen allgemeinen medizinischen Kalamitäten nur
von Staats wegen bedient zu haben. Wenigstens lesen wir an den
verschiedensten Stellen bei Livius immer wieder, daß man bei Pestilenz
und großem Sterben staatlicherseits versucht habe, die Götter durch
ein Festmahl zu versöhnen und ihre Hilfe zu erlangen.

Man sieht, die alten Römer waren recht praktische Leute, denn
die Erfahrung lehrt ja auch noch heut, daß opulente Gastmähler ein
nicht unfruchtbarer Weg seien, sich Freunde und Helfer zu werben.

Antworteten nun aber die Götter auf das ihnen gegebene Prunk-
mahl nicht mit der erwarteten Hilfe, oder lag in dem betreffenden Fall
sonst irgend etwas Besonderes, so suchte das römische Volk anderweitig für das Vergnügen der Götter zu sorgen und sie damit zur
Hilfespendung günstig zu stimmen. Man gab den Himmlischen
nämlich eine festliche Vorstellung, und zwar zunächst ein Vergnügen
mit Gesang und Tanz. Anfänglich bestanden derartige Vorführungen
nur in einfachen tanzartigen Bewegungen, zu denen ebenso einfache
Verse gesungen wurden; das Ganze geschah beim Klang der Flöte.
Bei einem gewaltigen, in seinem Wüten durch nichts zu beseitigendem
Sterben, das unter dem Konsulat von Cajus Sulpicius Peticus und
Cajus Licinius Stolo Rom schier entvölkerte, kam diese eigenartige
therapeutische Maßnahme das erstemal in Anwendung. Und von
jetzt an begegnen wir ihr öfters bei schweren, den römischen Staat

treffenden Unglücksfällen. Livius meint, daß diese einfachen, lediglich
auf Erlangung des göttlichen Schutzes abzielenden Vorstellungen all=
mählich ihren religiösen Charakter vollständig abgestreift und zu dem
weltlichen Theater sich ausgewachsen hätten. Mit dieser Bemerkung
eröffnet uns aber der große lateinische Historiker eine gar überraschende
Retrospektive. Denn wer von den modernen Theaterbesuchern hätte
wohl ahnen mögen, daß das Theater in seinen Anfängen so eng mit
der Medizin zusammenhängt, ja daß es einst sogar ein integrierendes
Glied des Heilverfahrens gewesen ist.

Neben diesen in ihrer Erscheinungsform geradezu grotesk zu nen=
nenden Formen der metaphysischen Heilbestrebungen gingen und gehen
auch heutzutage noch zahlreiche Abarten im Volke um, Formen, welche
weder die Priesterschaft noch der Staat jemals erfunden und privilegiert
haben — wie dies beim Tempelschlaf, dem Göttermahl und den Fest=
spielen doch der Fall war —, sondern welche vom Volke selbst aus
eigenster Machtvollkommenheit geschaffen und betrieben wurden. Es
sind dies jene Heilvorgänge, welche als sympathetische Kuren auch
heut noch männiglich bekannt sind. Es knüpfen diese sympathetischen
Behandlungsformen an die verschiedensten Dinge an: der Mond, der
Kreuzweg, der Strick des Gehängten, gewisse Leichenteile, absonderlich
gestaltete Tier= und Pflanzenprodukte u. a. m. bieten die Handhaben,
von welchen der metaphysisch=medizinische Wunderglaube mit Vorliebe
ausgeht. Auf welche Weise alle diese und noch unzählige andere
Dinge den Ruf einer wundersamen Heilkraft erlangt haben mögen,
ist kaum zu sagen; es wäre eine interessante kulturgeschichtliche Auf=
gabe, zu ermitteln, auf Grund welcher Vorstellungen nun wohl alle
die vielfältigen sympathetischen Mittel ihren medizinischen Ruf er=
worben haben mögen. Doch würde es uns hier viel zu weit führen,
in die Irrwege all dieser Kuren kritisch und forschend einzudringen.
Wir müssen uns damit begnügen, hier zu konstatieren, daß es kaum
ein Ding gegeben hat oder gibt, welches der medizinische Wunder=
und Aberglaube nicht als geeignetes Objekt einer Behandlungsmethode
angesehen hätte. So ist es immer gewesen, und so ist es auch heut
noch. Wer dem Volk in seinen medizinischen Anschauungen nach=
zugehen versteht, der wird mit Betrübnis sehen, daß die metaphysischen
Heilbestrebungen allzeit trotz zünftiger Medizin, trotz Verstand und
fortschreitender Erkenntnis bestanden haben und auch heut noch ganz
frisch und munter fortleben. Das Gesetz, daß alles Irdische ver=

gänglich ist, verliert hier seine Geltung. Alles Irdische ist sterblich, aber der medizinische Aberglaube ist unsterblich. Ob an dieser betrübenden Tatsache etwas zu ändern sein mag, das wird die Zukunft entscheiden. Aber der medizinische Historiker hat das Recht, vor der Hand gerade in diesem Punkt seine allergrößten Zweifel zu äußern.

Die Zeiten nun, in denen das metaphysische, d. h. also das mit dem unmittelbaren göttlichen Eingreifen operierende, Heilverfahren die erste Rolle spielte, und alle anderen, mit irdischen Mitteln arbeitenden Behandlungsmethoden nur ein kümmerliches Dasein führten, währten solange, als man in jedem einzelnen Krankheitsfall den jeweiligen Ausdruck einer göttlichen Tätigkeit erblickte. Sobald man aber mit dieser theurgischen Auffassung des Krankseins nicht mehr auszukommen vermochte, vielmehr einzusehen begann, daß die Ursachen jedes einzelnen Krankheitsfalles ausschließlich in irdischen Momenten gegeben seien und der Himmel gar nichts damit zu tun habe, wenn der eine den Typhus, der andere den Schnupfen, der dritte einen verdorbenen Magen und der vierte einen bösen Finger habe, da war es um die unbestrittene Herrschaft der metaphysischen Behandlungs=methode geschehen. Jetzt konnte sich das Heilverfahren naturgemäß nur nach den Einblicken richten, welche man in die Natur des Krank=seins getan oder zu tun geglaubt hatte. Damit gewann dann die Therapie einen durchaus irdischen Charakter, und all die Maßnahmen, welche auf die Erlangung der göttlichen Hilfe zielten, verschwanden aus der zünftigen Medizin. Daß sie damit aber nicht überhaupt beseitigt waren, vielmehr in der Form von allerhand abergläubischen Gebräuchen munter weiter lebten, haben wir soeben bereits erwähnt. Aber die metaphysische Therapie war doch jetzt nicht mehr die all=gemein anerkannte, vielmehr trat die mit irdischen Mitteln arbeitende Behandlungsmethode an ihre Stelle, und zwar zunächst in Form des spekulativen Heilvorganges.

Das spekulative Heilverfahren verfuhr zwar, wie schon der von uns gewählte Namen „spekulativ" ausdrückt, zunächst mehr nach willkürlich vorausgesetzten Hypothesen, aber trotzdem war mit ihm doch ein gewaltiger Fortschritt getan. Mit der Erkenntnis, daß jede ärztliche Behandlung nur an irdische und nicht mehr an himmlische Faktoren anzuknüpfen habe, war eben unsäglich viel gewonnen. Mochten die irdischen Mittel, welche die praktische wie gelehrte Medizin ersannen, vor der Hand auch noch oft genug verfehlte sein, es war

doch einmal der sichere Weg gefunden, auf dem allein das Menschen=
geschlecht schließlich in den Besitz eines rationellen Heilverfahrens
kommen konnte. Allerdings mußten noch viele Jahrhunderte vergehen,
ehe man für die Grundzüge der Krankenbehandlung die richtigen
Grundsätze finden sollte, aber man sah sich doch wenigstens auf dem
Wege dazu.

Der Versuch nun, für das Heilverfahren nur irdische Maßnahmen
in Anwendung zu bringen, beginnt so etwa zwischen dem 6. und
5. vorchristlichen Jahrhundert, also etwa zu der Zeit, als die Naturphilosophie alle Lebenserscheinungen, also auch das Kranksein, auf
irdische Geschehnisse zu stellen begann. Zunächst machte sich in der
Behandlungsform jetzt schon das Bestreben geltend, durch gewisse
hygienische Maßnahmen der Entstehung von Krankheiten vorzubeugen
resp. das Auftreten derselben aus der Vernachlässigung einzelner
hygienischer Anforderungen zu erklären. Man begann nämlich auf
die Nahrungsaufnahme, auf das Klima, auf die Wasserverhältnisse,
auf die allgemeine Lebenslage, d. h. auf Beruf, Stellung, Alter
u. dgl. m. mehr zu achten und durch Regelung dieser und ähnlicher
hierher gehörender Dinge das Kranksein zu bekämpfen. Besonders
waren die Hippokratiker in der Erkenntnis und in der Verfolgung
dieser Ziele groß. Es ist geradezu erstaunlich, was bereits das
5. vorchristliche Jahrhundert in diesen Beziehungen geleistet hat.

Aber neben diesen so wirksamen therapeutischen Maßnahmen
liefen nun eine große Menge anderer, welche ebenso unberechtigt wie
jene berechtigt waren. Und gerade diese waren, wir Ärzte dürfen
uns dieser Einsicht nun einmal nicht verschließen, das Ergebnis der
wissenschaftlichen, der zünftigen Schulmedizin. Allerdings verstand
man vor 2500 Jahren, d. h. also zur Zeit, da die griechische Medizin
ihren metaphysischen Charakter abzulegen begann, unter wissenschaft=
licher Medizin etwas wesentlich anderes, wie wir Modernen. Damals
suchte man das Wesen der wissenschaftlichen Heilkunde in dem
Spekulieren über die Natur der krankhaften Erscheinungen. Man
dachte nicht daran, das Kranksein durch Beobachtung und Experiment
zu erklären, sondern man glaubte die Ursachen desselben klargelegt
zu haben, wenn man spekulativ ersonnene Hypothesen über die Grund=
bedingungen des Erkrankens hervorbrachte. Und diese willkürlich
konstruierten Krankheitssysteme benutzte man dann zum Ausgangspunkt
der therapeutischen Maßnahmen, indem man, ohne darauf zu achten,

daß die genannten Krankheitserklärungen ja nur rein theoretische, spekulativ erbrachte Mutmaßungen waren, dieselben doch praktisch in dem weitgehendsten Umfang zur Behandlung verwertete. So gewann man zwar scharf umrissene Vorschriften für den Heilungsvorgang, aber dieselben schwebten genau so in der Luft, wie die spekulativen Krankheitssysteme selbst auch in der Luft schwebten. Man behandelte im Grunde genommen mit einer so gestalteten Therapie schließlich nicht mehr die Krankheit nach Wesen und Erscheinung, sondern einen rein fiktiven Begriff, den man auf Grund willkürlicher Voraussetzungen in die Krankheit hineingelegt hatte, der aber keineswegs in derselben tatsächlich vorhanden war. Ein recht sprechendes Beispiel einer so gearteten Behandlungsmethode bildet die auf Grund der sogenannten Humoral=Pathologie entwickelte und ausgebaute Therapie.

Unter Humoral=Pathologie versteht man (man vgl. Vorlesung 1 Seite 19 ff. dieses Werkes) jene Vorstellung, welche die Ursache aller Erkrankungen nur auf die Körperflüssigkeiten, auf die vom Volk so=genannten Säfte zurückführen wollte. Nach diesem Krankheitssystem erzeugten die im Organismus vorhandenen Säfte, Blut, Schleim, schwarze und gelbe Galle durch ungehöriges Verhalten all und jede Erkrankung. Vornehmlich traute man Schleim und Blut die aller=größten Schandtaten zu, und deshalb glaubte man auch gerade sie hauptsächlich beachten zu müssen. So hat sich denn die aus der humoralen Krankheitserklärung erwachsene Behandlungsmethode die Bekämpfung der in Schleim und Blut vorausgesetzten Schädlichkeits=momente ganz besonders angelegen sein lassen, und zwar in einer für den Leidenden geradezu entsetzlichen Weise. Auf welche leicht=fertigen und ganz ungereimten Annahmen die Therapie ihr System dabei aufbaute, werden wir im folgenden zeigen.

Man nahm in recht naiver Weise nämlich an, daß aus Magen und Darmkanal fortdauernd Verdauungsdünste in den Kopf gelangten. Ähnlich wie abends von einer feuchten Wiese dichte Nebel aufstiegen, so sollten auch solche Nebel aus den allzeit feuchten Verdauungs=organen in den Kopf steigen. Und wie die Wiesennebel sich draußen in der Natur zu Wasser verdichteten, so sollten auch die in den Kopf getretenen Verdauungsdünste sich hier in Flüssigkeit umwandeln, in dichten zähen Schleim. Das Gehirn, dem man ausschließlich die Rolle eines aufsaugenden Schwammes zuerkennen wollte, sollte nun sotanen zähen Schleim aufnehmen und dafür sorgen, ihn in der geeigneten Weise aus dem Körper zu entfernen. Leider kam nun das Gehirn dieser seiner Pflicht oft sehr lässig nach, indem es den aufgesaugten Schleim nicht aus dem Körper sich entfernen, sondern ihn nachlässigerweise in diesen oder jenen Teil des Organismus ab= fließen ließ. Der Körperteil nun aber, in welchen erwähnter Schleim eintrat, sollte unfehlbar erkranken, und deshalb sollte es die Haupt= aufgabe des Arztes sein, diesen Abfluß des Schleimes aus dem Gehirn in den Körper zu verhindern und, wenn er schon erfolgt war, zu beseitigen. (Man vgl. S. 21 ff.)

War also nun irgendein Körperorgan, z. B. das Auge, erkrankt, so galt es, zunächst den Schleimabfluß aus dem Gehirn in das Auge zu unterdrücken. Dies konnte aber nur geschehen, indem man die Blutgefäße, in welchen jener hypothetische Schleim strömen sollte, so schnell und so gründlich wie möglich verschloß. Um diese Aufgabe zu erfüllen, handhabte man nun die Schneide des Messers und die Glut des Feuers in geradezu furchtbarer Weise.

Glaubte man mit dem Messer zum Ziel kommen zu können, so machte man über beide Ohren und im Nacken je drei große Schnitte, und lag der Fall besonders schlimm, so bedachte man auch noch die Stirn. Die Schnitte lagen so, daß immer zwei vertikal vom Scheitel nach den Ohren resp. nach dem Genick oder der Nasenwurzel liefen, welche dann durch einen Querschnitt verbunden wurden. Das war die eine Methode der Schnittlegung.

Das andere Verfahren bestand darin, daß man drei parallele Schnitte von einem Ende der Stirn bis zum anderen legte, die so gebildeten Hautlappen von den unterliegenden Knochen ablöste und nun an den bloßgelegten Knochen sowie an den Hautlappen tüchtig kratzte und schnitt.

Eine dritte nicht minder grausame Methode zog einen ungeheuren Schnitt über das ganze Schädeldach von einem Ohr bis zum anderen. Dieser gewaltige Schnitt mußte bis auf den Knochen dringen. War dies geschehen, so kratzte und schabte der Arzt noch wochenlang täglich den in der klaffenden Wunde zutage liegenden Knochen.

Das Resultat dieser geradezu ungeheuerlichen Behandlungs= methode war nun natürlich eine gewaltige Narbenbildung. Und gerade diese wurde beabsichtigt. Sie sollte die Adern schließen und so verhindern, daß Schleim aus dem Gehirn in andere Körperteile abfließen könnte.

War nun aber der Patient messerscheu, so mußte der Arzt auch in dieser Hinsicht den Wünschen seines Klienten gerecht zu werden. Er legte alsbald das Messer zur Seite und griff dafür nach dem Feuer. Doch verstand er auch in diese Methode allerlei Abwechselung zu bringen. Entweder setzte er nämlich einen glühenden Eisenstab auf die betreffende Ader und brannte dieselbe bis auf den Knochen durch, oder der brave Kollege stach mit einem Messer da ein, wo er ein Schleim führendes Gefäß vermutete, und steckte dann in die so gebildete Wunde ein brennendes Stück Harz oder ein glimmendes Holzstück oder einen brennenden Dattelkern. Bisweilen praktizierte er auch einen mit Öl getränkten Wattebausch in die Wunde, zündete denselben an und sorgte dafür, daß die Watte bis auf das letzte Fäserchen in der Wunde gründlichst verbrannte.

Für diese Feuerbehandlung bot nun der Rücken ein ganz vorzüglich geeignetes Terrain. Hier konnte sich die Geschäftigkeit des mit Brand und Feuer hantierenden Arztes doch noch ganz anders ausdehnen, als auf der beschränkten Oberfläche des Kopfes. Und so sehen wir denn auch, daß der Rücken der Segnungen der Feuertherapie sich in hervorragender Weise zu erfreuen hatte. In zierlicher symmetrischer Anordnung steckte man immer einen glimmenden Dattelkern oder einen brennenden Wattebausch nach dem anderen in das Fleisch des Rückens, bis daß derselbe einem gespickten Hasenrücken nicht unähnlich sah. Und nun ließ man die so hergerichtete Hinterfront des Kranken schmoren und rösten, als handele es sich in der Tat darum, ein leckeres Gericht herzurichten. Was müssen die Menschen aber zu jener Zeit für Nerven gehabt haben, um derartige grausame Maßnahmen ertragen zu können!

Übrigens stand die Handhabung der genannten Behandlungsmethoden nicht etwa im Belieben des Arztes; derselbe war zur Anwendung derselben eigentlich gezwungen. Denn die Ansicht, daß ohne Anwendung des Messers oder des Feuers in einer von den soeben geschilderten Formen dem rebellischen Körperschleim nicht beizukommen wäre, herrschte so allgemein, daß ein Arzt, der sich zu dieser Therapie nicht bekannt hätte, nimmermehr den Anspruch eines wissenschaftlich gebildeten Mannes hätte erheben dürfen. Deshalb kann denn auch um die Wende der heidnischen und christlichen Zeit Celsus mit Genugtuung versichern, daß kein Land der damaligen zivilisierten Welt der eben geschilderten Behandlungsmethode zu entbehren gebraucht hätte.

Aber nicht genug, daß man dem Kranken arg mit Messer und
Feuer zusetzte, auch der Gesunde konnte diesen beiden angenehmen
Dingen nicht entgehen, denn man wendete beide in prophylaktischem
Sinne an, um dem aufrührerischen Schleim schon von vornherein den
Weg aus dem Gehirn in den Körper gründlichst zu verlegen. Man
nahm also frischweg die Neugeborenen her und bearbeitete sie er-
giebigst mit Feuer und Messer in der Hoffnung, sie dadurch vor
einem Übertritt des krankmachenden Schleimes aus dem Gehirn in
andere Körperteile dauernd zu schützen. So brannten die Äthioper
ihren Kindern schon am Tage der Geburt die Stirnhaut gründlichst,
oder sie machten quer über die Stirn einen ganz gewaltigen Schnitt,
der von einem Ohr bis zum anderen reichte. Die Etrusker aber
sengten ihren Neugeborenen das Hinterhaupt so ausgiebig, daß einzelne Knochensplitter sich unter der Glut des Feuers vom Schädel
abblätterten. Auch die Lybier schenkten ihrem Nachwuchs die Feuer-
kur nicht, doch warteten sie wenigstens bis zum vierten Jahre des
Kindes. Dann wurde ihm allerdings nichts mehr nachgelassen, denn
nun kam der Arzt und brannte alle die Adern des Schädels, deren
er habhaft werden konnte, auf das energischste.

Was müssen, so frägt man sich bei diesen Tatsachen unwillkürlich,
nun wohl aber die Sprößlinge der antiken Nationen für Konstitutionen
gehabt haben, wenn sie solche geradezu unmenschliche Maßnahmen
nicht bloß ertragen, sondern auch noch überstehen konnten? Und was
mögen erst die Mütter für Nerven gehabt haben, wenn sie zusehen
mußten, wie der Arzt geschäftig mit Feuer und Messer an den Köpfen
ihrer zarten Lieblinge herumhantierte? Nun manch ein Kind mag
wohl auch der vorsorglichen Tätigkeit der damaligen Medizin erlegen
sein. Aber nicht bloß Kinder, sondern auch Erwachsene scheinen in
großer, großer Zahl den Folgen jener grausamen Maßnahmen nicht
gewachsen gewesen sein. Denn man vergesse nicht, daß das Altertum
zu keiner Zeit eine Ahnung von irgendwelchen antiseptischen und
aseptischen Maßregeln gehabt hat. Die damalige Wundbehandlung
war eben derartig, daß eine septische Erkrankung der Wunden sehr
leicht eintreten konnte und auch tatsächlich sehr oft eingetreten ist.
Rosenartige Erkrankungen, Vereiterungen des Bindegewebes, Entzündungen der Venen und der Lymphgefäße müssen deshalb die gewöhnlichen Begleiter jener entsetzlichen Messer- und Feuertherapie
gewesen sein, und die aus jenen Zeiten stammenden ärztlichen Werke

berichten denn auch oft genug von solcherlei Zufällen. Und wenn
man nun erwägt, daß dieses an Schmerzen wie an tötlichen Folgen
überreiche Heilverfahren vom 6. vorchristlichen bis etwa in das 7. oder
8. nachchristliche Jahrhundert sich zu erhalten verstand, d. h. also, daß
unser Geschlecht durch weit über 1000 Jahre mit Feuer und Messer
in der unmenschlichsten Weise gemißhandelt wurde, so kann man sich
vorstellen, welch eine Geißel die Blut= und Feuertherapie der humo=
ralen, spekulativen Erklärung des Krankseins für die Welt gewesen
ist. Man kann dreist sagen, daß alle Kriege zusammengenommen der
Menschheit nicht so viel Blut, so gewaltige Tränenströme, so unsäg=
liche Schmerzen gekostet haben, wie jene Behandlungsmethode.

Da werden meine Leser gewiß nun ohne weiteres bereit sein,
die zünftige Schulmedizin, die solcherlei Sünden verübt hat, auf das
rücksichtsloseste zu verdammen. Doch wäre ein solches Urteil durchaus
nicht am Platze. Denn die medizinische Wissenschaft handelte, als
sie jene Heilmethoden schuf, nicht etwa aus freier Wahl. Es ging
die allgemeine Geistesrichtung eben dahin, alle Lebenserscheinungen
einfach durch Spekulation und nicht durch Beobachtung und Experiment
zu erklären. Die damalige Naturwissenschaft war ja noch nichts
weiter wie eine Naturphilosophie, und zwar eine Naturphilosophie
der naivsten Sorte. Und da nun die Medizin zu jeder Zeit ein
Zweig der Naturwissenschaft gewesen ist und auch immer bleiben wird,
so mußte natürlich der Geist, der in der Naturauffassung herrschte,
auch in der Heilkunde zur Anschauung gelangen. Da nun aber die
spekulative Naturerklärung jener Zeiten einen guten Teil aller Natur=
erscheinungen mit den Flüssigkeiten resp. mit dem Wasser in Ver=
bindung brachte — lehrte doch einer der ältesten milesischen Natur=
philosophen, Thales (600 v. Chr.), geradezu, daß das Wasser der
Grundstoff alles Weltlichen sei —, so ist es selbstverständlich, daß die
Medizin unter dem Zwange dieser naturphilosophischen Anschauungen
eben auch mit den Flüssigkeiten des Körpers in therapeutischer wie
pathologischer Hinsicht rechnen mußte. Denn wie ein jeder Mensch
in seinem Denken und Tun ein Kind seiner Zeit ist, so ist auch jede
Wissenschaft ein Produkt ihrer Zeit. Sie handelt nicht lediglich aus
freiem Willen, aus freier Entschließung, sondern ihr Tun wird ihr
zum größten Teil durch den Zeitgeist aufgenötigt. Darum höre man
auf, die Sünden, welche die Medizin in ebenso reichlichem Maße be=
gangen hat, wie alle anderen Zweige der menschlichen Erkenntnis, unserer

Wissenschaft nun in ganz besonderer Weise anzurechnen. Denn diese Sünden sind in gutem Glauben und in guter Absicht begangen worden, begangen unter dem Zwange des Zeitgeistes, dem sich eben nichts Irdisches zu entziehen vermag. Daß diese Sünden der Medizin sich aber der Menschheit ganz besonders fühlbar gemacht haben, liegt eben in der Stellung, welche die Heilkunst zu unserem Geschlecht einnimmt.

Wenn nun diese entsetzlichen Auswüchse der humoralen Behandlungsmethode so etwa mit dem 8. christlichen Jahrhundert immer mehr und mehr in den Hintergrund treten, so erhielten sich die Grundsätze des humoralen Heilverfahrens in milderer Form doch unentwegt, und man wird vielleicht mit Verwunderung hören, daß noch heutzutage zahlreiche Anklänge an die humorale Therapie existieren. Alle die blasenziehenden Pflaster, die stark reizenden Umschläge und Einreibungen, welche das Volk noch heut bei den verschiedensten Leiden, so z. B. bei Zahnschmerz, bei Reißen, bei allerlei sonstigen Schmerzen und Unbequemlichkeiten in irgend einem Hautbezirk, entfernt von der leidenden Stelle anbringt, sie fußen in den antiken humoralen Heilbestrebungen, welche den krankmachenden Schleim ableiten und aus dem Körper entfernen sollten. Die durch das Pflaster oder den reizenden Umschlag wundgemachte Hautpartie sollte, so dachte sich dies die humorale Behandlungsmethode, dem bösen Schleim als Austrittspforte dienen. Mag nun auch mit dem Sturz der humoralen Krankheitslehre das Verständnis für die jenen Pflastern und Hautreizen zugrunde gelegten Absichten verloren gegangen sein, die Maßnahmen selbst haben sich doch in der Volksmedizin erhalten, und auch die zünftige Heilkunde der Gegenwart bedient sich derselben noch ab und zu. Ja noch vor wenig Dezennien nahmen dieselben in dem therapeutischen Handeln der Schulmedizin sogar einen nicht ganz nebensächlichen Platz ein. Die Fontanellen, das Haarseil u. a. m., Maßnahmen, deren sich noch die älteren unter uns Ärzten im Anfang unserer Tätigkeit bedienten, waren nichts wie rechte, echte humorale Prozeduren.

Wenn nun die humorale Krankheitsauffassung dem Schleim auch eine ganz besondere therapeutische Aufmerksamkeit schenkte, so ließ sie deshalb doch nicht etwa die anderen Flüssigkeiten des Körpers außer acht, vielmehr mußten auch sie der Behandlung wichtige Angriffspunkte liefern.

Vornehmlich war es das Blut, dem man allerlei krankheits=
erregende Schlechtigkeiten zutraute und das man deshalb in allen
Krankheitsfällen einer besonderen therapeutischen Beachtung würdigte.
Schröpfen und Aderlassen waren Heilpotenzen, die etwa vom 6. vor=
christlichen bis zum 18. nachchristlichen Jahrhundert so ziemlich für
alle Erkrankungsformen am Platze sein sollten. Ja man benützte diese
Maßnahmen nicht etwa bloß in wirklichen Krankheitsfällen, sondern
dieselben wurden als krankheitsvorbeugende Maßregeln vielfach in
Anwendung gezogen. Noch unsere Großeltern ließen, auch in ihren
gesunden Tagen, mit Vorliebe im Frühjahr oder Herbst alljährlich
regelmäßig zur Ader. Überhaupt scheint man den Aderlaß so ziemlich
gegen alles, was das Menschengemüt beängstigen und quälen kann, für
nützlich erachtet zu haben. So lebte z. B. um das Jahr 1500 ein
Mann, der mit Grund sich über die wankende Treue seines Ehe=
gemahls zu beklagen hatte. Kurz entschlossen ließ nun besagter Ehe=
mann den Arzt holen und seiner Frau an Händen und Füßen
gründlichst die Ader schlagen. Da wurde das verliebte Geblüt
entleert und das Weiblein die beste und treueste Ehehälfte.
Probatum est!

Entsprechend der Wichtigkeit, welche nach dem soeben Gesagten
die humorale Krankheitsauffassung der Blutentziehung beilegte, hatte
man nun den Aderlaß in ein genau ausgearbeitetes System gebracht.
Man glaubte sich überzeugt zu haben, daß die Blutentziehung bei den
verschiedenen Erkrankungsformen nur dann von Nutzen sein könne,
wenn man sie an bestimmten Körperstellen vornähme. Und so hatte
man denn allmählich 53 verschiedene Körpergegenden ermittelt, welche
je nach Art und Beschaffenheit des Krankseins als Aderlaßstellen be=
nützt werden sollten. Dabei verfuhr man in der differentiellen Wert=
schätzung der einzelnen Aderlaßorte mit solcher Peinlichkeit, daß selbst
die rechte und linke Körperseite ganz verschiedene Effekte der Blut=
entziehung ergeben sollten; so sollte z. B. das Aderschlagen an der
linken oberen Extremität für die inneren Organe der linken Körper=
hälfte, vornehmlich für die Milz, von Wichtigkeit sein, während der
Aderlaß an der rechten oberen Extremität hauptsächlich der Leber sowie
den rechtsseitigen Körperorganen überhaupt von Nutzen sein sollte.

Daß man bei jeder Blutentziehung auch noch den Stand der
Gestirne zu berücksichtigen hatte, werden wir später noch eingehend
besprechen, und wir müssen uns daher bezüglich dieses Punktes hier

mit einem Hinweis auf die Vorlesung: „In den Sternen steht's ge=
schrieben" benügen.

Natürlich war es nun für den Arzt nicht so ganz leicht, all die
zahlreichen therapeutischen Nuancen, welche die Blutentziehung an den
verschiedenen Körperstellen haben sollte, sich zu merken. Um daher
dem Gedächtnis unserer damaligen Kollegen nachzuhelfen, hatte man
menschliche Körper, sogenannte Aderlaßmännchen, gezeichnet, in welche
die Indikationen für den Aderlaß in den verschiedensten Krankheits=
formen eingetragen waren. Eine der ältesten derartigen Figuren lege
ich Ihnen anbei vor. (Man sehe Seite 46 Figur 7.)

Derjenige, der die Indikationen, welche die verschiedenen Krank=
heiten und die verschiedenen Körperstellen bezüglich des Aderlasses
ergeben sollten, kennen lernen will, möge Seite 47 nachlesen.

Da nun aber die Anschauungen über das Wesen des Krankseins
so schnell wechselten, wie die Wetterlaunen eines Apriltages, und
jedes der medizinischen Systeme auch eine besondere Behandlungs=
methode schuf, so währte es gar nicht lange und die Menschheit
hatte sich der zahlreichsten Heilformen zu erfreuen. Dieses planlose
Spekulieren über das Wesen des Krankseins wie des Heilens währte
von den Zeiten der Hippokratiker, d. h. also von dem 5. vorchrist=
lichen Jahrhundert bis tief in das Mittelalter hinein. Und was in
diesem Zeitraum von über 2000 Jahren alles für therapeutische
Methoden geschaffen wurden, ist kaum zu sagen. Die Zahl der Heil=
mittel konnte bald nach Tausenden gezählt werden. Ja es gab wohl
kaum noch ein Ding zwischen Himmel und Erde, das nicht als
Arzneimittel benutzt worden wäre; Tier=, Pflanzen= wie Mineralreich
wurden in gleichem Umfange für Heilzwecke benutzt. Und oft genug
waren es die widerlichsten Dinge, welche man zum Range von Heil=
mitteln erhob. So spielte z. B. der Tierkot eine hervorragende Rolle
in dem Arzneischatz, und zwar sollten die verschiedenen Kotsorten sehr
mannigfache Heilwirkungen äußern; so wurde z. B. der Hundekot
nur bei dieser, Vogelkot nur bei jener Krankheit benutzt. Aber damit
nicht genug: Auch der Menschenkot wurde als Heilmittel verwertet,
und zwar sollte Kinderkot wiederum eine wesentlich andere Wirkung
auf den kranken Organismus enthalten, wie der Kot Erwachsener.
Ob der Kranke dieses angenehme Medikament in Pillen= oder Pulver=
oder in einer beliebigen anderen Form schlucken mußte, hing ganz
von dem Belieben des Arztes ab.

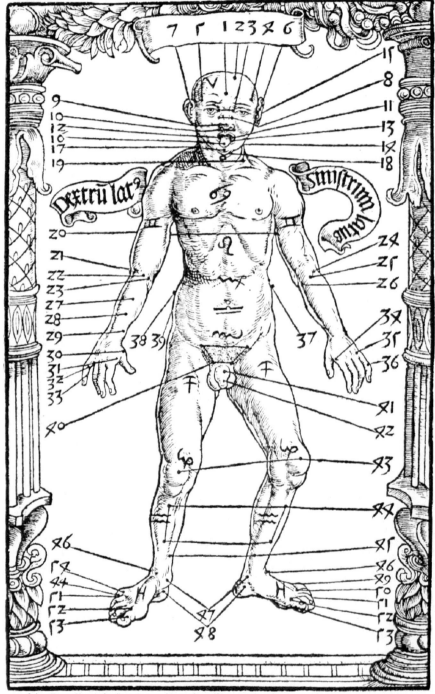

Fig. 7. **Aderlaßmännchen.** Aus Stoeffler, Calendarium romanum magnum. Oppenheim 1518. Fol. 14.

Erklärung der Figur 7.

A. Die auf den einzelnen Körperteilen befindlichen astronomischen Zeichen geben die Sterne des Tierkreises an, unter derem speziellem Einfluß die betreffenden Glieder stehen sollten.

B. Die Zahlen, welche sich an den mannigfachsten Stellen des Körpers finden, beziehen sich auf die in folgendem mitgeteilten Indikationen des Aderlasses. An den betreffenden, durch Zahlen gekennzeichneten Örtlichkeiten sollte in den verschiedensten Erkrankungen Blut gelassen werden, nämlich bei:

1. Augen- u. Kopfschmerzen; Gesichtserkrankungen inkl. Ausschlägen.
2. Kopferkrankungen, Geistesstörungen.
3. Augenerkrankungen aller Art.
4. u. 5. Ohrenschmerzen, Tränenträufeln.
6. u. 7. Ohrensausen, Zittern des Kopfes.
8. Störungen des Gehörs.
9. Schwere des Kopfes; Augenfluß. Auch schärft der Aderlaß hier das Gedächtnis, sowie die Tätigkeit des Gehirns überhaupt.
10. Schwere des Kopfes.
11. Geschwüre der Lippen und des Zahnfleisches.
12. Die Venen des Gaumens sollen geschlagen werden bei Ausschlägen im Gesicht, bei Zahnschmerzen, Leiden des Gaumens und Mundes; Schwere des Kopfes.
13. Fluß und Zahnschmerz.
14. Kopfschmerzen, Geistesstörungen.
15. Zur Schärfung des Gedächtnisses.
16. Allen Mund- und Brustleiden.
17. Übelriechendem Atem.
18. Schmerzen in den Kiefern; Fötor e naso; Gesichtsausschlägen.
19. Kopffluß, Ausschlag.
20. Brustbeschwerden aller Art.
21. Augenfluß; Kopfschmerz; fallende Sucht.
22. Brustkrankheiten aller Art inkl. Atemnot; Kopfschmerz; Seitenstechen.
23. Lebererkrankungen; Verletzungen der rechten Körperhälfte; Nasenbluten.
24. Kopf- und Augenleiden; Schmerzen in den Schulterblättern; Schnupfen.
25. Herzschmerzen; Seitenschmerzen; Schmerzen im Mund.
26. Krämpfen in den Fingern; Milzschmerzen; Gliederschmerzen; Nasenbluten; Leberstechen.
27. Schmerzen der mittleren Körperteile.
28. Leiden der unteren Körperteile.
29. Herzleiden.
30. Zur Schärfung der Augen und Stärkung der Körpergewandtheit.
31. Kopfschmerzen; Fieber; Staren aller Art; Trübungen der Hornhaut; Entzündungen der Zunge und des Rachens.
32. Kopf-, Lungen-, Milzschmerzen.
33. Bluterkrankungen; Bleichsucht; Gelbsucht; Kopfleiden; Stechen in der rechten Seite. Aderlaß an dieser Stelle reinigt Leber, Milz, Brust.
34. Wie 31.
35. Wie 32.
36. Milzleiden; Hirnhautentzündung; Hämorrhoiden; Stechen in der linken Seite; Nierenleiden; Dysmenorrhoe.
37. Milz- und Blasenleiden.
38. Wassersucht; Verdauungsstörungen; veraltete Geschwüre.
39. Melancholie; der Aderlaß an dieser Stelle stärkt die Nieren.
40. Hämorrhoiden; Strangurie; Verdauungsbeschwerden; Erkrankungen der Blase und der Geschlechtsteile.
41. Der Aderlaß wirkt hier auf das richtige Verhalten des Körpers im allgemeinen.
42. Nieren-, Blasen-, Stein-, Hodenleiden.
43. Der Aderlaß stärkt hier den Gang.
44. Allen Arten Schmerzen der unteren Extremitäten, wie Arthritis und Podagra; auch bei Dysmenorrhoe.
45. Erkrankungen der Geschlechtsteile; Nieren-, Blasenleiden.
46. Erkrankungen der Hoden.
47. Menstrualleiden; Sterilität der Frauen; Erkrankungen der Blase und Milz.
48. Fußleiden aller Art.
49. Dysmenorrhoe; Ausschlägen im Gesicht und an den Beinen.
50. Apoplexie; Lähmungen.
51. Ophthalmie; Hauterkrankungen; Husten; Brustbeklemmungen.
52. Dysmenorrhoe; Erkrankungen der Hoden; Rippenschmerzen.
53. Ophthalmie; Dysmenorrhoe; Amenorrhoe; Hautausschlägen.

Neben dem Kot lieferte auch der Urin ein viel gebrauchtes Heil=
mittel, das besonders bei Augenerkrankungen in Form von Waschungen
verwendet wurde. Übrigens ist gerade diese absonderliche Heilsubstanz,
wie ich aus eigenster Erfahrung versichern kann, noch heut in der
Volksmedizin zu finden.

Nun man sollte doch wohl meinen, mit der Verwendung dieser
Produkte des tierischen Stoffwechsels zu Heilzwecken wäre der Höhe=
punkt des therapeutischen Blödsinnes in vollstem Maße erreicht. Doch
weit gefehlt! Noch ekelhaftere Dinge wußte die geschäftige Phantasie
der Heilung suchenden Menschheit herbeizuschaffen. So wurde z. B.
Menstrualblut als ein wirksames Mittel bei Frauenkrankheiten emp=
fohlen und von den Patientinnen auch wirklich geschluckt. Und zwar
waren es zwei weibliche Medizinalpersonen, die römischen Ärztinnen
Lais und Elephantis, welche die weibliche Welt mit diesem Heilmittel
beschenkten. Da nun aber doch wohl gar manche Frau gegen das
Einnehmen oder gegen das Einsalben dieser merkwürdigen Heil=
substanz energisch protestiert haben mag, so entschloß man sich bei
Anwendung dieser Behandlungsmethode schließlich zu gewissen Kon=
zessionen. So sollte es schon genügen, wenn die Leidende von
einem weiblichen Wesen massiert wurde, das gerade die monatliche
Reinigung hatte. Der Segnungen dieser letzten Behandlungsart hatte
sich übrigens auch das männliche Geschlecht zu erfreuen; so rät es
z. B. Plinius Männern an, die von chronischem Tränenträufeln ge=
plagt wurden.

Übrigens galt das Blut schlechthin als viel wirkendes Mittel,
und zwar glaubte man den verschiedenen Tierblutsorten auch sehr
differente Wirkungen zuerkennen zu müssen. Auch das Menschenblut
gewann unter Umständen eine bedeutsame heilende Kraft; so erzählt
z. B. Aretäus, daß er selbst gesehen hätte, wie bei Hinrichtungen
Menschen das noch warme Blut des geköpften Verbrechers getrunken
hätten, um von der fallenden Sucht befreit zu werden.

Einer Therapie, welche mit solch ekelhaften Dingen operierte,
war aber gewiß noch gar manches andere zuzutrauen. Und so sehen
wir denn auch, daß man schließlich selbst Leichenteile zu Heilzwecken
gern benutzte. Knochen, Fleischteile, Eingeweide, Haare, Nägel von
Leichen hielt man in allem Ernst für wirksame Medikamente; so wurde
z. B. die Menschenleber, wie Aretäus berichtet, von Epileptikern ge=
gessen.

Gegenüber einem so gearteten Heilverfahren weiß man wirklich nicht mehr, ob man in größeres Erstaunen geraten soll über den Wahnsinn derer, welche solcherlei Dinge ihren Patienten reichten oder über die Kranken, welche derartiges Zeug gläubig hinabwürgten. Doch man vergesse nicht, und das entschuldigt allenfalls den Kranken, daß der von Schmerz und Leiden geplagte Mensch die klare Dispositionsfähigkeit verliert und schließlich in einen Zustand gerät, in dem er, getragen von der Hoffnung auf Rettung, allen, auch den ekelhaftesten und wahnwitzigsten Zumutungen sich gefügig zeigt. „Es gibt" — so charakterisiert Macaulay in einer seiner Parlamentsreden diese Lage sehr treffend — „keine Marktschreierei in der Heilkunde, der Religion oder der Staatskunst, die nicht selbst einen starken Geist betrügen kann, wenn dieser Geist durch Schmerz oder Furcht gestört worden ist". Da dem aber so ist, so gebe man nicht der Heilkunde allein Schuld, wenn sie die widersinnigsten Arzneimittel gebrauchte. Die Menschheit trägt an der Existenz dieses wunderlichen Arzneischatzes genau dieselbe Schuld, wie die medizinische Wissenschaft. Und wer das nicht glauben will, der erinnere sich nur daran, mit welcher Bereitwilligkeit auch heutzutage noch ein großer Teil der Menschen den verschrobensten Anordnungeen der Kurpfuscher Folge leistet. Den Willen, aufs neue in den Besitz solch absonderlichen Arzneikrames zu kommen, bekundet der den Kurpfuschern gehorsame Teil der heutigen Menschheit immer noch, aber der Zeitgeist ist eben doch jetzt mächtiger als der Unverstand jener. Beschämend genug bleibt es allerdings immer, daß ein so großer Teil unserer Mitbürger noch heut sich von den Kurpfuschern Behandlungsmethoden bieten läßt, die an Naivität und Verschrobenheit lebhaft an die schlimmsten Perioden längst vergangener Tage erinnern.

Der von uns im vorstehenden geschilderte Arzneischatz bleibt nun bis tief in die Zeiten des Humanismus hinein in Wirksamkeit. Mag auch diese oder jene ganz besonders ekelhafte Substanz schließlich aus ihm verschwinden, der Zustand war im allgemeinen noch immer ein solcher, daß man das therapeutische Rüstzeug des Mittelalters schlechthin als „Dreckapotheke" bezeichnen durfte. Und bedenkt man nun, daß das scholastisch-dogmatisch erstarrte Christentum und die Astrologie der mittelalterlichen Medizin noch einen recht beträchtlichen Zusatz des krassesten Aberglaubens beimischten, so kann man sich un-

gefähr ein Bild machen, wie das Heilgeschäft bis in die Zeiten der
Spätrenaissance hinein ausgeschaut haben mag.

Aber dem kläglichen Schauspiel, welches die Krankenbehandlung
bis tief in den Anfang der neueren Zeit hinein darbietet, fehlen nun
etwa nicht alle Lichtseiten. Es war nicht bloß wüste Spekulation und
krasser Aberglauben, welche dem Kranken den ersehnten Heiltrank
mischten, sondern Altertum wie Mittelalter verfügten auch über wirk=
same pflanzliche, wie mineralische Arzneimittel, über Heilmittel im
wahren Sinne des Wortes, so z. B. über die allgemeine wie über die
lokale Narkose u. a. m. Allerdings beruhte ja die Kenntnis derselben
nur auf Erfahrung, und zwar auf einer noch recht rohen, des kon=
trollierenden Experimentes vollkommen entbehrenden Erfahrung, aber
man kannte doch schon die wirklichen Heilkräfte der verschiedensten
Substanzen, und die Chemie hatte so etwa vom 8. bis 9. christlichen
Jahrhundert an, dank den Bemühungen der arabischen Ärzte, den
Arzneischatz erweitert. Aber immerhin ist das Bild, welches das
Heilgeschäft bis in die neuere Zeit hinein darbietet, ein recht be=
trübendes, wenigstens was die inneren Krankheiten anlangt. Eine
radikale wirkliche Besserung trat hier erst mit dem Augenblick ein,
wo man es eingesehen hatte, daß man das Wesen des Krankseins
nicht durch Spekulation, nicht durch Philosophieren und Räsonieren,
sondern nur durch Beobachtung, Untersuchung und Experiment er=
mitteln konnte. Da aber diese Einsicht erst in der Mitte des
19. Jahrhunderts allgemeine Anerkennung fand, so kann von einer
rationellen, nur den tatsächlichen Verhältnissen und nicht fiktiven
Phantasiegebilden Rechnung tragenden Behandlungsmethode auch erst
seit der Mitte des vorigen Jahrhunderts die Rede sein.

Das Heilverfahren nun, welches die neueste, mit der Mitte
des 19. Jahrhunderts anhebende Epoche der Medizin geschaffen hat,
kann man als ein symptomatisch=ätiologisches bezeichnen, das
will sagen: als ein Verfahren, welches die Krankheitserscheinungen
nicht schlechthin nur in ihrer Eigenschaft als Symptom berücksichtigt,
sondern das erst nach den Entstehungsursachen forscht, ehe es zum
Medikament greift. Und selbst dann, wenn die Ursache des Krank=
seins klar erkannt ist, sucht die moderne Therapie die Beseitigung
nicht bloß durch Mittel zu erreichen, welche die Erfahrung gelehrt
hat, sondern sie strebt durch Untersuchung und Experiment den
Heilungsprozeß in allen seinen Phasen möglichst zu erforschen und

seine pharmakodynamischen Einzelheiten zu erkennen. Die Krankheits=
erscheinung soll für den modernen Arzt deshalb erst dann Objekt der
Behandlung werden, wenn er sie genetisch durchschaut und ihr Ver=
halten gegen die Heilsubstanzen kennen gelernt hat. Das aber ist
gerade der epochale Fortschritt gegen die früheren Behandlungsmethoden,
welche dem Symptom ohne weiteres in seiner Eigenschaft als Symptom
zu Leibe gingen, ohne Prüfung der ätiologischen und pharmako=
dynamischen Verhältnisse. Die Erkenntnis der pharmakodynamischen
Bedingungen aber, d. h. des Verhaltens der Heilsubstanzen gegen die
Gewebe und Funktionen des gesunden wie kranken Körpers, kann nur
gewonnen werden durch genauestes Eingehen auf all die Erscheinungen,
welche die Natur des menschlichen Organismus darbietet. Was aber
auf diesem Wege zu erreichen ist, das zeigt zunächst einmal die Licht=
behandlung des jüngst verstorbenen Professors Finsen. Vielleicht
wird die experimentelle Richtung der Therapie uns bald genug völlig
neue vielversprechende Wege eröffnen, auf denen selbst solchen Krank=
heitsformen beizukommen sein wird, welche sich bisher jeder Behand=
lung gegenüber ungemein spröde erwiesen haben. Ich erinnere nur
an die mächtigen Einwirkungen, welche die Röntgen=, sowie die radio=
aktiven Strahlen auf den menschlichen Körper ausüben. Eine Strah=
lungsheilkunde von überraschender Wirksamkeit scheint sich allmählich
einzubürgern.

Und welchen Einfluß hat die Bakteriologie auf den Heilvorgang
ausgeübt! Ist doch durch dieselbe ein gewaltiger Umschwung in
unseren therapeutischen Anschauungen eingeleitet worden, welcher eben=
soviel unserer wissenschaftlichen Erkenntnis, wie den Kranken genützt
hat. Welch glänzende Erfolge hat die Serumbehandlung aufzuweisen,
und welche unermeßlichen Fortschritte haben wir in der Wundbehand=
lung an der Hand der Bakteriologie getan!

Das alles konnte aber nur geleistet werden, weil der moderne
Arzt seine Erkenntnis im engsten Anschluß an die Natur sucht,
weil er alles Spekulieren und Philosophieren beiseite geschoben hat
und nur mit Beobachtung, Untersuchung und Versuch arbeitet.
Und weil dies die moderne Heilkunde tut, so ist sie eine Natur=
heilkunde im wahrsten und vollsten Sinne des Wortes geworden.
Da nun aber solch eine Kenntnis der Natur, wie sie erforder=
lich ist, um die Behandlungsmethode auf sie zu begründen, nur
durch mühevolle Arbeit, durch sorgsamstes Beobachten, Untersuchen

4*

und Experimentieren erworben werden kann, so kann auch nur der moderne wissenschaftlich erzogene Arzt mit seiner Behandlung den Anforderungen der Natur entsprechen. Deshalb ist es eine der schlimmsten Verirrungen unserer Zeit, wenn man meint, die Natur= heilkunde sei ein Gewerbe, welches jeder Beliebige auch ohne plan= mäßiges Studium erlernen und üben könne. Die sogenannte Natur= heilkunde, wie sie heut in Vereinen gelehrt und von medizinisch nicht gebildeten Laien geübt wird, ist deshalb auch die schlimmste Form der Kurpfuscherei, die doch an Arten gewiß nicht arm ist. Denn sie maßt sich einen wissenschaftlich klingenden Namen an, der ihr nimmermehr zukommt. (Man vgl. den dieses Buch beschließenden Vortrag: „Das Kurpfuschertum".)

War also auch der Weg, den die Krankenbehandlung im Lauf der Jahrtausende zurückgelegt hat, an Irrtümern und Verfehlungen gar reich, hat er unserem Geschlecht maßlose Opfer an Blut und Tränen gekostet, hat er Leichen auf Leichen gehäuft, so müssen wir uns eben damit trösten, daß alle menschliche Erkenntnis nur langsam auf mühe= und opferreichen Umwegen ihrem Ziel entgegenschleicht. Wer aber könnte mit Recht verlangen, daß die Heilkunde allein von diesem unabänderlichen Entwickelungsgesetz eine Ausnahme machen solle? Doch wir brauchen uns der Opfer, und mögen sie noch so schwer und zahlreich sein, nicht gereuen zu lassen, denn das moderne Heilverfahren hat es vollkommen erkannt, was ihm not tut, und wie es handeln muß, um endlich sein Ziel zu erreichen:

Alles mit der Natur, alles durch die Natur.

III.

Die Frau im Dienſt des Äskulap.

Uralt ist das Verhältnis, in welchem die Frau zu der Medizin steht. Bald tritt es im Lauf der Zeiten mit ganz besonderer Schärfe in Erscheinung, bald wieder zeigt es sich abgeschwächt; bald ist die Frau dem die ärztliche Kunst ausübenden Mann gleichgestellt, bald wieder nur zu nebensächlichen und untergeordneten medizinischen Diensten zugelassen. So schwankt die Stellung des heilenden Weibes im Fluß der Jahrtausende gar mannigfach, bis endlich die moderne Zeit durch Gleichstellung beider Geschlechter für diese Frage eine endgültige Regelung geschaffen hat.

Die Beziehungen zwischen Weib und Heilkunde sind so alt, daß ihre Anfänge sich bei allen Kulturvölkern in dem Dunkel der Mythe verlieren. Bei den Assyrern, bei den Ägyptern, bei den Griechen wie bei den Römern weiß die Sage von Göttinnen zu berichten, die mit dem Wesen des Krankseins, sowie mit der Behandlung in Verbindung stehen sollen. Bald ist es dieses, bald jenes Körperglied, welches von der heilkundigen Göttin versorgt wird. Ja, auch das kostbarste Gut des Menschen, die Gesundheit, untersteht bei den Griechen der Fürsorge eines weiblichen mythischen Wesens, der Hygieia. Diese Himmelsbewohnerin hütete die Gesundheit im allgemeinen, während ihr Vater Asklepios die Bekämpfung der bereits zum Ausbruch gelangten Krankheit leisten sollte. Der Mythus ordnete also die medizinischen Obliegenheiten zwischen beiden Geschlechtern so, daß dem Weib eine mehr passive, dem Mann aber eine ausgesprochen aktive Rolle zufallen sollte. Vielleicht ist diese Verteilung im Hinblick auf die Natur beider Geschlechter erfolgt, welche im Weibe den Charakter des Sanften, der schämigen Zurückhaltung, im Mann den des Stürmischen, des rücksichtslosen Handelns zeigt.

Als nun aber die Medizin aus dem Nebel der Sage in den Lichtkreis der Geschichte eingetreten war, da sehen wir auch alsbald die Frau sich tätig in der Heilkunde bewegen. Allerdings war sie vor der Hand dem Mann noch nicht gleichberechtigt, vielmehr mußte sie ihre Teilnahme auf eine bestimmte spezialistische Tätigkeit, die Frauenheilkunde, beschränken. Aber in diesem Gebiet durfte sie dafür auch eine recht umfangreiche Wirksamkeit entfalten; ja, der männliche Arzt war hier vom Publikum kaum geduldet, höchstens konnte er in gewissen, besonders schwierigen Fällen sich praktisch betätigen. Doch dürfen wir deshalb nun nicht etwa glauben, daß die Frau dazumal bereits eine spezialärztliche Tätigkeit in dem heutigen Sinne übte. Dazu war die praktische wie operative Kenntnis der Frauenkrankheiten wie der Geburtshilfe eine noch viel zu geringe. Es handelte sich vielmehr für die Frau jener frühesten Zeiten wesentlich nur um die Ausführung gewisser untergeordneter Handgriffe und pflegerischer Leistungen, wie sie vornehmlich bei Geburten benötigt wurden. Das heilende Weib stand also wesentlich noch auf dem Standpunkt einer recht unerfahrenen und wenig gebildeten Hebamme. Jede tiefere Einsicht in das Wesen der Frauenkrankheiten oder in den Vorgang der Geburt gingen ihr vor der Hand noch vollständig ab. Deshalb konnte ihre Hilfe bei irgendwie schwereren Fällen auch nur eine recht oberflächliche sein; meist beschränkte sie sich auf passives Abwarten, wie es z. B. bei der mit Querlage komplizierten Zwillingsgeburt der Thamar, der Enkelin des Jakob, der Fall war, wo die ganze Tätigkeit der Wehmutter darin bestand, daß sie um den vorgefallenen Arm der einen Frucht ein rotes Bändchen schlang und im übrigen abwartete, bis sich die unangenehme Angelegenheit von selbst zu einem befriedigenden Abschluß entwickelte (1. Mose 38, 28 ff.). Und als Rahel bei der Geburt des Benjamin des Todes verblich, da hatte die ärztliche Tätigkeit der Hebamme nur darin bestanden, daß sie der Kreisenden mit tröstenden Worten beistand, bis der Tod eingetreten war (1. Mose 35, 17—18).

Die gleiche untergeordnete heilkünstlerische Rolle spielte die Frau nun auch bei allen orientalischen Kulturvölkern, sowie bei den Griechen und Römern im Beginn ihrer Kultur.

Wesentlich umfassender gestaltete sich dagegen die medizinische Wirksamkeit bei den Völkern germanischen Stammes. Hier scheint anfänglich die Heilkunst vorwiegend von Frauen geübt worden zu sein, wie auch die Vertretung der Medizin im nordischen Olymp wesentlich in weiblichen Händen gelegen hat. Doch ist in jenen frühen Tagen die germanische Heilfrau nicht etwa als profane Ärztin aufzufassen, sondern sie erscheint mehr als Trägerin des religiösen Kultus und wird erst durch diese ihre priesterliche Qualität zur Krankenbehandlung befähigt. Entsprechend dieser Stellung arbeitet sie denn auch zunächst mit geheimnisvollen Zeremonien, mit allerlei Zauberapparat und was sonst noch von derartigen Dingen das altgermanische Heidentum verlangte, und erst in zweiter Linie kamen irdische Heilmittel, wie Kräutertränke, Salben und Pflaster, in Betracht.

Schön dürften übrigens weder die Gestalt noch die Tracht dieser nordischen Priester-Ärztinnen gewesen sein. Denn es wurden nur alte grauhaarige Weiber zur Ausübung der priesterlichen, wie ärztlichen Funktionen zugelassen, welche in langen, dunklen, alle Teile des Körpers, selbst auch den Kopf verhüllenden Gewändern einhergingen. Manchmal war die Tracht auch weiß, wobei die Hüften mit einem ehernen Band gegürtet und die Füße unbeschuht waren; so kleidete sich z. B. die Priester-Ärztin der Cimbern.

Die derartig gekleidete Heilfrau machte nun aber auf das Gemüt des Volkes einen so tiefen und nachhaltigen Eindruck, daß man sie gern und willig für ein Wesen höherer Art anerkannte. Als dann das Christentum mit allem derartigen Schnickschnack aufräumte, da ließ sich das Volk doch nicht die mit den Geheimnissen der Natur vertraute Figur des Heilweibes rauben. Es versetzte sie als Unholdin, als Hexe in die Märchenwelt.

Das wird sich die heutige, mit allen Hilfsmitteln der modernen Medizin vertraute und ausgerüstete Ärztin aber wohl doch nicht haben träumen lassen, daß unter ihren Ahnfrauen sich auch die Hexe in optima forma befindet. Diese Ahnfrau sollte dem heilbeflissenen Weibe späterhin in den dunklen Zeiten des Mittelalters noch eine entsetzliche Erbschaft in dem Hexenprozeß bescheren. (Man vgl. Seite 69 dieses Werkes.)

Bei den Kulturvölkern des Altertums, d. h. also bei den Ägyptern, Griechen und Römern, scheint die Frau nun ganz allmählich sich aus der vorhin (Seite 56) geschilderten untergeordneten Stellung einer mit den alleroberflächlichsten Kenntnissen nur notdürftig versehenen Heilgehilfin herausgearbeitet zu haben. Es war ja auch wohl ganz natürlich, daß die fortgesetzte Beschäftigung mit medizinischen Geschehnissen schließlich die Kenntnisse, wie die

Beobachtungsfähigkeit steigern, den heilkünstlerischen Instinkt beleben und den ärztlichen Blick schärfen mußte. So sehen wir denn, wie die Frau zunächst ihren geburtshilflichen Pflichten immer mehr gerecht wird und dann auch den Kreis ihrer heilenden Tätigkeit zu erweitern trachtet. Sie beschränkt sich jetzt nicht mehr bloß auf geburtshelferische Fragen, sondern sie wendet ihre Aufmerksamkeit den Frauenkrankheiten im allgemeinen zu und betreibt daneben noch die Behandlung kranker Kinder. Ja, man hatte staatlicherseits jetzt auch die systematische Ausbildung der Frau für den Beruf einer Geburtshelferin durch Einrichtung von Hebammenschulen in Angriff genommen. So wissen wir z. B., daß es im alten Ägypten bereits offizielle Hebammenanstalten gegeben hat. Eine derartige in Sais befindliche Schule scheint mit der daselbst vorhandenen Priesteruniversität verbunden gewesen zu sein; auch ruhte der Unterricht hier schon in Frauenhänden. Da aber die medizinische Erziehung der Frau, sofern sie, wie in Ägypten, überhaupt offiziell geordnet war, lediglich geburtshelferische Zwecke verfolgte, an eine allgemeine ärztliche Ausbildung aber staatlicherseits gar nicht gedacht wurde, so konnte sich die auf allgemeine Krankenbehandlung bedachte Frau die ihr notwendigen Kenntnisse nur auf privatem Wege verschaffen.

Wenn nun das Autodidaktentum auf allen Gebieten des menschlichen Wissens schon gewisse Bedenken hat, so sind diese doch gerade in der Medizin ganz besonders groß. Denn die praktischen Konsequenzen, welche das schiefe und das halbe Wissen, diese charakteristischen Merkmale des Autodidaktentums, gerade in der Krankenbehandlung so oft zeitigen, können doch recht bösartige sein. So sehen wir denn auch das weibliche Geschlecht jetzt einen großen Bruchteil gerade zu der erbärmlichsten Sorte des damaligen Heilpersonals beisteuern. Im alten Griechenland wie in Rom wimmelte es, vornehmlich zur Kaiserzeit, nur so von ungebildeten und gewissenlosen Heilfrauen. War nun aber der männliche Teil des damaligen Heilpersonals unter Umständen von einer recht bedenklichen Beschaffenheit, so war es der weibliche noch viel viel mehr. Denn gar so manche der Heilfrauen benutzte die Vertrauensstellung, welche sie bei ihren Schwestern besaß, in unverantwortlichster Weise. Allerlei recht unsaubere Geschäfte betrieb die Hebamme nunmehr: Vermittelung ungehöriger Beziehungen zu der Männerwelt, Beseitigung der fatalen Konsequenzen solch unerlaubten Verkehrs mit dem andern Geschlecht, Stiftung von zweifelhaften Heiratspartien, und was dergleichen saubere Dinge sonst noch sein mochten, bildeten jetzt das Hauptgeschäft vieler Frauen, die unter der unschuldigen Maske von Wehemüttern sich in das Vertrauen der Familien einzuschleichen wußten.

Übrigens darf man nun nicht glauben, daß die geburtshelferisch beschäftigten Frauen allesamt Pfuscher und gewissenlose Subjekte gewesen seien. Es gab auch viele wissenschaftlich gebildete und ehrenhafte Elemente unter ihnen. Und diese hatten sich in Rom zu einer freien Zunft zusammengetan, welche so in Achtung stand, daß man ihr gern die „Nobilitas", d. h. die Zugehörigkeit zum Beamtenadel, zuerkannte.

Übrigens gingen aus der Klasse der Hebammen auch einzelne Frauen hervor, welche mit Erfolg, und wie es scheint auch mit Berechtigung, der allgemeinen Praxis sich annahmen. Die griechischen wie römischen Schriftsteller sprechen wiederholt mit großer Achtung von solchen Heilfrauen.

Für die Abirrungen vom Wege des Rechtes wie der Wissenschaft, welche sich viele Heilfrauen auf allen Gebieten der Heilkunde zuschulden kommen ließen, dürfen wir nun aber nicht ausschließlich die Frau selbst zur Verantwortung ziehen, vielmehr trug vielfach auch der Staat einen Teil der Schuld, weil er entweder sich jeder Sorge um die medizinische Ausbildung gänzlichst entschlug und jeden nach seinem Belieben medizinischen Unfug treiben ließ, oder indem er die Frau grundsätzlich von der Krankenbehandlung fernhielt, wie dies in den früheren Perioden des Griechentums der Fall gewesen zu sein scheint. So soll z. B. in Athen in früheren Zeiten den Frauen, den freien wie unfreien, die Ausübung jeder ärztlichen Praxis untersagt gewesen sein. Aus dieser alten Zeit weiß Hyginus, ein bekannter Schriftsteller aus den Tagen des ersten römischen Kaisers, Bibliothekar der kaiserlichen Bücherei und Freund des Ovid, ein gar ergötzliches Stücklein zu berichten.

Ob diese Erzählung nun wahr oder eine bloße Anekdote sein mag, will ich dahingestellt sein lassen. Jedenfalls ist sie aber so unterhaltsam, daß ich sie im folgenden dem guten Hyginus nacherzählen will, und zwar unter einem Titel, welcher die Spitze der Fabel schon von Haus aus zu kennzeichnen vermag. Hören Sie also, was ich Ihnen zu erzählen weiß von einem:

Stücklein aus der Frauenbewegung im Altertum.

Es war im grauen Altertum, da erschien eines Tages in Athen bei dem bejahrten, vielbeschäftigten Arzt Hierophylos ein junger, bildsauberer Bursche. Das Kopfhaar war ihm bis auf die Wurzel geschoren, so daß die Kopfhaut rosig-weiß durchschimmerte. Das Gesicht zeigte eine überraschende Schönheit und Feinheit der Züge, und seine Haut war so zart, daß hier und da bläulich ein feines Äderchen zu sehen war. Die Stirn war ganz ausnehmend herrlich gestaltet: schmal und niedrig und dabei leicht nach vorn gewölbt, so daß es fast schien, als ob der große Lysippus nach ihr einen seiner schönheitstrunkenen Frauenköpfe gemeißelt hätte. Die Brauen in ihrer leichten, weinrankenartigen Wölbung verdienten das Beiwort des Dichters „Bogen der Grazien" in vollstem Maße. Und nun erst gar das Mündchen: es schien nur zum Küssen und Liebesgeflüster geschaffen. Dieses reizende Köpfchen saß auf einer Figur, so niedlich und zart, daß man schier hätte glauben können, man habe es mit einem Mädchen und nicht mit einem jungen Gesellen zu tun. Aber der Schnitt der Kleider und das kecke Wesen zeugten doch mehr für das männliche Geschlecht des lieblichen Menschleins, welches da vor dem bejahrten Hierophylos stand.

Der alte erfahrene Arzt schmunzelte gar behaglich, als er den jungen Springinsfeld in solcher jugendlichen Schöne so vor sich stehen sah, und sein Schmunzeln wurde noch um vieles vergnügter, als er das Ansinnen seines Besuchers vernahm. Das Herrlein schilderte nämlich in gar eindringlichen und bewegten Worten, wie ihn eine so gewaltige Liebe zu der edlen Heilkunst ergriffen habe, daß er ihr fürder nicht mehr widerstehen könne und nun gekommen sei, um bei dem gar so weisen und gelehrten Hierophylos ein rechtschaffener Arzt zu werden. Unser würdiger Kollege sah diesen Auftrag gar nicht ungern! Er hatte gern jugendliche Schüler um sich, die er in die von ihm so sehr geliebte Heilkunst einführen und mit all den schwierigen Dingen bekannt machen konnte, welche zu wissen einem Heilbeflissenen nun einmal durchaus vonnöten war. Wenn nur der junge Gesell da vor ihm die gesetzlichen Ansprüche erfüllte, so wollte er ihn gar gern zu einem tüchtigen Arzt ausbilden. Aber glücklicherweise stellte der athenische Staat nicht gerade große Ansprüche an die, welche sich dem Studium der Medizin widmen wollten: legitime Geburt, freier Stand und männliches Geschlecht, das waren so ziemlich die einzigen Anforderungen, welche er von ihnen verlangte. Diese erfüllte unser au-

gehender Jünger des Äskulap nun aber vollständig. Denn daß er
kein Sklave, sondern als Freier in einer rechtsgültigen Ehe geboren
sei, konnte er ohne weiteres nachweisen. Was aber sein Geschlecht
anlangte, so zeugten Kleidung und Haarschnitt, wie er meinte, deutlich
genug dafür, daß er männlichen Geschlechtes sei. Daß aber der
saubere Bursche noch gar so jung war, das konnte den braven Hiero=
phylos weiter nicht stören, denn in ganz Griechenland war es Sitte,
daß das Studium der Heilkunst schon im frühen Kindesalter begonnen
wurde. Knaben von zehn bis zwölf Jahren sah man da bereits eifrigst
mit dem Erlernen der edlen Medizin beschäftigt. Höchstens hätte
dem braven alten Meister vielleicht der Umstand auffallen können, daß
sein angehender Schüler seinen Wissensdurst gerade bei ihm, dem
zwar hochgeehrten, aber einfachen Arzte, zu stillen wünschte, während
es doch weltberühmte Schulen gab, in denen die medizinische Gelehrtheit
nach allen Regeln der Kunst und an der Hand der besten Unterrichts=
mittel zu finden war. Warum suchte der junge Medizin=Enthusiast
nicht Kyrene, diese uralte Pflegstelle der Heilkunst, auf, warum ging
er nicht nach Kos oder Knidos, wo gar viele angehende Heilkünstler
sich zusammenfanden und neben der strengen Wissenschaft wohl auch
noch allerlei Kurzweil zu suchen gewesen wäre? Doch das war ja
schließlich seine Sache. Da die Gesetze es jedem frei stellten, ärzt=
liche Ausbildung zu suchen, wie und wo es ihm beliebte, so konnte
es für Hierophylos nicht weiter in Betracht kommen, warum der artige
Gesell gerade ihn als Lehrmeister aufgesucht hatte. Genug, er war
da, und so mochte denn der Unterricht beginnen. Und er begann
auch, und zwar mit dem löblichsten Eifer sowohl von seiten des Lehrers
wie des Schülers. Tag für Tag und Abend für Abend konnte man
die beiden im eifrigen Studium über den knidischen und koischen
Sentenzen, diesen berühmten, durch ihr hohes Alter geheiligten
medizinischen Werken, erblicken. Und da war es ein gar erquickender
Anblick: das milde Antlitz des Hierophylos, um welches das Alter
den ehrfurchtgebietenden Schein der Erfahrung und Weisheit gewoben
hatte neben dem lieben Gesichtchen des Schülers, dem aus allen
Winkeln die Schelmerei und helle Lebenslust lachten.

So gestaltete sich denn der Unterricht gar fördersam. Der
eifrige Schüler konnte bald genug den Inhalt der alten Werke fast
wörtlich auswendig. Wo der alte Meister auch hintippen mochte, überall
wußte jener Bescheid. Er vermochte die schlimmen und guten Vor=

zeichen der Krankheiten, wie sie die knidischen Sentenzen zu vermelden
wußten, an den kleinen, rosigen Fingerchen nur so daherzuzählen.
Aber auch in der Praxis stand der junge Diener des Äskulap seinen
Mann. Wo ihn der alte Meister auch hinschicken mochte, ob am
Tage oder in der Nacht, ob bei schönem oder schlechtem Wetter, immer
war er bereit zu gehen, und selbst die weitesten Wege hielten ihn von
solch einem Krankenbesuche nicht ab. Der pflichteifrige Lehrer be=
gleitete ihn aber, sofern es seine Zeit nur irgend zuließ, dabei stets.
Er weihte ihn am Krankenbett in die Geheimnisse der Pulslehre ein;
er zeigte, wie man einen Körperteil betasten mußte, um die kranke
Stelle zu ermitteln, und selbst vor weniger appetitlichen Untersuchungen
scheute der Scholar nicht zurück. Nur eine Seite fiel dem alten
Hierophylos an seinem Schüler auf, und das war die Vorliebe, mit
welcher er zu weiblichen Kranken ging. Er bewies ja zwar gerade
auch keine Saumseligkeit bei den Besuchen der männlichen Patienten,
aber zu der Frauenpraxis drängte er sich förmlich, und wenn er die
Wahl hatte, da ging er gewiß viel lieber zu dem einfachsten Krankheits=
fall einer Frau, als zu dem interessantesten, schönsten Falle der
männlichen Klientel. Darob schüttelte nun zwar der greise Lehrer
gar manchmal verwundert das Haupt, doch wenn er an seine eigene
Jugend dachte, da beruhigte er sich schnell wieder. Ihm war ja in
seinen jungen Jahren die Venus gerade auch nicht abhold gewesen,
und er hatte ja schließlich doch auch viel lieber in ein Frauen= als
in ein Männerantlitz geschaut. Darum mochte es sein. Junges Blut
ist eben heißes Blut!

So war also die Lehrzeit unter fleißiger Arbeit verstrichen, und
aus dem jungen Scholaren war ein kenntnisreicher, geschickter Arzt
geworden. Darum mußte ihn Hierophylos nun entlassen, und er tat
dies mit vielem Lob und besten Segenswünschen. Wie es aber der
frischgebackene Arzt als Schüler gehalten hatte, so tat er jetzt auch
als Meister; das will sagen: er ging zu weiblichen Patienten viel,
viel lieber als zu männlichen. Die Frauen sind aber doch zu schlau,
um solch eine Vorliebe übersehen zu können, zumal, wenn es sich um
einen so schmucken jungen Arzt handelt. Und so wußte denn die
Frauenwelt Athens schnell genug um die Neigung des jungen ärztlichen
Anfängers für ihr Geschlecht. Da aber Liebe bekanntlich gar leicht
Gegenliebe erzeugt, so kam auch der weibliche Teil der Einwohnerschaft
Athens unserem jungen Kollegen mit besonderer Wärme entgegen.

Zahlreiche Weiblein, alte wie junge, erſchienen mit allerlei Gebrechen, um die Hilfe des neuen Arztes in Anspruch zu nehmen. Man hatte bis dahin gar keine Ahnung gehabt, wie viele kranke Frauen und Mädchen die Stadt des Perikles beherbergte, denn ſie ſtrömten in hellen Haufen herbei. Und die Wahrheit des Satzes, daß, wer die Frau gewinnt, auch den Mann hat, zeigte ſich hierbei wieder aufs deutlichſte. Denn der leidenden Frau folgten alsbald auch die Männer auf dem Fuße. So dauerte es denn gar nicht lange mehr, und der junge Doktor wußte kaum noch, wo er die Zeit hernehmen ſollte, alle die vielen Kranken befriedigen zu können. Die Sprech= ſtunden der anderen Ärzte wurden aber immer kleiner und ihr Geld= beutel immer leerer. Da nun aber bekanntermaßen der Geldbeutel der empfindlichſte Teil des geſamten Menſchen iſt, ſo gerieten auch die Heilkünſtler Athens in eine recht üble Stimmung. Sie ſteckten die Köpfe zuſammen, tadelten dies und das und kamen ſchließlich zu der Anſicht, daß der unerhörte Erfolg ihres jungen Kollegen nicht ſowohl durch deſſen Kenntniſſe bewirkt werde, als vielmehr durch unerlaubtes Liebesſpiel, welches er mit den Weibern treibe.

Dieſer Gedanke brachte ſie nun aber ganz aus dem Häuschen. Die guten Einnahmen verlieren und überdies auch noch die Tugend ihrer Frauen und Töchter, das war doch ſelbſt dem friedfertigſten Jünger des Äskulap zuviel. Da mußte Abhilfe geſchaffen werden, und zwar ſo ſchnell wie möglich. Man entwarf alſo ſchleunigſt eine Anklageſchrift, in welcher der neue Arzt der Verführung der atheniſchen Frauenwelt in ungezählten Fällen beſchuldigt ward. Der hohe Gerichts= hof machte nicht viel Federleſens mit dem Angeklagten, ſondern er= klärte ihn für ſchuldig.

Doch jetzt trat ein Ereignis ein, welches ganz Athen in das größte Erſtaunen verſetzte. So etwas hatte man ja eben gar nicht für möglich gehalten. Der junge Heilbefliſſene erklärte nämlich lachenden Geſichtes, daß die ganze Verführungsgeſchichte ja heller Unſinn ſei, ſintemal er, der Arzt, kein Arzt, ſondern eine Ärztin ſei, und man habe doch noch niemals gehört, daß ein Weib das andere verführe. Er ſei und bleibe alſo ein Mädchen und heiße als ſolches Agnodice. Die ganze Komödie mit der Männerrolle habe ſie, die Ärztin Agnodice, nur der ehrbaren Ärzteſchaft Athens vorgeſpielt, weil ihr als Frau ja geſetzlich das mediziniſche Studium verwehrt geweſen ſei. Da ſie nun aber ihren brennenden Wunſch, ſich der

Heilkunst zu widmen, als Weib nicht habe durchsetzen können, so habe
sie dies eben als Pseudo=Mann getan. Sprach's und glaubte damit
aller Strafe ledig zu sein. Aber da kam die gute Agnodice erst recht
schlimm an. Das sei ja eine Rebellion, eine offenbare Auflehnung gegen
den Staat und seine Gesetze; so etwas könne gar nicht strenge genug
bestraft werden. So ließ sich nunmehr die Ärzteschaft vor dem höchsten
Gerichtshofe vernehmen. Mit dieser Anklage auf Verachtung der Gesetze
hatte die Sache für Agnodice aber eine recht üble Wendung genommen.
Das konnte ihr jetzt recht ernsthaft an den Kragen gehen. Denn in
Sachen der Gesetzesachtung ließ das athenische Volk nicht mit sich spaßen.

Doch die Ärzte Athens hatten in dieser Geschichte die Rechnung
ohne den Wirt, will in diesem Falle sagen ohne die Frauenschaft,
gemacht. Denn hätte es auch manche der Damen viel lieber gesehen,
Agnodice wäre ein Mann geblieben, so ergriff sie doch allesamt die
größte Wut, als sie hörten, ihr weiblicher Arzt solle die ganze Schärfe
der Strafe empfinden. Das durften und konnten sie der Ehre ihres
Geschlechtes nicht antun lassen. Hatte ihnen Agnodice ja doch oft
genug in schweren Nöten beigestanden, ihnen Schmerz und Angst
gebannt, und nun sollte ihnen diese Wohltäterin auf immer genommen
werden! Eine ärztlich so hochgebildete Frau, eine Zierde ihres
Geschlechtes, sollte wie ein gemeiner Verbrecher an Leib und Leben
gestraft werden! Ja, hatte denn die brave Agnodice überhaupt etwas
Strafwürdiges begangen? Hatte sie nicht der Männerwelt vielmehr
gezeigt, daß das Weib geistig ebensohoch stehe wie die Herren der
Schöpfung und die medizinische Gelehrsamkeit ebensogut in sich auf=
nehmen könne wie jene? Und dabei hatte sie noch dem die Frauen
tyrannisierenden und knechtenden Staat ein wohlverdientes Schnippchen
geschlagen. Das waren ja aber alles Dinge, die viel eher eine Be=
lohnung als eine Strafe verdienten. Mit solchen und ähnlichen Reden
regten sich die Frauen nun gar gewaltig auf, bis sie schließlich in
hellen Scharen in den Gerichtshof drangen und stürmisch die Freigabe
der Agnodice forderten. Aber nicht genug damit, verlangten sie auch
noch die bedingungslose Freigabe des ärztlichen Berufes für das weib=
liche Geschlecht. Und die würdigen Richter Athens taten nun das,
was, irren wir nicht, wohl überall da geschieht, wo ein Mann mit
seiner Frau sich streitet, d. h. sie gaben klein bei. Agnodice blieb
Ärztin, und von ihren Schwestern durften sich von da an der Medizin
widmen, so viele ihrer nur wollten.

So mag denn die moderne Ärztin als ihre Patronin getrost die Griechin Agnodice ansehen.

Aus diesem Geschichtchen sehen wir also, daß der Kampf um die Frauenemanzipation auf medizinischem Gebiet nicht etwa ein charakteristisches Zeichen der heutigen Zeit ist, vielmehr sich in gar lebhafter Weise bereits in recht frühen Zeiten Athens abgespielt hat.

Mit dem Auftreten des Christentums kam nun aber ein ganz neuer Zug in die ärztlichen Bestrebungen der Frauenwelt. Jetzt wurde das Weib erst auf den Platz gestellt, welcher ihr in dem Heilgeschäft vornehmlich zusteht und für den sie gemäß ihrer Organisation auch ganz besonders geeignet ist, nämlich auf den Platz einer Krankenpflegerin.

Der Krankendienst, wie ihn die christliche Zeit mit Hospitälern, Ärzten, Pflegern und Pflegerinnen sich entwickeln sah, war nämlich dem Altertum so gut wie fremd geblieben. Erst der Gedanke der werktätigen Nächstenliebe, welcher mit dem Christentum in die Welt gekommen war, hatte den Krankendienst entwickelt. Das Weib aber hatte diesen Dienst alsbald mit großem Eifer aufgegriffen und sich seiner Durchführung opferwillig unterzogen. Mit klarem Blick hat gerade das weibliche Geschlecht schon in den ersten Zeiten des jungen Christentums nicht allein das erhabene humanitäre Prinzip erkannt, welches in dem Krankendienst nach einem praktischen Ausdruck rang, sondern es hat alsbald auch die Aufgabe erfaßt, welche gerade der Frau in dem Krankendienst gestellt wurde. Die freudige, selbstlose Dahingabe an diese große Aufgabe soll aber dem weiblichen Geschlecht niemals vergessen werden. Sie sichert ihm einen unvergänglichen Platz in der Geschichte der Menschheit. Dieser Tatsache sollte aber gerade die moderne Frauenwelt recht eingedenk sein; denn es wird ihr nie gelingen, in der Geschichte des Heilwesens einen erhabeneren Platz zu gewinnen, als wie sie ihn durch die willige, opferfreudige Übernahme der Krankenpflege errungen hat.

Eine der ersten, welche den Gedanken der werktätigen Nächstenliebe in seiner ganzen schlichten Größe so recht erkannt hatte, war eine vornehme christliche Römerin, Fabiola, welche in der christlichen Liebe so weit ging, daß sie im Jahr 380 ihr eigenes großes Anwesen in Rom in ein Zufluchtshaus für Kranke und Arme umwandelte.

Auch die Kaiserin Theodora, die Gemahlin Justinians I. (527 bis 565), zählt mit unter die ersten Frauen, welche die Krankenpflege praktisch zu betätigen bestrebt waren. Doch erinnert die Form, in welcher diese gewaltige Herrin des oströmischen Reiches ihrer Sorge um das Krankenwesen Ausdruck gab, recht sehr an die etwas anrüchige Vergangenheit dieser Kaiserin, die bekanntlich erst nach einem lockeren Leben als Zirkuskünstlerin den Thron bestieg. Sie stiftete nämlich in Konstantinopel eine mächtige Anstalt, in welcher vornehmlich gefallene Mädchen eine Zufluchtsstelle und Krankenpflege finden sollten.

Von der Wende der heidnischen und der christlichen Zeit an sehen wir im römischen, und zwar im ost= wie weströmischen Reiche, die Frau in den verschiedensten Berufszweigen des Heilgeschäfts emsig tätig. Sie besorgt einmal die geburtshelferischen Leistungen, wie sie das schon seit undenklichen Zeiten getan hatte, und in diesem Gebiet scheint sie es jetzt zu rechtem Ansehen gebracht zu haben; fordert doch der große römische Rechtsgelehrte Ulpian (um 200 n. Chr.), daß die gerichtliche Feststellung einer Schwangerschaft nicht von männlichen, sondern von weiblichen Heilbeflissenen zu erfolgen habe. Auch ver= schiedene andere gar heikle Dinge sollten, wenn sie Veranlassung zu gerichtlichem Einschreiten gaben, nur von Frauen begutachtet werden; so das etwaige Fehlen oder Vorhandensein der Jungfrauenschaft, die Erfüllung der ehelichen Pflichten u. dgl. m. So bewegt sich das Weib also jetzt, dank der vollständigen Freigabe der Krankenbehandlung durch die römische Staatsleitung, ohne jede Behinderung ganz nach ihrem Belieben in den mannigfachsten Gebieten der Heilkunst; so hören wir z. B. nunmehr von Frauen, die sich wesentlich nur mit der Behandlung von Krampfzuständen, von Brust= oder Unterleibsleiden u. a. m. befassen; zu den letzteren Spezialärztinnen kann man vielleicht die heilige Nicerata zählen, die um das Jahr 400 den heiligen Chrysostomus von einem langwierigen Magenleiden befreit haben soll.

Auch in der medizinischen Literatur bewiesen sich die Frauen jetzt ab und zu nicht ganz unfruchtbar.

Rechnen wir nun noch die Tätigkeit als Krankenpflegerin hinzu, so werden wir uns überzeugen, daß in den ersten christlichen Jahr= hunderten das Weib eine mehr wie ausreichende Beschäftigung in der Heilkunde gefunden hatte.

Diese ausgedehnte praktische Tätigkeit konnte jetzt aber noch die gewünschte wissenschaftliche Vertiefung finden, da etwa vom 8. oder 9. Jahrhundert an die Universität Salerno, der Mittelpunkt der damaligen medizinischen Welt, die Frauen zum Studium der Medizin

zuließ und ihnen überdies auch noch die Erteilung der akademiſchen
Würden, genau ſo wie dem Manne, in Ausſicht ſtellte. Ja, ſogar
Profeſſorinnen unterwieſen an dieſer Hochſchule ihre Schweſtern in
dem ärztlichen Wiſſen. Aber wenn es wahr iſt, daß die Frauen
dabei in ihrem Eifer für die mediziniſche Wiſſenſchaft ſoweit gingen,
geſchlechtskranke Männer ohne Scheu zu verbinden, ſo könnte man
vielleicht doch meinen: die Univerſität Salerno habe gegen die
ſtudierende Frauenwelt eine hinlänglich große Liberalität bewieſen.
Allerdings darf man dabei auch nicht außer acht laſſen, daß ein Weib,
welches einmal dem Studium der Heilkunde ſich widmet, nun auch
vor nichts zurückſchrecken darf. Was dem Frauenauge ſonſt Anſtand
und Sitte mit einem wohltätigen Schleier verhüllen, das wird dem
weiblichen Arzt gar oft ſich in ſeiner ganzen nackten Blöße zeigen.
Das iſt nun aber nicht zu umgehen. Denn der Arzt, ganz gleich
weſſen Geſchlechtes er ſei, muß die Schattenſeiten des geiſtigen wie
körperlichen Lebens viel gründlicher und vielſeitiger beobachten, als
wie jeder andere Beruf. Sein Blick wird in ſo manche Tiefe, in
ſo manche Verirrung bringen, vor deren Kenntnisnahme die anderen
Stände gnädigſt bewahrt ſind. Ob aber mit dieſer nun einmal nicht
zu umgehenden Tatſache die Begriffe von Scham und Anſtand, wie
ſie unſere Zeit für das Weib geprägt hat, übereinſtimmen, das mögen
die entſcheiden, welche für die volle mediziniſche Emanzipation des
Weibes eintreten.

Erträglich werden unſerem Gefühl nach derartige Handreichungen,
wie ſie die ſalerniter Heilfrauen den ſexuell erkrankten Männern
geleiſtet haben, nur wenn ſie in dem entſagenden Gewand der Kranken=
ſchweſter geſchehen. Sowie ein Weib aus erwerblichen Gründen —
und dieſe Abſicht liegt doch nun einmal in der berufsmäßigen Aus=
übung des ärztlichen Standes — derartige mediziniſche Hilfen dem
männlichen Geſchlecht gewährt, widerſpricht dies, wenigſtens iſt dies
meine Meinung, der herkömmlichen Auffaſſung von der Würde und
dem Anſtand des weiblichen Geſchlechtes.

Es gibt eben gewiſſe Dinge, Imponderabilien, die von ſolcher
Bedeutung ſind, daß ſie ſtets und allerorten ſtrengſte Berückſichtigung
verlangen. Am allerwenigſten darf man dieſelben aber außer acht
laſſen, wenn es ſich um Fragen des Erwerbes, des Beſitzes handelt.
Die Magenfrage iſt zwar eine ſehr wichtige und entſcheidet ſo manche
Angelegenheit in einer Weiſe, die man vielleicht doch lieber in anderer

Form gewünscht hätte; aber auch ihr ist eine Grenze gezogen. Wird diese Grenze überschritten, so ist das stets mit einem Verlust verknüpft, welchen der etwaige pekuniäre Gewinn niemals aufwiegen wird. Das sollte aber das weibliche Geschlecht vor allen Dingen nicht vergessen; denn gerade ihm ist in vielen Dingen eine enge Grenze gezogen, deren Nichtbeachtung ohne eine Schädigung der weiblichen Würde nicht zu haben ist. Das Weib hat eben in der Auffassung der modernen Kulturvölker eine außerordentlich hohe, auf Imponderabilien ruhende und durch Imponderabilien gestützte Stellung erreicht. Will es diese behalten, so muß es sich auf das peinlichste davor hüten, an jene Imponderabilien zu tasten.

Schließlich scheinen auch zu jener Zeit die Ansichten über das weibliche medizinische Studium bereits recht geteilte gewesen zu sein. Denn während in Salerno, d. h. also in den Landen des weiland weströmischen Reiches, die Frau Arzt sein durfte, wurde im oströmischen Gebiet den Frauen durch den justinianischen Kodex der öffentliche Betrieb der medizinischen Praxis untersagt.

Allein die in Salerno geübte Zulassung des weiblichen Geschlechtes zu dem medizinischen Studium hatte doch keinen allgemeinen, sondern nur einen lokalen, auf Italien beschränkten Erfolg. Denn während des ganzen Mittelalters finden wir eigentlich nur in Italien Ärztinnen in größerer Zahl, während dieselben im übrigen Abendland nur ganz vereinzelt auftreten. Ja, hier ist ihre Zahl eine so geringe, daß es die Chroniken für ihre Pflicht halten zu melden, wo wohl einmal eine Frau als Ärztin wirkte. So wird z. B. 1288 von einem Heilweib in Mainz, 1366 von einem in Speier, 1372 von einem in Eßlingen und 1391 von einem solchen in Frankfurt berichtet. Ja, hier war im Jahr 1394 sogar die Tochter eines Arztes in der Wundbehandlung so erfahren, daß sie die Behandlung der verwundeten Söldner übernehmen durfte. Im Jahre 1419 war eine vom Bischof von Würzburg zugelassene jüdische Augenärztin, Sarah, tätig, welche es als solche zu einem recht ansehnlichen Vermögen gebracht haben soll.

Übrigens war während des Mittelalters das Heilgeschäft für die Frau keineswegs gefahrlos. Im Gegenteil! Das Vertrautsein mit den medizinischen Kräften der Pflanzen und sonstigen heilkräftigen Potenzen konnte für das Weib jetzt die entsetzlichsten Konsequenzen entwickeln. Denn man witterte hinter den heilkünstlerischen Bestre-

bungen des zarten Geschlechtes gar gern und schnell eine unlautere
Quelle. Der große Übeltäter der Welt, der Teufel, sollte und mußte
da oft die armen Frauen betört und sie zu einem Bunde verführt
haben. Und so mußte denn jetzt gar so manches kräuterkundige
Weiblein seine medizinischen Kenntnisse mit Folter und Feuertod
büßen. Die alte Ahnfrau der weiblichen Heilbeflissenen, die Hexe
(Seite 57 dieses Buches), war eben zu einem neuen, fürchterlichen
Leben erwacht.

Vielleicht läßt sich hieraus, wenn auch nicht allein, so doch zu
einem gutem Teil, jene geringe Neigung erklären, die während des
Mittelalters die Frauenwelt dem Heilgeschäft entgegenbrachte. Daher
mochte es wohl auch kommen, daß jetzt vornehmlich solche Klassen
der weiblichen Bevölkerung ihre Vorliebe für die Heilkunst unver=
hohlen äußerten, die vermöge ihres Standes gegen die Gefahren des
Hexenverdachtes einigermaßen geschützt waren. So wagt sich denn
jetzt die weibliche Heilkunst hauptsächlich nur noch in Klöstern und
an Fürstenhöfen hervor. In solcher Umgebung mußte sie aber
den Charakter eines erwerbenden Standes ganz verlieren und konnte
sich nur noch als Liebhaberei betätigen. So soll z. B. die heilige
Hildegardis (1098—1119), Äbtissin eines rheinischen Klosters, nicht
bloß Kranke behandelt, sondern auch medizinische Werke verfaßt haben.

Fürstinnen aber, welche sich in den verschiedenen Zweigen des
Krankendienstes aktiv beteiligten oder ihr Interesse für medizinische
Dinge in mannigfacher Weise, so z. B. durch Gründung von Apotheken,
durch Verteilung von Arzneien, durch die Gründung von Pflege=
anstalten u. dgl. m., betätigt haben, hat es im Mittelalter wie in der
neueren Zeit recht viele gegeben. So wird uns z. B. von Anna
Komnena (1083—1148), Tochter des oströmischen Kaisers Alexios I.,
erzählt, daß sie vermöge ihres großen medizinischen Wissens bei ärzt=
lichen Konsilen öfters den Vorsitz geführt habe. Liutgarde, die
Gemahlin Konrads, Markgrafen von Meißen (1115—1156), be=
tätigte ihre Vorliebe für die Medizin dadurch, daß sie gern zur Ader
ließ, gewiß eine für ein gekröntes Haupt gar absonderliche Neigung.
Die Herzogin Eleonore von Troppau und Jägerndorf gibt im
17. Jahrhundert ein medizinisches Werk heraus und ebenso die Gräfin
Elisabeth von Kent.

Doch das waren und blieben aber immer nur die vereinzelten
Äußerungen einer persönlichen Liebhaberei; einen weiblichen ärztlichen

Stand als solchen gab es weder im Mittelalter noch in der neueren
Zeit in den verschiedenen Ländern des Abendlandes. Die Frau war
eben wieder in den speziellen geburtshelferischen Dienst zurückgetreten,
sie war wieder Hebamme geworden, aber eine Hebamme mit einem
wesentlich weiteren Berufskreis, als wie ihre heutigen Kolleginnen
ihn aufzuweisen haben. Wenigstens verblieb ihr bis etwa in das
16. oder 17. Jahrhundert noch der größte Teil der geburtshilflichen
Operationen, denn die männlichen Ärzte hielten sich gerade dieser
Tätigkeit immer noch fern. Selbst die bedeutendsten Chirurgen des
Mittelalters, so z. B. der berühmte Franzose Guy de Chauliac,
erklärten, daß sie mit der Geburtshilfe sich nicht sonderlich befaßten.
Da diese Verhältnisse erst mit dem Auftreten von Ambroise Paré
sich allmählich zu bessern anfingen, so behielt eben die Hebamme bis tief
in das 17. Jahrhundert hinein auch den Teil der Geburtshilfe, der
eigentlich dem zünftigen Arzt gebührt hätte.

Während nun aber im Beginn des Mittelalters die Hebammen
sich noch einer ähnlichen schrankenlosen Freiheit zu erfreuen gehabt hatten,
wie ihre Kolleginnen im kaiserlichen Rom, beginnt man ihnen nun
allmählich doch immer mehr auf die Finger zu sehen. Es wurden
ihnen behördlicherseits jetzt Honorartaxen vorgeschrieben und ihre
Zulassung zur Praxis von dem Bestehen einer Prüfung abhängig
gemacht. Und gerade diese letztere legt in mannigfachen Beziehungen
ein recht beredtes Zeugnis von der Naivität unserer Altvorderen ab.

So wurde z. B. in manchen Staaten und Städten die Prüfung
zur Würde einer Hebamme oder „Badmuhme", welcher geschmackvolle
Namen im Mittelalter für die Wehmutter vielfach gebraucht wurde,
zwar von obrigkeitlichen bestalteten Personen abgehalten, doch wurden
dieselben keineswegs immer dem Medizinalpersonal entnommen. So
wurden z. B. in einzelnen Orten Frauen der besseren Stände ohne
besondere heilkünstlerische Bildung in die Examinationskommission
gewählt. Sie führten den Namen „ehrbare Frauen" oder „Obfrauen"
und hatten mit den dazu bestimmten Ärzten der Prüfung beizuwohnen.
Auch bildeten sie eine Art Aufsichtsbehörde der geprüften Badmuhmen.
Meist lag die Qualifikation für solche Ämter nicht in den Kenntnissen
der Betreffenden, sondern die Stellung ihres Gatten genügte, um sie
für eine Hebammen=Prüfungskommission für geeignet erscheinen zu
lassen. So wählte man gern die Ehehälften hervorragender städtischer
Beamten. So hielt z. B. in Leipzig bis ins 17. Jahrhundert hinein

die Frau des Bürgermeisters die Hebammenprüfung ab. Auch in anderen Orten genoß die Frau Bürgermeisterin diesen Vorzug. Ganz verwunderlich scheinen aber diese Verhältnisse während des 16. Jahrhunderts in England gelegen zu haben. Hier führte nämlich in dem Hebammenexamen eine Person den Vorsitz, der man für geburtshelferische Dinge doch eigentlich die allergeringste Befähigung hätte zutrauen sollen, nämlich ein Bischof.

Durch diese Prüfungen nun, welche im 16. Jahrhundert wohl in den meisten Staaten und freien Städten geübt wurden, gewann die mit geburtshelferischen Funktionen betraute Frau bedeutend an Ansehen; sie trat damit in die Reihe des offiziell anerkannten Heilpersonals. Infolgedessen suchte man behördlicherseits nun auch ihren Wirkungskreis fester zu begründen, als dies bisher der Fall gewesen war. Man untersagte ihnen zunächst die innere Praxis entweder gänzlich oder gestattete ihnen doch nur, den Wöchnerinnen und Kindern leichte und unschädliche Mittel zu verabreichen, wie dies z. B. eine in Frankfurt a. M. 1513 erlassene Vorschrift anordnet. In Preußen wurde ein ähnliches Verbot erst 1725 erlassen.

Ob allerdings die geburtshelfende Frau nun diesen Verboten trotz aller angedrohten Strafen auch brav gefolgt haben möge, ist sehr zu bezweifeln.

Jedenfalls wurde aber die Stellung der Hebamme durch ihren Eintritt in die des offiziell anerkannten Heilpersonals eine wesentlich würdigere. Sie stieg in der allgemeinen Achtung und wurde auch verschiedener recht erniedrigender Verpflichtungen ledig, die bis dahin das Gewerbe, man darf wohl sagen, geschändet hatten. Besonders galt dies von gewissen Lasten, die der Wehemutter in Frankreich auferlegt waren. So mußte sich z. B. nach französischen Bestimmungen die geburtshilfliche Heilfrau demjenigen preisgeben, der wegen zweifelhafter männlicher Kraft gerichtlich belangt worden war. Sie mußte in solchen Fällen als Objekt dienen, an dem der Angeklagte eventuell seine virile Potenz erweisen sollte. Und zwar geschah dieser skandalöse Akt in Gegenwart von Ärzten und Wundärzten. Diese unsagbar schimpfliche Zumutung wurde erst im Jahr 1673 aufgehoben.

Wie sich der Stand der geburtshilflichen Frau von dem Augenblick an, da sie ein staatlich anerkanntes Glied des Medizinalpersonals geworden war, weiter entwickelt hat, wollen wir aber nicht mehr weiter untersuchen. Diese Verhältnisse haben eine zu geringe allgemeine Bedeutung, als daß meine Leser sonderliches Interesse daran nehmen könnten. Es handelt sich eben hier nur um Verfügungen und immer wieder um Verfügungen, die ja für die Sache selbst sehr wichtig, aber für den Unbeteiligten recht gleichgültig sind.

Da nun während des Mittelalters und auch späterhin in der neueren Zeit die medizinische Betätigung der Frau eine eng begrenzte blieb, so suchte das weibliche Geschlecht sich in anderer Weise am Krankendienst zu beteiligen. Es geschah dies in Form der weltlichen Krankenpfleger-Schwesternschaften, wie z. B. der der Filiae Dei, der Dames hospitalières, der Beghinen. Besonders die letzteren erlangten im Mittelalter einen hohen Ruf. Der Orden der Beghinen oder Beguinen war ein halb weltlicher, halb klösterlicher. Die Schwestern wohnten in einem gemeinsamen Haus, Beguinen-Hof, gelobten Gehorsam und Keuschheit und betrieben neben geistlichen Übungen allerlei wohltätige Beschäftigungen, vornehmlich Krankenpflege. Doch war ihr Gelöbnis kein bindendes, gestattete vielmehr jederzeit den Rücktritt in die profane Welt. Leider erhielt sich gerade die Schwesternschaft der Beghinen nicht allzulange; vielmehr entgleiste sie schließlich moralisch in recht bedenklicher Weise.

Diese mittelalterlichen, halb klösterlichen, halb weltlichen Schwesternschaften dürften wohl als Vorläufer der heutigen Krankenpfleger-Schwesternschaften, wie der Diakonissinnen u. a., anzusehen sein. In diesen Schwestervereinigungen, wie sie von der modernen Zeit geschaffen worden sind, hat aber die Frau ihr Ziel, im Krankendienst tätig zu sein, in der vollendetsten Weise erreicht. Vor dem entsagenden Gewand unserer Krankenschwestern verstummen alle Einwendungen. Das ist ein Ehrenkleid, wie es das weibliche Geschlecht nie besser getragen hat und nie besser tragen wird.

Von alle dem, was die Frau in ihrem zweitausendjährigen Kampf um die ärztlichen Würden und Pflichten nun endlich erreicht hat, ist das herrlichste das schlichte Kleid der Krankenschwester.

IV.

Der Heilbeflissene als fahrender Gesell.

Das Heilgeschäft in den Händen des fahrenden Volkes, im Markttrubel auf Plätzen und Gassen vor den Augen des gaffenden Pöbels geübt, das ist doch wohl eine der seltsamsten Blüten, welche die Kultur getrieben hat. Und solcher fahrender Heilgesellen gab es seit dem Altertum bis in das achtzehnte Jahrhundert gar mancherlei Sorten. Ehrliche und Unehrliche, Gebildete und Ungebildete, Wissende und Unwissende, Profane und Pfaffen zogen da vagabondierend in der Welt umher, allerorten das Heilgeschäft übend.

Im Altertum schien es weiter nicht auffallend gewesen zu sein, wenn ein anständiger, gebildeter Arzt in Städten und Dörfern praktizierend umherzog. Diese, Periodeuten genannten, wandernden griechischen Heilkünstler führten alles, was sie zur Ausübung der Praxis brauchten, wie Instrumente und Medikamente, in zierlichen, oft elegant ausgeschmückten Kästchen mit sich. Besonders reich war ihr Arznei= schatz an den verschiedensten Abführmitteln, an Einreibungen, Salben und erweichenden Kräutern. Kam nun solch ein wandernder Kollege in eine Stadt, so verlangte der Anstand von ihm, zunächst erst ein= mal den Ortsarmen unentgeltlich seine Hilfe angedeihen zu lassen. Das Heilgeschäft nun, welches diese Periodeuten betrieben, war ganz verschiedener Art; einzelne dieser ärztlichen Wanderer behandelten alles, was sich ihnen darbot, während andere wieder ihre Tätigkeit nur auf bestimmte Krankheiten beschränkten. Besonders war es der Steinschnitt, welchen sie gern übten und dessen sich der allgemeine Praxis treibende altgriechische Arzt grundsätzlich enthielt. Ja, ver= langte doch sogar der Asklepiadeneid von dem inneren Arzt aufs strengste, die genannte Operation zu unterlassen.

Der Grund für diesen Wandertrieb der griechischen Ärzte hat wohl zum guten Teil in dem Umstand gelegen, daß die Bevölkerung in jenen Zeiten noch nicht mit gerade besonderer Vorliebe die großen Städte aufsuchte, vielmehr eine mehr gleichmäßige Verteilung der

Volkszahl über das ganze Land stattfand. Wollte daher der Arzt, besonders der Spezialarzt, eine größere Patientenzahl gewinnen, so mußte er eben die Kranken selbst aufsuchen, und das geschah beim Wandern und Reisen wohl am besten und sichersten.

Bildeten diese Periodeuten nun anfangs einen Zweig des ärztlichen Standes, der ehrbar wie der angesessene Diener des Äskulap, seinen Beruf betrieb, so änderte sich das doch allmählich gar sehr. Um die Zeit, als die griechischen Staaten ihre Selbständigkeit an Rom verloren hatten, machte sich nämlich bei unseren griechischen Kollegen in ganz auffallender Weise die Wanderlust bemerkbar. Das Weltreich Rom bot für das Heilgeschäft aber auch ein gar zu verlockendes Feld. Da frug kein Mensch den Heilkünstler nach seinem Befähigungsnachweis. Wer kühnlich von sich sagte: „Ich bin ein Arzt", der galt alsbald auch in den Augen des Volkes dafür und mochte nun in dem reichen Rom sein Schäfchen scheren, wie es ihm eben beliebte. So erfolgte denn tatsächlich eine förmliche Überschwemmung Roms und der Provinzen mit Griechen, welche das Heilgeschäft üben wollten. Gewiß waren unter diesen wandernden griechischen Heilbeflissenen auch wirkliche, gebildete, ihren Beruf ernst und ehrenhaft betreibende Ärzte. Besonders dürften bei den Spezialärzten, wie den Stein= und Bruchschneidern, den Chirurgen und Augenärzten oft recht bedeutende Kenntnisse zu finden gewesen sein; und auch die allgemeine Praxis treibenden Kollegen waren oft wissenschaftlich durchgebildete und praktisch erfahrene Ärzte. Das zeigt z. B. das Geschichtchen, welches man von Asklepiades von Bithynien (173—90 v. Chr.), jenem berühmten Arzt erzählt, welcher die wissenschaftliche Medizin eigentlich erst in Rom heimisch gemacht hat. Dieser brave Kollege kam einst gerade dazu, als man im Begriff stand, einen Leichnam auf den Scheiter=haufen zu legen. Trotzdem das Gesicht des Toten mit wohlriechenden Salben bestrichen und mit Spezereien bedeckt war, so meinte der Bithynier doch noch Spuren von Leben in ihm wahrzunehmen. Er betastete daraufhin den vermeintlichen Leichnam auf das genaueste und glaubte nun fest, es mit einem Scheintoten zu tun zu haben. Er machte sich also alsbald daran, Wiederbelebungsversuche anzustellen, und siehe da, der Tote wurde wieder lebendig. Einen solchen ärzt=lichen Scharfblick, wie ihn in diesem Fall Asklepiades entwickelt hat, kann doch aber nur ein gründlichst durchgebildeter und erfahrener Heilkundiger besitzen.

Aber neben diesen tüchtigen Ärzten trieb auch allerlei Gesindel
sein medizinisches Unwesen auf der Landstraße. Unter diesen recht
fragwürdigen Elementen finden wir nun auch Leute, denen es bei
Ausübung des Heilgeschäftes ganz und gar nicht auf den Erwerb
von Geld und Gut ankam, die vielmehr nur auf Grund gewisser
religiöser oder philosophischer Vorstellungen handelten. Das waren
entweder Philosophen von Fach, die ja gerade in der antiken
griechischen Medizin eine große Rolle spielten, oder es waren Ver=
treter irgendwelcher religiöser Anschauungen. Besonders der um die
Wende der heidnischen und christlichen Zeit mächtig ins Kraut
geschossene Mystizismus stellte viele solcher praktizierend umherziehender
Gestalten. Das waren aber bisweilen gar wunderliche Käuze, die
da philosophierend und heilbeflissen in der Welt umherzogen. Unter
ihnen ist eine der auffallendsten Erscheinungen der Neupythagoräer
Apollonius aus Tyana in Kappadozien (1. christl. Jahrhundert). Es
ist dieser heidnische Konkurrent Christi wohl eine der merkwürdigsten,
romanenhaftesten Figuren des gesamten Altertums. Philosophierend
und Kranke behandelnd zog dieser Apollonius in der ganzen damals
bekannten Welt umher. In weißen linnenen Gewändern, mit lang=
wallendem Haar und gefolgt von einer Schar seiner Jünger sehen
wir diesen wunderlichen Heiligen allerorten auftauchen. Jetzt begegnen
wir ihm in Italien, dann in Griechenland, dann wieder in Kleinasien
oder Indien. Überall philosophierte er über Himmel und Gott und
verübte nebenbei allerlei medizinischen Humbug. Er machte Blinde sehend,
Lahme gehend, erweckte Tote und trieb böse Geister aus, kurz, er
wußte in allen, auch den heikelsten therapeutischen Fragen Rat, ja,
selbst vor geburtshilflichen Fällen schreckte er nicht zurück, obwohl
gerade diese ihn als Philosophen und Theosophen doch eigentlich
ganz und gar nichts angingen. Kam da z. B. eines Tages ein
betrübtes Bäuerlein zu unserem medizinbeflissenen Gottesmann mit
der Klage, daß seine Frau in schweren Geburtsnöten liege und
dieselben wohl kaum überstehen werde. Sie habe schon, so jammerte
der Ehemann, sechsmal entbunden und immer unter so gewaltigen
Beschwerden, daß es ihr wohl jetzt an das Leben gehen werde. Aber
unser guter Apollonius ließ sich durch die Schwere des Falles nicht
beirren, sondern er schaffte sofort guten Rat, wie dies ja wohl eigent=
lich auch so seine Pflicht als Wundermann war. Er schrieb nämlich
dem besorgten Gatten vor, sich zunächst einmal einen lebenden Hasen

zu beschaffen und mit diesem im Arm um die in Kindesnöten liegende Frau herumzugehen. War dies mit der nötigen Andacht und Würde geschehen, dann sollte er dem um sein Leben bangenden Nager kein Leides zufügen, ihn nicht etwa zu einem solennen Schmaus benutzen, sondern ihn sofort laufen lassen. Mit dem enteilenden Hasen würde auch das Geburtshindernis sich schleunigst aus dem Staub machen. Ob die Kreisende nach Vollendung dieser Kur ihre löbliche Absicht, ihren Mann und die Welt mit einem siebenten Sprößling zu beschenken, glücklich und ohne weiteren Schaden für ihre Gesundheit durchführen konnte, davon melden weder die Geschichte noch die Biographen des Apollonius etwas.

So sah also die Spezies der wandernden medizinisch veranlagten Philosophen und Theosophen um die Wende des Heiden- und Christentums aus.

Zur wahren Blüte gelangte die fahrende Medizin nun aber erst, als die gewaltigen politischen Stürme, welche mit dem Sturz der antiken Welt verbunden waren, verrauscht waren. Jetzt, also in den ersten Jahrhunderten des Mittelalters bis tief in die neuere Zeit, begegnen wir dem fahrenden Heilbeflissenen allerorten auf Jahrmärkten und Messen. Und zwar waren es hauptsächlich gewisse chirurgische Maßnahmen, welche dieses Heilpersonal übte, nämlich das Bruch- und Steinschneiden, die Behandlung und Operation der Augen und das Zahnbrechen. Wenn gerade so wichtige Bestandteile des Heil- geschäftes in die Hände des fahrenden Volkes gelangt waren, so liegt das eben daran, daß die zünftigen Ärzte derartige medizinische Leistungen für ihrer unwürdig erachteten und dieselben durch viele Jahrhunderte hindurch grundsätzlich nicht übernahmen.

Diese wandernden Chirurgen, Augen- und Zahnärzte, waren nun aber eine gar wunderliche Gesellschaft. Zwar mögen wohl auch einsichtige und kenntnisreiche Männer unter ihnen gewesen sein, aber die Mehrzahl derselben waren doch plumpe, unwissende Burschen, die mit Gauklern und Possenreißern vereint ihr Geschäft betrieben. Da finden wir verkommene Studenten, gewissenlose Pfaffen, alte Soldaten, Scharfrichter und allerlei sonstige verunglückte Existenzen unter der Maske des Arztes in der Welt herumvagabondierend. Sehen wir nun einmal zu, wie diese Gesellen ihr Handwerk betrieben.

Zunächst scheint man der Tätigkeit dieses fahrenden Heilvolkes behördlicherseits nichts Besonderes in den Weg gelegt zu haben. Sie unterstanden wohl denselben Verordnungen, wie die fahrenden Leute überhaupt. Als aber die Leistungen dieser Art von Heilpersonal immer bedenklichere wurden, als ihren Spuren Blut und Tränen, Schmerz und Tod regelmäßig folgten, da entschloß man sich in dem späteren Mittelalter resp. in der neueren Zeit obrigkeitlicherseits endlich doch dazu, das Treiben dieser Gesellschaft zu überwachen. So entstanden dann in den verschiedenen Staaten und Städten allerlei Verordnungen, durch welche dieser Mißwirtschaft vorgebeugt werden sollte. Der in einen Ort einziehende wandernde Heilbeflissene mußte sich zunächst bei dem Magistrat melden, und sich dann einer Prüfung seiner Kenntnisse unterwerfen. So verordnete z. B. der große Kurfürst unter dem 12. November 1685 wie folgt:

„Wenn sich Okulisten, Operateurs, Stein- und Bruchschneider, Zahnbrecher usw. angeben und ihre Kunst und Wissenschaft öffentlich üben und feil haben wollen, sollen sie nicht weniger diesem Medizinalkolegio als dem Magistrat sich sistieren und ihrer Person und Medikamente wegen dessen Examini unterwerfen, auch nach Befinden zugelassen oder abgewiesen werden".

Fiel die Prüfung befriedigend aus, so mußte der Heilgesell Standgeld zahlen, wie jeder andere Jahrmarktsbesucher, und zwar 0,85 bis 1,70 M. Aber das abgelegte Examen entzog den fahrenden Heilkünstler durchaus nicht jeder anderweitigen Kontrolle. Im Gegenteil! Fielen die Kuren unglücklich aus, so packte ihn ein wohlweiser Magistrat alsbald am Kragen und strafte ihn da recht gründlich, wo er am empfindlichsten war, d. h. am Geldbeutel. So mußte z. B. im Jahre 1659 in Heilbronn solch ein wandernder Jünger des Äskulap ein Strafgeld von 455 Mark zahlen, eine bei dem damaligen Geldwert recht hohe Summe. Doch hatte solch eine Strafandrohung für gewöhnlich nur einen sehr illusorischen Wert; denn der fahrende Heilgesell verschwand schon immer beizeiten von dem Felde seiner Tätigkeit, bevor noch das Ergebnis seiner Operationen und der Erfolg seiner medikamentösen Behandlungen an den Tag gekommen war.

Waren nun alle Vorbedingungen erfüllt, so ließ der Heilkünstler zunächst ein großes Gerüst aufschlagen; dasselbe mußte genügend hoch sein, damit das verehrliche Marktpublikum alles, was auf sotaner Holzbühne geschah, auch ordentlich überschauen konnte. Breite, mit Teppichen oder buntem Tuch belegte Stufen führten auf diesen Schauplatz des medizinischen Wirkens. Das Gerüst selbst war auf

das schönste mit Tüchern und Teppichen geziert, und an den Ecken
der Estrade erhoben sich wohl auch hohe, bunt bewimpelte Masten.

Mitten auf der Bühne stand ein Tisch, gleichfalls mit bunten
Decken auf das reichste geschmückt, und auf ihm fanden sich allerlei
Dinge, welche die Neugier des schauenden Volkes gar mächtig reizen
mußten. Da sah man dicke Folianten, die von der erstaunlichen
Gelehrsamkeit des Künstlers zeugen sollten. Daneben flatterten im
Wind lustig Pergamentblätter, von denen dicke rote Siegel an seidenen
Bändern herabbaumelten; alles Zeugnisse, von dem geehrten Publikum
oder dem hochweisen Magistrat solcher Ortschaften ausgestellt, an
denen der medizinische Retter früher mit Erfolg gewirkt haben wollte.
Sobann sah man auf dieser Schaubühne noch allerlei sonstige Raritäten,
als da sind: Mißgeburten fein säuberlich in Spiritus aufbewahrt;
abgeschnittene Beine und Arme gleichfalls sorgsam in Alkohol konserviert;
ausgestopfte Eidechsen, Schlangen und was es sonst noch für derartige
Kuriosa geben mochte, welche die Schaulust der neugierigen Menge
aufregen konnten. Und zu alledem saßen an dem einen Ende des
Gerüstes noch etwelche Musikanten, je nach den Vermögensverhältnissen
des Heilbeflissenen in größerer oder geringerer Zahl.

Nachdem der gaffende Pöbel nun alles, was da auf der Bühne
zur Schau gestellt war, genügend angestaunt hatte, erschien der Herr
des Ganzen. In buntem Flitterkram, bald in der Tracht eines
Türken oder eines weisen Chaldäers oder sonstwie phantastisch auf=
geputzt, begleitet von einem bunt ausstaffierten Bajazzo, erstieg er
mit würdevollen Schritten die Stufen der Estrade. Auf derselben
angekommen, begrüßte ihn ein Tusch der Musizi.

Nachdem verschiedene lustige Stücklein erklungen waren und der
Wundermann sich in einigen würdevollen Stellungen präsentiert hatte,
schwieg die Musika, und die Vorstellung begann. Zunächst setzte der
Heilgeselle dem Publikum auseinander, was er alles verstünde und
was er schon alles auf dem Gebiet der Medizin geleistet habe. Da
mußten denn die Gläser mit den abgeschnittenen Gliedmaßen heran:
diesen Fuß habe er einem schon sterbenden Kranken abgenommen und
den Armen damit gerettet; jenen faustgroßen Stein da habe er aus
der Blase eines Mannes entnommen, der ob seiner Schmerzen schon
den Tod als eine wohltätige Erlösung herbeigewünscht hatte. Und
was hatte unser Heilkünstler nicht alles für wunderbare Medizin zu
verschleißen. Da gab es keine Krankheit, gegen die er nicht ein

Mittel zur Hand gehabt, kein Gift, gegen das er nicht den nötigen
Theriak besessen hätte. Wie funkelten alle diese Medizinen im Sonnen=

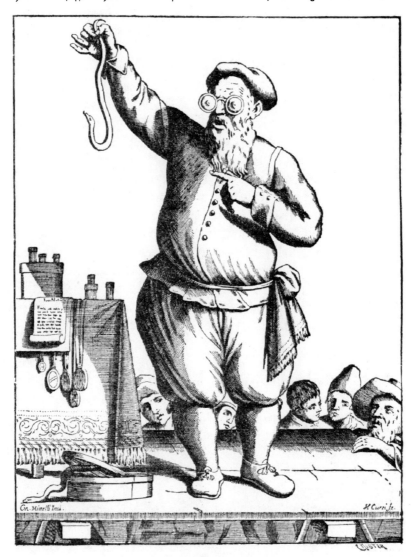

Fig. 8.
Fahrender Heilkünstler,
die Kraft seiner Medikamente an einer Schlange zeigend.
Aus: Peters, Der Arzt. S. 45.

strahl, die einen rot, die anderen grün, diese gelb, jene blau. Und
zum Überfluß demonstrierte er noch die Wirkungen dieser Säftlein

an allerlei lebendem Getier. Besonders gern hantierte er da mit eklem Gewürm, mit Kröten und Eidechsen, Molchen und Schlangen. Unser Bild zeigt uns solch einen fahrenden Heilbeflissenen, wie er dem Publikum gerade an Schlangen die Wunderwirkungen seiner Tränklein vorführt.

Und diesen seinen Vortrag hielt der Charlatan mit einer so gewaltigen Stimme, daß weithin über den Marktplatz männiglich seine Worte verstehen konnte. So sonor und gellend war seine Rede, daß man noch heut von einem Menschen mit besonders ausgebildeter oratorischer Begabung wohl zu sagen pflegt: er schreie wie ein Zahn= brecher, d. h. wie ein fahrender Heilgeselle.

Waren nun der Worte genug gefallen, so wollten das Publikum wie der heilende Mann auf seiner Bühne da oben nun endlich auch Taten sehen. Und da machte sich nun der in Harlekinkleidern steckende Gehilfe des Künstlers alsbald an das Werk; er mischte sich unter das Publikum, dem er mit allerlei groben Späßen und Zoten so gründlich aufwartete, daß das helle Gelächter nur so über die Gassen schmetterte. Bald hatte er dann auch ein Männlein oder Weiblein am Arm, das er seinem Herrn zuführte. Damit begann der medizinische Teil der Schaustellung. Der erwischte Patient wurde auf einen Stuhl gesetzt, und der Heilbeflissene machte sich alsbald über das kranke Glied des Eingefangenen her. Da das nun aber ohne Schmerzensäußerungen von seiten der verarzteten Person meist nicht abging, so stimmte jetzt die Musik lustige Weisen an, und der Gehilfe des Heilgesellen machte dazu allerlei lustige Bajazzosprünge und brüllte mit lauter Stimme zotige Witze in die zuschauende Menge. Doch sollte durch solcherlei Schnickschnack des Assistenten nicht bloß die gaffende Menge unterhalten werden, sondern der betreffende Kranke sollte auch über den tollen Schwänken die Schmerzen möglichst vergessen, die er da angesichts des ganzen Marktes zu ertragen hatte. Das war aber gewiß eine gar seltsame Art, die Schmerzen zu stillen; doch scheint sie im Mittelalter recht üblich gewesen zu sein. So ließ sich z. B. der fehdelustige Johann von Quitzow (1414 von dem Kurfürsten Friedrich I. gefangen genommen), dem bei einem Gefecht ein Lanzensplitter in das linke Auge gedrungen war, durch einen Lustigmacher allerlei Schwänke vormachen, während der Augen= arzt an dem verletzten Sehorgan tätig war.

Hatte nun der Kranke die Künste des Heilbeflissenen an seinem

Leibe verspürt, und war die Kur beendet, so wurde er möglichst schnell
von der Bühne entfernt. Denn dem Heilgesellen lag jetzt daran, den
medizinisch gründlichst Verarbeiteten recht bald los zu werden, jeden=
falls früher, ehe derselbe über den etwaigen Erfolg der Behandlung
nachzudenken begann. Doch wurde vorher noch dafür gesorgt, daß
der von der Bühne steigende Patient einige Flaschen der Wunder=
mixturen mitnahm. So sah sich denn der Leidende schnell genug
wieder auf der Straße unter der Beifall brüllenden Menge; erleichtert
auf alle Fälle; aber meist mehr im Geldbeutel als wie in der
Krankheit.

Besonders lebhaft pflegte es bei den wandernden Zahnärzten
zuzugehen, denn die Zahnpflege war während des Altertums und
Mittelalters noch recht wenig geachtet und darum schlechte Zähne und
Zahnschmerz ein gar gewöhnlich Ding. Da drängte sich denn die
Menge in dichten Haufen um den Heilkundigen, der die kranken
Zähne mit, wenn auch nicht geschickter, so doch recht fester Hand zu
reißen verstand, der aber auch dem operationsscheuen Kranken ander=
weitige Hilfe versprach. Diese bestand in der Ausräucherung der
in dem hohlen Zahn sitzenden Würmer; denn alles Zahnweh rühre
nur von bösartigem Gewürm her, so versicherte der Zahnbrecher auf
Pflicht und Gewissen. Dieses Ausräuchern ging nun in der Weise
vor sich, daß auf ein glühendes Kohlenbecken Bilsenkrautsamen gestreut
und der sich entwickelnde Dampf durch ein eisernes Rohr dem kranken
Zahn zugeführt wurde. Hatte der Dampf eine Zeitlang auf den
Zahn gewirkt, so fand man auf dem glühenden Kohlenbecken kleine
weißliche fadenförmige Gebilde, welche dem befriedigten Patienten als
die ihn peinigenden Würmer demonstriert wurden. Diese vermeint=
lichen Zahnwürmer waren nun aber nichts weiter wie die durch die
Hitze von den Samenkörnern abgetrennten Keime.

Genau in der gleichen Weise räuchert man im Orient auch heut
noch den hohlen Zahn und zeigt dann siegesbewußt dem Kranken
die abgetriebenen Würmer. Aber das Interessante an dieser Kur ist
der Umstand, daß dieselbe Prozedur bereits vor Jahrtausenden nach=
weislich von Assyrern und Babyloniern geübt worden ist. Hier sehen
wir also, wie ein medizinischer Irrtum sich von Jahrtausend zu
Jahrtausend fortschleppt. Religionen sind gestiftet und verlassen
worden, Staaten erblühten und zerfielen, Völker sind gekommen und
gegangen, aber der wesenlose Zahnwurm lebt immer noch.

Übrigens ist dieses zähe Leben des Irrtums nicht etwa bloß in der Medizin zu finden, vielmehr können wir demselben auf allen Gebieten des menschlichen Wissens oft genug begegnen. Das Ausrotten eines Irrtums ist eben allzeit eine gar schwierige Aufgabe gewesen, an welcher sich oft genug die Kräfte selbst großer Geister in müheseligem Ringen erschöpft haben. Es ist viel leichter eine Wahrheit zu finden, als einen Irrtum zu töten.

Unter all dem fahrenden medizinischen Volk wußte nun aber der wandernde Augenarzt sich am längsten zu erhalten. Denn obgleich der wackere Bartisch von Königsbrück (1535—1607), ein gar tüchtiger Augenarzt, schon seinerzeit das Treiben des vagabondierenden Okulisten in seiner ganzen Verderblichkeit geschildert hatte, so zogen um die Wende des 18. und 19. Jahrhunderts so viele Starstecher heimatslos in der Welt umher, daß im Jahr 1799 der berühmte Wiener Augenarzt Beer noch die vollste Berechtigung zu den Worten fand:

„Wollte Gott, daß endlich das Unkraut der herumreisenden privilegierten Starstecher und Starschneider einmal gar ausgejätet würde, und das solange vernachlässigte Feld sollte bald die reinsten herrlichsten Früchte tragen; aber so wird die gute Frucht leider noch an mancherlei Orten verdrängt und verdorben".

So sind es denn noch nicht hundert Jahr her, seit der Tod dem letzten dieser ruhelos umherziehenden Okulisten die Starnadel aus der Hand genommen hat.

Es ist nun immerhin eine auffallende Tatsache, daß gerade der Stand des Augenarztes solange an dem Wanderbetrieb festhalten konnte. Der Grund hierfür liegt darin, daß vornehmlich er es verstanden hatte, das Abstoßende des fahrenden Heilgeschäftes durch wissenschaftliche Leistungen zu verdecken und auszugleichen. Denn in der zweiten Hälfte des 18. Jahrhunderts durchzogen Augenärzte die Welt, welche vermöge ihrer praktischen wie wissenschaftlichen Leistungen sich eines hervorragenden Rufes zu erfreuen hatten. So pilgerte z. B. Daviel (1696—1762), der berühmte Reformator der Staroperation, operierend durch halb Europa. Jung-Stilling (1740—1817), welcher um die Einführung einer rationellen Operationsmethode des grauen Stares sich Verdienste erworben hat, übte Jahre hindurch die augenärztliche Praxis auf der Wanderschaft aus. Baron von Wenzel, der im Jahr 1790 als Leibaugenarzt des Königs von England in London starb und wohl für

den besten Augenoperateur des 18. Jahunderts gelten muß, war sein
ganzes Leben hindurch auf der Landstraße, und es dürfte nur wenige
große Städte Europas geben, in denen er nicht seine augenärztliche
Kunst ausgeübt hätte. Man scheint also um die Wende des 18. und
19. Jahrhunderts nichts Befremdliches in dem ruhelosen Umherziehen
des Augenarztes gefunden zu haben. Das ist schließlich aber auch ganz
wohl verständlich. Denn zunächst war ja die Zahl der Augenärzte
damals noch eine recht geringe. Erst nur wenige Ärzte hatten das
Vorurteil, das Jahrhunderte hindurch in der zünftigen Medizin gerade
gegen die augenärztliche Praxis geherrscht hatte, überwunden und sich
der Ophthalmologie zugewendet. Es gab deshalb noch recht wenig
Plätze, in denen ständig ein Augenarzt wohnte. Wollte also jemand von
einem Augenleiden befreit sein, so war er meist genötigt, Hilfe außerhalb seines Wohnortes zu suchen. Nun war aber das Reisen in
jenen Zeiten noch gar sehr unbequem und kostspielig. Hatte es schon
für reiche Kranke etwas höchst Unangenehmes, tagelang in der Post-
kutsche sich schütteln und rütteln zu lassen und in teuren unbequemen
Nachtquartieren rasten zu müssen, so war für unbemitteltere Patienten
eine solche tage-, ja selbst wochenlange Reise meist nicht durchführbar.
Aber selbst reiche Blinde werden wohl die Reisefatalitäten, die auch für
sie immer noch recht erhebliche gewesen sein werden, oft genug gescheut
haben. So mußte der Augenarzt, wollte er in umfangreicher Weise
seine Kunst betätigen und durch zahlreiche Operationen seine Erfahrung
erweitern und bereichern, eben selbst auf den Weg sich machen und
seine Kranken sich suchen. Dieser Auffassung der Sachlage konnte sich
in jenen Zeiten wohl kaum jemand entziehen. Deshalb fanden auch
weder der Kranke noch der Arzt in dem augenärztlichen Wanderbetrieb
etwas Anstößiges. Wir aber, die heutzutage das gewerbsmäßige
Herumziehen des seine Kunst allerorten anbietenden Arztes als etwas
für unseren Stand durchaus Unwürdiges erklären, werden über den
fahrenden Arzt des 18. Jahrhunderts kein abfälliges Urteil mehr fällen
dürfen, vorausgesetzt, daß derselbe ein ehrenwerter, wissenschaftlich
gebildeter Mann gewesen ist.

Aber leider gab es neben den hochgebildeten Augenärzten zu
jenen Zeiten auch recht viele, welche in ihrem Wissen und Gebahren
noch gar stark an den fahrenden Heilgesellen des Mittelalters erinnerten.
Diese Leute waren aber jetzt ganz besonders gefährlich. Denn schlau,
wie sie waren, trugen sie dem wissenschaftlichen Geist ihrer Zeit

Rechnung; doch nicht etwa durch fleißiges Lernen und Studieren,
sondern durch Heucheln der wissenschaftlichen Kunst.

Einer der bekanntesten dieser fahrenden Okulisten des 18. Jahrhunderts ist der Engländer John Taylor (1708—1767). Das war
ein gar geriebener Herr, der die Bedeutung eines wissenschaftlichen
Rufes für die pekuniäre Seite seines Geschäftes sehr wohl zu schätzen
wußte. Deshalb suchte er durch eine ausgedehnte literarische Tätigkeit
sich das Ansehen eines wissenschaftlich gründlich durchgebildeten
Mannes, ja wo möglich eines okulistischen Gelehrten zu geben. Und
das ist ihm auch vielfach gelungen. Denn seine mit dem nötigen
Selbstbewußtsein geschriebenen Bücher imponierten doch recht vielen,
zumal man ja zunächst wohl annehmen mußte, daß der Chevalier
Taylor — so ließ er sich mit Vorliebe nennen — in jenen Werken
nur eigene Weisheit verzapfe und literarische Anleihen bei anderen
gründlichst verabscheue. Aber leider war das letztere nun ganz und
gar nicht der Fall. Denn was in jenen Büchern Gutes stand, das
hatte der schlaue Taylor skrupellos von anderen abgeschrieben. Sein
Eigen war in denselben nur die bodenlose Selbstberäucherung und
der inhaltlose Wust.

Der in seinen Schriften sich breit machenden Reklamesucht entsprach nun auch das übrige Auftreten Taylors.

Bevor er in einer Stadt selbst erschien, verkündeten erst voraus-
geschickte Agenten und Flugblätter dort die Mär von dem augenärztlichen engelländischen Wundermann, der da bald auftreten werde.
Es wurde ein Lokal gemietet, in welchem seinerzeit die praktische Tätigkeit geübt werden sollte, und zunächst prächtig ausstaffiert. Da kamen
goldene und silberne Instrumente zur Ausstellung, sowie Medaillen,
die zu Ehren des verdienten Augenarztes geschlagen waren; daneben
lagen Anerkennungsschreiben von Fürsten, Magistraten und angesehenen Privatpersonen, welche insgesamt gar nicht Lobesworte genug
für den fürtrefflichen Wundermann finden konnten. An den Wänden
hingen Abbildungen, welche die Kuren des Künstlers in möglichst
anschaulicher Weise zur Darstellung brachten, und Loblieder und Ehren-
gesänge gab es in ungezählter Menge. Nun endlich kam der Tag,
an welchem Taylor in der Stadt erscheinen wollte. Das war aber ein
imposantes Festgepränge, mit dem er seinen Einzug hielt.

Zuerst erschien ein in bunten Kleidern einherstolzierendes Musik-
korps, das wacker seine schönsten Weisen zum besten gab. Dann

kam, gar erbärmlich anzuschauen, eine Reihe Blinder, die sich mühsam am Stock daherschleppten oder von Führern an der Hand geleitet wurden. Das war das vorläufige Material, an welchem der Meister seine Kunst zeigen wollte. Dann folgte eine Schar Sehender mit Verbänden um den Augen oder Schirmen vor den blödenden Sehorganen. Das waren wieder solche, an denen Taylor seine Kunst schon erprobt hatte und die nunmehr als Zeugen seines Könnens seinen Triumphzug verherrlichen sollten. Im unmittelbaren Anschluß an diese erschien nun der große Helfer selbst, in kostbaren Kleidern, hoch auf stolzem, schön angeschirrtem Roß sitzend, gefolgt von seinen prächtig gekleideten Dienern. Diesen schlossen sich wieder andere Diener an, die auf Sammetkissen die kostbar eingebundenen literarischen Produkte des großen Mannes einhertrugen. Und jetzt wurden große Stangen gebracht, an denen umfangreiche Bilder prangten, darstellend die wunderbaren Operationen, welche der Herr all der zur Schau gestellten Herrlichkeiten auszuüben verstand. Den Beschluß machte ein elegant gebauter, geräumiger Wagen, der Reisewagen, über und über mit Augen bemalt und in grellen Farben gehalten.

Das war doch fürwahr ein gar pomphafter Zug, ganz danach angetan, dem verehrten Publikum die gesunden wie kranken Augen weit aufzureißen. Und das besorgte er auch gründlichst; denn die schaulustige Menge begleitete das Schaugepräge mit Jubel und Geschrei straßauf und straßab.

Waren nun Straßen und Plätze genügend lange durchwandert worden, so wurde vor dem schon längst instand gesetzten Operations- und Konsultationslokal Halt gemacht. Die Vorstellung hatte damit ihr Ende und das Geschäft seinen Anfang genommen.

Bei dem gewaltigen Kurieren, das sich nun erhob, ging Taylor aber mit ganz besonderer Schlauheit zu Werke. Operiert wurde natürlich alles, was überhaupt mit der Spitze des Messers oder der Starnadel in Angriff genommen werden konnte. Aber mit den anderweitigen Augenerkrankungen ließ sich der gewitzte Heilbeflissene nur in recht vorsichtiger Weise ein. Denn da er sich der engen Grenzen seines Könnens sehr wohl bewußt war, so verweigerte er die persönliche dauernde Behandlung durchaus und beschränkte sich nur auf die Darreichung irgendeiner Salbe oder eines anderweitigen Medikamentes. Das brachte sofort bares Geld und gewährte dem Wundermann die Möglichkeit, jeden Augenblick sich aus dem Staube machen zu können.

Gerade hierauf legte derselbe aber einen ganz besonderen Wert. Denn wenn die Patienten anfingen in geringerer Zahl zu erscheinen und die mit Sälblein und Tinkturen behandelten Krankheiten trotz alles Schmierens nicht weichen wollten, dann verschwand unser Künstler heimlich bei Nacht und Nebel. So konnten ihn die armen, um ihr Geld gebrachten Kranken nicht verantwortlich machen und ihm etwa gar die gezahlten Summen nachträglich noch wieder abnehmen. Er behielt sein Geld und die Patienten ihr Leiden. Das war aber für die letzteren immer noch der bessere Fall. Denn oft genug entstand durch die sinn= und zwecklosen Tinkturen Taylors eine wesentliche Verschlimmerung, und manch einer, der sich in Angst und Schmerzen wand, gedachte des gewissenlosen Beutelschneiders mit Verwünschungen.

Ist es bei solch einem Benehmen des fahrenden Augenarztes aber wohl zu verwundern, wenn ihm der Volkswitz das Sprüchlein in den Mund legte:

O cives, cives quaerenda pecunia primum,
Visus post nummos,

d. h. auf gut deutsch und kurz und bündig: „Erst Geld und dann Sehvermögen"?

Und solche Zustände herrschten noch vor knapp hundert Jahren, zu einer Zeit, die sich stolz das Säkulum der Aufklärung nannte.

Übrigens scheint nach Reiseberichten noch heut im Orient der fahrende Heilgeselle eine ganz gewöhnliche Erscheinung zu sein. Unter dem Ruf: „καλὸς ἰατρός", d. h. „hier ist der gute Arzt", durch= ziehen die Einwohner gewisser griechischer Dörfer die verschiedenen, in ihrer Kultur vielfach rückständigen Provinzen des türkischen Reiches und bieten sich als Heilverständige an. Knochenbrüche, Verrenkungen, Unterleibsbrüche, Steinleiden, Augenerkrankungen behandeln sie, jeder nach seiner Fähigkeit und Spezialität.

V.

Medizin und Christentum.

Als das Christentum auftrat, ging die alte Kultur schon mit großen Schritten ihrem Untergang entgegen. Die Bewohner des Olymp hatten ihren göttlichen Charakter bereits verloren und waren zu blutlosen Schattengebilden herabgesunken. Die Philosophie aber bemühte sich vergeblich den Sturz der Himmlischen durch allerlei spekulative Gebilde zu ersetzen. Wo aber der Glauben verschwunden ist, da ist mit ihm jeder Inhalt des Lebens verloren; denn die Seele des Lebens ist der Glauben. So hatte sich denn die antike Kultur gründlichst ausgelebt, und der Boden für eine neue Glaubenssaat war wohl bestellt.

In diese des irdischen Wesens müde Welt trat nun das Christentum mit seinem Hinweis auf eine neue himmlische Heimat des Menschen, eine Heimat, in welcher die Liebe alle Staubgeborenen in gleicher Weise umfaßte. Da gewann das Leben auf einmal wieder einen neuen Inhalt. Den Werken der Liebe und der Brüderlichkeit sollten die Tage der irdischen Existenz allein nunmehr gewidmet sein. Der Mensch sollte nicht mehr seine Blicke auf den Erwerb von Geld und Ehre, von irdischer Glückseligkeit richten, sondern er sollte nur zusehen, daß er sich Schätze im himmlischen Reich der Liebe erwürbe.

Die aber, denen diese Lehre so ganz Herz und Seele gefangen genommen hatte, schätzten von nun an die Güter dieser Welt gering; sie waren stets bereit, die Erde mit dem Himmel zu vertauschen. Wo aber eine solche Lebensauffassung herrscht, da ist für die Heilkunde gar wenig zu erwarten. Denn wozu mit Kunst und Fleiß die Erdentage verlängern, wozu diese mit Schmerz und Leid überreich durchtränkte irdische Existenz erhalten, wenn ein Reich der ewigen Seligkeit winkt? So sehen wir denn auch in der Tat schon in den ersten Tagen des Christentums eine Partei erstehen, welche sich der Heilkunst

gegenüber durchaus ablehnend verhielt. Die Geringschätzung des
Irdischen und die Vorstellung, daß das Kranksein eine göttliche Schickung
sei, veranlaßten eine Menge Christen, in Krankheitsfällen auf die ärzt=
liche Hilfe ganz zu verzichten. Und das, trotzdem ein Arzt an hervor=
ragendster Stelle, in der Reihe der Apostel, wirkte; denn Lukas, der
Evangelist, war ein Arzt, wie wir aus Kolosser 4, 14 wissen, wo
Petrus sagt: „Es grüßet euch Lukas, der Arzt, der Geliebte“.

Dieser überfromme Teil der Christengemeinden scheint in seiner
Geringschätzung der ärztlichen Kunst nun auch noch durch das Verhalten
bestärkt worden zu sein, welches der Heiland den Kranken gegenüber
so oft betätigt hatte. Denn waren der Fälle nicht genug, in denen
Christus durch Beten und Auflegen der Hände allerlei Kranke und
Bresthafte geheilt hatte? Und hatten nicht auch die Apostel von
ihrem Herrn die Macht erhalten, Leidende nur durch Gebet und Öl=
salbung gesund zu machen? Ja, diese Fälle waren doch so oft ge=
schehen, daß wohl eigentlich jedermann von ihnen Kunde haben mußte
(Ev. Marci 6, Vers 5 u. 13). Deshalb gab es da nicht wenige
unter den Christen, welche meinten, die Krankenbehandlung lediglich
mit Gebet und Ölsalbung bewirken zu können. Im Jakobus=Brief
Kap. 5 Vers 14—16 lesen wir darüber: „Ist jemand krank, der
rufe um sich die Ältesten der Gemeinde und lasse sie über sich beten
und salben mit Öl in dem Namen des Herrn. Und das Gebet des
Glaubens wird dem Kranken helfen, und der Herr wird ihn aufrichten;
und so er hat Sünden begangen, werden sie ihm vergeben sein.
Bekenne einer dem andern seine Sünden und betet füreinander,
daß ihr gesund werdet. Des Gerechten Gebet vermag viel, wenn es
ernstlich ist“.

Übrigens scheint diese Krankenbehandlung ab und zu wohl von
einem eifrigen Christen auch bei Heiden in Anwendung gebracht worden
zu sein. So erzählt z. B. der Kirchenvater Tertullian, daß der Kaiser
Septimius Severus (193—211 n. Chr.) einmal von einem Christen
durch Ölsalbung geheilt worden sei. Diese Ölsalbung erhielt sich nun
dauernd in dem römisch=katholischen Bekenntnis, wo sie als letzte Ölung
ja bekanntlich den Rang eines Sakramentes (das 5.) erlangt hat.
Auch die griechische Kirche übt die Ölung, aber nicht bloß bei Sterbenden,
sondern bei Kranken überhaupt.

Diese arztlose Heilkunst war nun Gegenstand vielfacher Er=
örterungen. Die Apologeten und Kirchenväter haben sich reichlich

mit ihr beschäftigt. Man stritt viel hin und her; einer sagte dies und der andere jenes. Und dabei kam man auf die verschiedensten heilkünstlerischen Maßnahmen und Mittel und ihre Beziehungen zum Christentum zu sprechen. Man untersuchte, ob und unter welchen Bedingungen dem Christen gezieme zu baden. Man besprach die Körperpflege, wie sie durch Bewegung, Waschen u. dgl. m. geübt wird, und nicht wenige gelangten dazu, auch diese zu verwerfen. Man er= örterte den Weingenuß, und gerade in diesem Punkt wurde über das Für und das Wider mit besonderer Heftigkeit gestritten. Während einzelne Kirchenväter den Wein als ein Arzneimittel gelten und seinen Genuß unter gewissen Bedingungen zulassen wollten, befehdeten andere wieder das Weintrinken in jeder Form; besonders konnten sich die Severianer, eine Sekte der Monophisiten, gar nicht genug tun in ihrer Feind= schaft gegen den Wein. Sie sagten: „Der Teufel, der vom Himmel herabgestürzt worden ist, nahm Schlangengestalt an, vermischte sich mit der Erde, und die Frucht dieser Vermischung ist die Weinstaube. Die Ranken, die Schlangenarme des Weinstocks, beweisen seine teuflische Herkunft".

Ja selbst der Frühschoppen war bereits ein Gegenstand der eifrigsten Besprechung; so läßt sich z. B. Novatian, ein Presbyter des 3. Jahrhunderts, vernehmen:

„Es gibt Christen, welche das Beispiel der Unenthaltsamkeit geben und in ihrer Lasterhaftigkeit so weit gekommen sind, daß sie gleich frühmorgens nüchtern trinken, während doch Christen erst nach der Mahlzeit einen Trunk zu sich nehmen. In die noch leeren Adern gießen sie, nachdem sie sich eben vom Schlaf erhoben, den Wein; un= gegessen sind sie bereits trunken; sie laufen nicht nur in die Kneipen, sondern sie tragen eine Kneipe mit sich herum, und ihr Gruß besteht im Zutrinken".

Ganz besonders angefeindet wurden nun aber die Arzneimittel, welcher Form und Beschaffenheit selbe auch sein mochten. Selbst die aufgeklärtesten, in Sachen der ärztlichen Krankenbehandlung sonst sehr liberaldenkenden Kirchenväter konnten einen leisen Verdacht gegen die Medikamente nicht ganz unterdrücken, wenn sie dieselben, wie einzelne Heißsporne dies verlangten, auch nicht vollständig verwerfen mögen. Ganz besonders kräftig spricht sich Tatianus, ein Apologet des 2. Jahr= hunderts, gegen die Darreichung von Medizinen aus. Er nennt die gesamte Heilkunde geradezu eine trügerische Kunst und will die An=

wendung von Arzneien nur allerhöchstens den Heiden, aber niemals den Christen gestatten. „Denn", so sagt er, „selbst wenn ihr durch Arzneimittel geheilt werden würdet — um dir entgegenzukommen, will ich dies annehmen — sollst du die Ehre deiner Heilung Gott geben. In jedem Fall sind Heilmittel überflüssig, ja sie können Gottes Majestät nur Abbruch tun; man soll sich lieber an dessen unmittelbare Hilfe halten".

Ja, Marcian, ein Gnostiker des 2. Jahrhunderts, ging in seiner Verachtung der Heilkunde sogar so weit, daß er das Studium und die Beobachtung des menschlichen Körpers geradezu für etwas Unchrist= liches erachtete. Und schließlich vermochte diese überorthodoxe Partei es sogar durchzusetzen, daß alle, welche sich mit dem Studium der Medizin und der Naturwissenschaften beschäftigen würden, der Ex= kommunikation verfallen sollten.

Man sieht also, die ersten Christengemeinden kamen dem Arzt mit sehr geteilten Gefühlen entgegen. Dies wäre aber noch nicht so schlimm gewesen, wenn nur die übereifrigen Gläubigen mit ihrer Krankenbehandlung nicht alsbald recht bedenkliche Wege eingeschlagen hätten. Da nämlich das Beten, Salben und Handauflegen vielen Kranken vielleicht doch nicht genügend erscheinen mochte, sie in ihren Schmerzen vielmehr recht sehnsüchtig nach energischen Maßnahmen verlangten, so suchte man eben kräftigere Mittel zu gewinnen. Und dabei kam man leider auf sehr verfängliche Dinge. Man witterte in den heiligen Geräten oder in solchen Gegenständen, deren sich die frömmsten Männer der Gemeinde bedienten, eine heilende Kraft, und so wurde denn das Evangelienbuch dem um Hilfe Jammernden auf den kranken Leib gelegt oder Gewänder der Apostel. So lesen wir z. B. Apostelgeschichte 19, 20: „Also daß sie auch von seiner Haut das Schweißtüchlein und Koller über die Kranken hielten und die Seuchen von ihnen wichen und die bösen Geister von ihnen ausfuhren".

Als ganz besonderes medizinisches Kuriosum müssen wir aber erwähnen, daß selbst der Schatten dieses oder jenes frommen Mannes als wertvolles Heilmittel in hohem Rufe stand. So berichtet die Apostelgeschichte 5, 15: „Also daß sie die Kranken auf die Gassen hinaustrugen und legten sie auf Betten und Bahren, auf daß, wenn Petrus käme, sein Schatten ihrer etliche überschattete".

Das wären ja nun in der Tat ziemlich gleichgültige Dinge ge= wesen; denn ob man betete und salbte, oder die Hände auflegte, oder das Taschentuch oder den Rock eines Apostels, das mußte in den heilenden Erfolgen ja doch schließlich auf dasselbe hinauslaufen. Aber das sehr Bedenkliche dabei war, daß man mit dieser Art von Therapie in den Reliquien=Kultus einlenkte und damit eine Behandlungsmethode schuf, die schließlich in der entsetzlichsten Weise ausartete, wie wir dies gleich darlegen werden. (Vgl. Seite 100 ff. dieses Werkes.)

Übrigens war die medizinfeindliche Stimmung des jungen Christentums zum Teil auch ein Erzeugnis der damaligen Geistesrichtung. Die Lehre von niederen Gottheiten und Dämonen herrschte zu jener Zeit mit souveräner Gewalt, und die Philosophie, besonders der Neu= Pythagoräismus und der Neu=Platonismus, suchte die Wirksamkeit dieser überirdischen Wesen in allen Naturerscheinungen. Vornehmlich sollten auch die Krankheitsvorgänge insgesamt Werke dieser dämonischen Geister sein. Leider erlag nun auch das junge Christentum diesen Lehren. Statt dieselben im Hinblick auf den Glauben an den Gott der Liebe, den das Christentum in die Welt gebracht hatte, energisch abzulehnen, nahm man einen vermittelnden Standpunkt ein, in dem man den Monotheismus mit der Phantasterei des Dämonenglaubens zu vereinen suchte. Selbst die gelehrtesten und frömmsten Kirchenväter beteiligten sich lebhaft an diesen Bestrebungen, und wir können kaum einen christ= lichen Schriftsteller der ersten 4—5 Jahrhunderte lesen, ohne in ihm nicht umfangreichen Betrachtungen der Dämonenwelt und ihres Einflusses auf den Menschen zu begegnen. Diese Dämonenlehre hatte sich nun aber im Christengemüt zu einer ganz eigenartigen Vorstellung verdichtet. Man glaubte, daß die unsauberen dämonischen Geister mit Vorliebe in den Christenleib führen, um dort das Reich Christi zu bekämpfen. Unter dem Eindruck dieser Annahme befiel nun die junge Christengemeinde eine Art epidemischer Geistesstörung. Alle Welt glaubte, einen Dämon in sich rumoren zu fühlen und meinte dieser unliebsamen Tatsache durch Toben und Schreien Ausdruck geben zu müssen.

Doch blieb man nicht dabei stehen, nur die Besessenheit als ein Werk der Dämonen anzusehen, sondern man meinte, so einem dämonischen Geist sei es schon zuzutrauen, daß er auch bei anderen Krankheits= formen die Hand im Spiel haben könne. Und so waren denn Krank= sein und Dämon bald unzertrennbare Begriffe.

Daß man bei solchen pathologischen Ansichten nun aber auf die Arzneien keinen sonderlichen Wert legen konnte, ist doch eigentlich selbstverständlich. Was sollte sich der Dämon um Medikamente scheeren? Die mochten wohl auf den Menschenleib wirken, aber für den Dämon waren sie ganz gleichgültig. Gegen solche Gesellen konnte eben nur Gebet und Beschwörung helfen. So sehen wir denn die Christen eifrig mit Gebet, Ölung und Beschwörung dem Dämon zu Leibe gehen. Da waren denn nun aber so viel Gebete und Beschwö= rungen in den jungen Gemeinden zu leisten, daß man am Ende gar besondere Beamte anstellen mußte, welchen ausschließlich das Geschäft des Dämonbannens oblag. Diese Leute hießen Exorzisten. Übrigens hat sich als Anklang jener frühen Zeiten noch jetzt in der römischen Kirche der Name Exorzista erhalten, indem der Geistliche des dritten niederen Weihegrades auch heut noch Exorzist heißt.

Übrigens wolle man bemerken, daß das junge Christentum mit der Anstellung von Dämonenbannern glücklich wieder auf dem Stand= punkt angelangt war, den 4 Jahrtausende früher die orientalischen Kulturvölker eingenommen hatten.

So also sah es im Lager der arztfeindlichen Christenpartei aus.

Wenn nun diese medizinfeindliche Richtung schließlich doch nicht die siegreiche blieb, und ihr selbst so bedeutende Kirchenlichter, wie der heilige Benedikt (480—543), nicht das Übergewicht sichern konnten, so liegt das zunächst wohl daran, daß doch eben viele ein= sichtsvolle Christen sich dem Nutzen der zünftigen Medizin nicht ver= schließen konnten, und daß ferner auch zahlreiche Schüler der heid= nischen großen Ärzte, wie z. B. des Galen, zum Christentum über= gingen und in ihren Gemeinden nun mit Eifer für ihr Fach wirkten. So kam es denn, daß selbst christliche Priester sich fanden, die der Heilkunde näher traten und sie praktisch übten. Ja selbst der Papst Eusebius (309—310), der Sohn eines griechischen Arztes, soll auf dem römischen Bischofsstuhl noch dem Beruf seines Vaters treu geblieben sein und die Heilkunst praktisch betrieben haben. Auch andere hochgestellte und gelehrte Priester beschäftigten sich viel mit medizinisch=naturwissenschaftlichen Dingen; so z. B. der griechische Kirchenvater Clemens von Alexandrien (im 3. Jahrhundert), der in seinem Pädagogus sich recht eingehend mit entwickelungsgeschichtlichen Fragen beschäftigte. Der heilige Basilius, Bischof von Cäsarea, und der heilige Ambrosius, Bischof von Mailand (beide im 4. Jahrhundert lebend), schrieben und predigten oft und gern über Gegenstände aus dem Naturreich. Nemesius, Bischof in Emea in Phönizien (4. oder 5. Jahrhundert), hat Ansichten über anatomisch=physiologische

Dinge hinterlassen, welche von einer tiefen medizinischen Bildung zeugen.

So hatte also die Heilkunde schließlich doch in den Christengemeinden Wurzel gefaßt. Viel dürfte zu diesem erfreulichen Ereignis wohl auch der Krankendienst beigetragen haben, den das Christentum in der Form der hingebendsten, liebevollen Krankenpflege geschaffen und geübt hat. Denn die tägliche Beschäftigung mit Kranken mußte ja schließlich doch auch dem ausgesprochensten Ärztehasser klar machen, daß mit Beten, Ölung und Handauflegen in den meisten Krankheitsfällen gar wenig getan war, und daß es ohne Arzt eben nicht ging. Und dazu lehrte auch noch der ununterbrochene Umgang mit Kranken, daß die körperlichen Leiden aus recht irdisch gearteten Ursachen hervorgingen, und daß die Lehre von den himmlischen Quellen des Krankseins, wie sie die Überfrommen vertraten, auf sehr schwachen Füßen stünde.

Was aber das junge Christentum durch seine anfängliche Abneigung gegen die Heilkunst und Naturforschung auch verschuldet haben mag, es hat diese Schuld reichlich abgetragen durch die Begründung einer auf allgemeiner Menschenliebe beruhenden Krankenpflege. Denn der Gedanke, daß es Pflicht sei, dem Kranken durch eine liebevolle Pflege beizustehen, durch einen werktätigen Dienst ihm sein Leiden erträglich zu machen und ihm eine Überwindung desselben zu ermöglichen, er hatte der alten Kultur noch vollkommen gefehlt und war erst mit dem Christentum in die Welt gekommen. Damit hat dasselbe aber den praktischen Dienst der Heilkunst nicht bloß in der dankenswertesten Weise erweitert, sondern es hat gerade diesen Zweig unserer Wissenschaft auch veredelt. Und darum dürfen wir dreist sagen: für die praktische Ausübung der Medizin hat mit dem Christentum ein neuer Abschnitt begonnen.

Die Krankenpflege, wie sie das Christentum übte, hat nun aber nicht etwa bloß dem Leidenden selbst segensreich beigestanden, sondern sie hat auch für die Entwickelung der Heilkunde als Wissenschaft die größte Bedeutung erlangt. Denn die Klöster, in welchen die Krankenpflege betrieben wurde, nahmen nach und nach den Charakter von kirchlich geleiteten Hospitälern an. Aus den Mönchen wurden allmählich Ärzte, natürlich nicht etwa Ärzte im freien Beruf, sondern Ärzte in der Kutte und durch Gelübde gebunden. So bildeten denn viele, die Krankenpflege übende Klöster schließlich Sammelstellen medizinischer Kenntnisse. Von weit und breit pilgerten die Kranken zu ihnen, um dort Heilung zu finden. Und die Mönche erhielten aus dem reichen Krankenmaterial immer wieder neue und umfassendere Einblicke in Form und Wesen des Krankseins.

Diesen medizinischen Charakter gewannen namentlich die Mönchs= klöster, so etwa um die Zeit der Völkerwanderung, und behielten ihn durch viele Jahrhunderte. Erst mit dem Aufblühen der Universitäten, also so etwa vom 12. oder 13. Jahrhundert an, müssen sie ihre bevor= rechtigte medizinische Stellung an diese weltlichen Lehranstalten ab= treten. Auch ging schließlich sogar von der Kirche selbst eine Bewegung gegen die medizinische Tätigkeit der Priester und Mönche aus. Denn Papst Honorius III. (1216—1227) untersagte allen Geistlichen die praktische Beschäftigung mit der Heilkunde (s. Seite 141). Vornehmlich feindlich gesinnt war man in den höheren Klerikerkreisen gegen die Wund= arzneikunst. Diese hielt man für ganz besonders unwürdig eines Geist= lichen, und von der 1298 zu Würzburg abgehaltenen Diözesansynode wurde jedem geistlichen Herrn nicht bloß die Ausführung chirurgischer Maßnahmen, sondern sogar auch die Anwesenheit bei deren Vor= nahme auf das strengste verboten (s. Seite 143).

Mit dieser ablehnenden Stellung hat nun aber die Kirche tief in den Entwickelungsgang der Heilkunde eingegriffen. Denn dadurch, daß sie die Geistlichkeit von der Chirurgie prinzipiell ausschloß, hatte sie letztere in den Augen der mittelalterlichen Menschheit mit einem schweren Makel befleckt. Galt ja damals doch noch das kirchliche Urteil alles, das eigene aber nichts; und wo die Kirche gesprochen, da hatte jeder andere zu schweigen oder zuzustimmen. So erachtete denn auch die profane Welt die Wundarzneikunst für ein wenig ehrbares Gewerbe, das man als anständiger Mann nicht treiben dürfe, vielmehr den unteren Ständen zu überlassen hätte. Auf diese Weise erfolgte die unnatürliche Trennung der Chirurgie von der inneren Medizin, welche viele Jahrhunderte währte und die edle Operations= lehre in die Kreise der Barbiere, Scharfrichter und Schäfer verbannte.

Unter diesen geistlichen Mönchshospitälern nahm eine ganz besonders hervorragende Stellung das Benediktinerkloster zu Monte Cassino in der süditalienischen Provinz Caserta ein. Überhaupt beschäftigten sich die Benediktiner schon bald nach ihrer Gründung (529) viel mit der Heilkunde. Das war aber auch wieder so ein Satyrstücklein der

Geschichte: die Benediktiner berühmte Ärzte und der Stifter ihres Ordens, der heilige Benedikt, ein Ärztefeind, ein Gesundbeter.

Aber wenn nach dem Gesagten die Kirche gerade in den Zeiten der schwersten politischen Stürme der Heilkunde einen Unterschlupf gewährte und sie auch in ihrer Weiterentwickelung mächtig gefördert hatte, so waren für unsere Wissenschaft doch die Beziehungen, welche sie mit der Theologie angeknüpft hatte, von höchst unseligen Folgen begleitet. Denn nicht alle Geistlichen waren so einsichtig, die ärztliche Kunst bei körperlichen Leiden vorurteilsfrei würdigen, und ihr den ihr allein gebührenden Platz in der Krankenbehandlung anweisen zu wollen. Vielmehr gab es gar mancherlei Priester, welche in der Ausübung der Heilkunst immer nur geistlich und nicht weltlich sein wollten. Das war aber eben für den christlichen priesterlichen Arzt gerade das Wichtigste, sich immer und unter allen Verhältnissen bewußt zu bleiben, wo der Arzt anzufangen und der Priester aufzuhören hatte. Man sollte nun allerdings zwar wohl eigentlich meinen, daß für einen medizinisch durchgebildeten und von dem Geist der Heilkunst durchdrungenen Mann diese Scheidung nicht hätte sonderlich schwer sein können. Aber man vergesse nicht, daß im Mittelalter, und zwar von den frühesten Anfängen desselben bis tief in die Zeiten des Humanismus hinein, der religiöse Gedanke mit unwiderstehlicher Macht noch alle Verhältnisse beherrschte. Das christliche Dogma war eben, wie wir heut sagen würden, in allen Dingen Trumpf. Da mußte es also geschehen, daß der Arzt in Soutane und Kutte über seinem heiligen Gewand gar oft seines weltlichen Berufes vergaß und da mit himmlischen Mitteln zu helfen sich vermaß, wo nur irdische Arzneien erlaubt gewesen wären.

Diese Mittel aus der himmlischen Apotheke waren nun aber gar absonderlicher Art. Es waren jetzt nicht mehr bloß das brünstige Gebet, die fromme Ölsalbung und die Dämonenbannung, mit welcher die Kirche arbeitete, sondern man hatte einen erklecklichen Zuwachs an wirksamen Stoffen erhalten, denn nach der Versicherung der größten mittelalterlichen Kirchenlichter, wie z. B. des heiligen Gregor von Tours (540—594), waren alle Gegenstände, mit welchen die Aristokratie des Himmels, die Heiligen, bei ihren Lebzeiten wie nach ihrem Tode in Berührung gekommen waren, mit einer wundersamen Heilkraft ausgestattet. Und diese wirksame heilende Potenz war nicht etwa ein Imponderabile, eine himmlische Kraft, die wohl wirkte, aber dem irdischen Nachweis entzogen war, sondern

es war dem Priester ein leichtes, dieses über alle Begriffe wunder=
same methaphysische Fluidum auch dem blödesten irdischen Auge mit
Wage und Gewicht zu demonstrieren. Denn man brauchte nur irgend=
einen irdischen Stoff, z. B. ein Stückchen Seide, auf dem Grabe eines
Heiligen eine kurze Zeit niederzulegen, um alsdann mit der Wage den
Gewichtszuwachs, den der Fetzen Seide während seines Verweilens
auf dem heiligen Grabe in sich aufgenommen hatte, nachweisen zu
können. Da vielleicht aber manchem meiner Leser diese meine Behaup=
tung denn doch allzu wundersam erscheinen möchte, so will ich sie durch
ein Geschehnis erhärten, das uns die Geschichte treulichst bewahrt hat.

Ein Suevenkönig hatte einen schwerkranken Sohn, dem die zünftigen
Ärzte nicht mehr zu helfen vermochten. Da schickte denn der besorgte
König eine Gesandtschaft nach Tours mit der Bitte um eine Reliquie
des heiligen Gregor. Aber diese Reliquie sollte, so verlangte der
etwas mißtrauische Fürst, unter Aufsicht seiner Gesandtschaft hergestellt
werden. Die Priesterschaft willfahrte diesem Wunsche ihres fürst=
lichen Antragstellers auch mit Freuden; zumal dieses Ansinnen gar
leicht zu erfüllen war. Man legte einfach ein Stückchen Seide, dessen
Gewicht vorher festgestellt worden war, auf das Grab des heiligen
Gregor. Als nun aber die Seide eine Nacht hindurch auf, und die
Gesandtschaft in brünstigem Gebet neben dem Grabe des Heiligen
gelegen hatte, da war so reichlich das heilkräftige Fluidum aus dem
Grabe in das Seidenzeug eingeströmt, daß die Wagschale, auf die man
den Fetzen nunmehr gelegt hatte, tief, ja so tief, als dies überhaupt
möglich war, sank, und die andere, mit dem Gewicht belastete Schale
wie eine Feder in die Höhe schnellte. Ob dieses glücklichen Erfolges
froh zog die Gesandtschaft wieder ihres Weges.

Im Besitz dieser Erkenntnis nun, daß man die in einer Reliquie
steckende himmlische Heilkraft so ohne weiteres extrahieren und zu
wirksamen Medikamenten verarbeiten könnte, ging man alsbald recht
munter an die Fabrikation unsagbar heilender Medizinen. Man stellte
Pulver, Pillen, Salben und Tränklein her, die alle jene überirdische
Kraft unverfälscht in sich trugen.

Hören Sie, wie diese himmlische Apotheke arbeitete.

Das beliebteste Verfahren bestand darin, daß man die auf den
Gräbern der Heiligen befindlichen Gedenksteine fein säuberlich abkratzte.
Das so gewonnene Pulver konnte nun dem Kranken in den wechselndsten
Formen, als wässerige, spirituöse Lösung, als Pillen oder Pulver

gereicht werden. Doch kam es auf die Form, in welcher dieses eigen=
artige Präparat geschluckt wurde, ganz und gar nicht an, denn es wirkte
allemal glänzend; wenigstens müssen wir dies nach den Versicherungen
des heiligen Gregor von Tours glauben. Schildert derselbe doch den
arzneilichen Wert dieses Grabsteinpulvers wie folgt:

„O unbeschreibliche Mixtur, unaussprechliche Spezerei, Gegengift
über alles Lob erhaben! Himmlisches Abführmittel, wenn ich mich
des Ausdruckes bedienen darf, das alle ärztlichen Rezepte in den
Schatten stellt, jedes Aroma an süßem Duft übertrifft und stärker ist
als alle Essenzen, das den Unterleib reinigt wie Skammoniensaft, die
Lunge wie Ysop und den Kopf wie Bertramswurz, aber eben nicht
allein die siechen Glieder bestellt, sondern, was viel mehr wert ist,
die Flecken vom Gewissen wegwäscht".

Daß der heilige Gregor bei dieser seiner Hochschätzung des Präparates
stets ein Schächtelchen davon bei sich führte, darf uns nicht weiter
wundern. Hatte man nun aber gerade kein derartiges medizinisches
Wunderpulver zur Hand, so brauchte der Kranke nur in die erste
beste Kirche zu gehen, wo gerade ein Heiliger den ewigen Schlaf schlief
und dort den Gedenkstein abzulecken; auch konnte er für diese Prozedur
irgend einen beliebigen anderen Teil des heiligen Grabes wählen.
So litt Gregor von Tours z. B. einmal an einer Zungen= und Lippen=
geschwulst, die ihn arg peinigte. Kurz entschlossen eilte er in die
Kirche an das Grab des heiligen Martin, leckte dort das Grab=
geländer ab und küßte den Tempelvorhang recht inniglich. Und siehe,
die Geschwulst schmolz so schnell und sicher dahin, wie Schnee in der
Frühlingssonne.

Doch war das Grabsteinpulver nicht etwa das einzige Mittel,
welches die Heiligenschar den geplagten Menschen lieferte. O nein!
Da gab es noch mancherlei andere wertvolle Arkana. Zunächst war
da der verkohlte Docht der Kirchenkerzen, welcher eine erstaunliche
Heilkraft besaß. Man nahm denselben in Pulverform zu sich.

Sodann entfaltete das Wachs, welches von den in der Kirche
aufgestellten Kerzen abtropfte, eine bedeutende medizinische Wirkung.
Doch verarbeitete man dasselbe mehr zu Salben als zu inneren
Arzneien.

Das Öl aus den an heiligen Orten hängenden Lampen lieferte
gleichfalls einen erfreulichen Zuwachs der kirchlichen Apotheke. Man
rieb damit kranke Glieder. Mit Weihwasser vermischt, wurde es er=

folgreich auch innerlich gebraucht; doch bevorzugte man diese Art der Anwendung mehr in der Veterinär- als in der Menschenheilkunde.

Eine andere höchst wertvolle Arznei bildete das Wasser, mit welchem man zu Ostern den Altar eines Heiligen abgespült hatte. In solchem Spülwasser wusch man den Kranken, wenn derselbe nicht vorzog, es zu trinken.

Die Decken, in welche Reliquien eingepackt waren, konnten, richtig behandelt, auch eine sehr wirksame Medizin liefern. Man brauchte dieselben nur zu brühen und hatte in dem Brühwasser als= bald auch schon das helfende Präparat. So stellte z. B. der heilige Gregor ein derartiges Medikament durch Brühen einer Decke her, in welcher ein Stück vom Kreuz Christi eingepackt war.

Von nicht geringzuschätzender Wirkung waren auch die an heiligen Gräbern als Schmuck angebrachten Decken und Vorhänge. Hatte z. B. jemand Kopfschmerz, so brauchte er nur den Grabvorhang des heiligen Julian zu berühren, und fort war das Leiden. Wurde man aber von Bauchgrimmen geplagt, so half nichts besser, als ein aus dem Grabteppich des heiligen Julian herausgezogener Faden. Ein solches Fädchen auf den rebellierenden Verdauungsapparat gelegt beseitigte flugs alle Schmerzen.

Aber es gab noch andere Heiligenmedizinen, die ob der Selt= samkeit ihrer Erzeugung sehr gesucht waren.

So lieferte z. B. das Grab des Evangelisten Johannes unverdrossen jahraus und jahrein eine weiße Substanz, so eine Art Manna, welche sich als Heilmittel eines Weltruhmes erfreute.

Ein mannaähnliches Präparat gab am Tage des Heiligen das Grab des Andreas her. Doch brachte dieser Gottesmann zuweilen auch neben dem Manna noch ein himmlisches, nektarduftendes Öl hervor, welches aus dem Grabe wie ein Quellchen sprudelte.

Das ist nur so eine kleine Blütenlese aus all dem medizinischen Wunderkram, den die Kirche lieferte. Aber dieselbe ist hinlänglich groß, um zu zeigen, daß die himmlische Apotheke reich genug beschickt war.

Neben dieser medikamentösen Behandlung mit Reliquienarznei genügte aber unter Umständen auch schon der bloße Aufenthalt in einer Kirche zur völligen Heilung auch der schwersten Gebresten. Doch trat die heilende Wirkung hierbei nicht immer ganz prompt ein. Es gab Fälle, in welchen eine in der Kirche hingebrachte Nacht zur Heilung hinlänglich ausreichte; aber andere Male wieder ließ der

Heilige die hilfesuchenden Kranken Monate und Jahre warten, ehe
er die erflehte Erlösung brachte. Da nun aber die Kranken doch
nicht so lange Zeiträume in der Kirche verweilen konnten, so hatte
man vorsorglicherweise neben dem Gotteshaus Gebäude errichtet, in
welchen die Kranken, wohl verpflegt, auf das Eingreifen des Himmels
warten konnten. Natürlich durfte aber der Kranke nun nicht etwa
teilnahmslos in den kirchlichen Hallen weilen und alles der Fürsorge des lieben Heiligen anheimgeben. Nein! Er mußte auch selbst
tätig sein mit Gebet. Da nun aber die Form, in welcher man mit
so einem medizinisch tätigen Heiligen zu verkehren hatte, nicht einem
jeden so ohne weiteres zu Gebote stand, so half auch hier die Kirche
vorsorglich aus. Sie hatte Gebete drucken und mit heiligen Bildern
versehen lassen, die vom 15. Jahrhundert an für Geld feil gehalten
wurden.

Auf der folgenden Seite 104 reproduziere ich so ein Gebets-
Traktätlein, wie in der Mitte des 15. Jahrhunderts deren viele in
Gebrauch waren. Das unsrige sollte gegen Syphilis helfen.

Gregor von Tours hat uns nun eine Reihe von Kranken-
geschichten hinterlassen, aus denen die wohltätige Wirkung des Kirchen-
schlafes so klar hervorgeht, daß es gewiß ein Frevel wäre, hier noch
zu zweifeln. Da ja die Materie hinreichend interessant und ein
nettes Geschichtchen immerhin eine Zugabe ist, die man sich schon
gefallen lassen kann, so wollen wir nun einige dieser Geschehnisse
unserem Gewährsmann, dem heiligen Gregor, entlehnen und erzählen.

Also hören wir:

Mummolus, der als Gesandter des Königs Theudebert zu Kaiser
Justinian (527—565) ging, wurde viel von Blasensteinbeschwerden
geplagt und hatte auch auf dieser Gesandtschaftsreise einen derartigen
Krankheitsanfall. Es mußte schlimm um den armen Mummolus
gestanden haben, denn er machte schleunigst sein Testament. Aber da
erhielt er den Rat, doch eine Nacht schlafend in der Andreaskirche zu
Patras zuzubringen, denn dort vollziehe der heilige Andreas viele
wunderbare Krankenheilungen. Gesagt, getan. Der von Schmerz
und Fieber arg gepeinigte und am Leben verzweifelnde Mummolus
ließ sich auf die Steinfließen des Heiligtumes betten und erwartete
allda, was sich weiter begeben sollte. Plötzlich um Mitternacht erwachte der Kranke unter heftigem Harndrang und entleerte alsbald
auf natürlichem Wege einen Stein, wie uns der heilige Gregor ver-

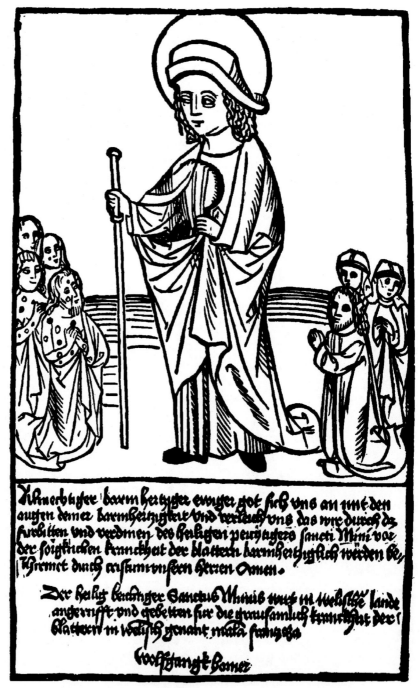

Fig. 9. Gebet zu St. Minus gegen die Franzosenkrankheit.
Holzschnitt von W. Hanner aus Nürnberg (1470—1480). München, Kupferstichkabinett. Schr. 1632.
Auch abgedruckt in Peters, Der Arzt. Leipzig 1900. Seite 12.

sichert, der so umfangreich war, daß er mit großem Geklirr in das
Uringlas fiel. Von Stund an war Mummolus gesund und munter
und trat vergnügt die Heimreise an.

Ein Weib, Fedamia in Brioude, der Hauptstadt des heutigen
Departement Haute-Loire, war seit Jahren gelähmt. Da sie außer=
dem mittellos war, so brachten sie ihre Verwandten in die Kirche
des St. Julian, die in Brioude großen Ruf genoß, auf daß sie dort,
wenn sie nun gerade nicht gesunde, so doch wenigstens durch Kirchen=
bettel etwas verdiene! Achtzehn Jahre hatte sie diese Beschäftigung
getrieben, als ihr in einer Sonntagsnacht, während sie in dem an
die Kirche stoßenden Säulengang schlief, ein Mann erschien, sie an
der Hand faßte und an das Grab des heiligen Julian führte. Dort
angelangt, betete sie inbrünstig und dabei fühlte sie, wie eine förmliche
Kettenlast ihr von den Gliedern fiel. Das alles hatte sich nun zwar
nur im Traum ereignet; doch als die Kranke erwachte, war sie
gesund und konnte zum Staunen des versammelten Volkes laut betend
an das Grab des Heiligen gehen.

Ein taubstummer und blinder Mann, namens Amagildus, ver=
suchte auch den Schlaf in der Kirche des heiligen Julian zu Brioude.
Aber besagter Heiliger scheint den Wünschen der Kranken des öfteren
nicht recht zugänglich gewesen sein. Allerdings brauchte Amagildus
nicht 18 Jahr in der Basilika zuzubringen, wie die Fedamia der
vorigen Erzählung, aber immerhin mußte er ein volles Jahr in der
Säulenhalle vor dem Tempel schlafen, ehe ihn die Heilkraft des
heiligen Märtyrers von seinen Leiden befreite.

Veranus, der Sklave eines Gregor unterstellten Geistlichen,
wurde von der Gicht so stark befallen, daß er ein volles Jahr jeder
Bewegungsfähigkeit beraubt wurde. Da gelobte sein Herr, den
kranken Sklaven dem Priesterstande zuzuführen, sofern ihn der heilige
Martin heilen wollte. Behufs dieser Heilung wurde der Sklave nun
in die Kirche gebracht und dort dem Heiligen zu Füßen gebettet.
Da lag nun der arme Schelm fünf lange Tage, und der heilige
Martin schien seiner ganz zu vergessen. Endlich am sechsten Tage
erschien dem Kranken ein Mann, der ihm den Fuß streckte; erschreckt
fuhr der Sklave in die Höhe, und siehe da, er war gesund. Und
noch manches Jahr diente er als Geistlicher dem heiligen Mann.

Die wunderbarste Heilung widerfuhr aber doch dem deutschen
Kaiser Heinrich II., dem Heiligen (1002—1024). Dieser, dem

Bayernstamm entsprossene Kaiser, litt viel an Blasensteinen und nahm
deshalb zu dem italienischen Kloster Monte Cassino seine Zuflucht,
sintemal besagtes Kloster in jener Zeit sich eines ganz außerordent=
lichen medizinischen Rufes erfreute und das wirklich mit vollstem
Recht. Ob nun die in der Heilkunst doch sonst so erfahrenen Mönche
von Monte Cassino einem Kaiser gegenüber ihrer medizinischen
Fähigkeit nicht so recht trauten oder ob sonst irgendwelche andern
Gründe sie bestimmen mochten, kurzum, sie entzogen den kaiserlichen
Kranken der irdischen Medizin und überantworteten ihn der Fürsorge
des Himmels, speziell der Teilnahme des heiligen Benedikt. Und
dieser Heilige entsprach auch durchaus dem auf ihn gesetzten Vertrauen.
Denn er erschien dem schlafenden Kaiser in höchst eigenster Person,
nahm mit seinen heiligen Händen selbst die Operation vor und nach=
dem er dem, trotz des operativen Eingriffes ruhig weiter schlummernden
Herrscher den aus der Blase entfernten Stein in die Hand gedrückt,
zog er sich wieder in seine himmlische Residenz zurück. Doch über=
wachte er auch fernerhin den ganzen Fall und sorgte für prompte
Heilung der Operationswunde. Dieselbe scheint unter der Aufsicht
des himmlischen Operateurs denn auch, wie wir Ärzte sagen, per
primam intentionem geheilt zu sein.

Das ganze Benehmen des heiligen Benedikt ist in diesem Fall
gewiß ein sehr anerkennenswertes. Denn ist es nicht viel würdiger,
daß die kaiserliche Blase durch die Hände eines himmlischen Arztes
als durch sterbliche Hände ihres beschwerlichen Gastes, des Steines,
ledig wurde? Und auch die frommen und heilgewandten Mönche von
Monte Cassino verdienen alles Lob dafür, daß sie das Unziemliche
erkannt hatten, was darin liegen mußte, wenn sie selbst mit ihren
irdischen Fingern an der kaiserlichen Blase manipuliert hätten. Übrigens
müssen sie auch mit dem heiligen Benedikt auf äußerst freundschaft=
lichem Fuß gestanden haben. Denn es ist doch alles mögliche, daß
diese Säule des Himmels sich so ohne weiteres den Wünschen seiner
Mönche fügte und eine sehr schwierige Operation übernahm, trotzdem das
Operieren ihm aus seinem früheren irdischen Leben doch eigentlich eine
gänzlich unbekannte und ungewohnte Sache sein mußte. Erfreulich ist
übrigens auch, daß im Himmel immer gleich für solche außergewöhnliche
Fälle das erforderliche Instrumentarium hübsch beieinander gehalten wird.

Wenn die Reliquien= und Heiligenmedizin nun gewiß schon als
ein grenlicher therapeutischer Unfug zu gelten hat, so sollte es doch

noch ganz anders kommen. Die Medizin sollte die schwere Hand der
Hierarchie noch in ganz anderer Weise zu spüren bekommen als bisher.
Denn die mittelalterliche Kirche meinte doch nun einmal, daß die
Theologie, dieweil sie der erste und edelste aller Wissenszweige sei,
nun auch das Recht, ja sogar die Pflicht habe, allen anderen Wissenschaften vorzuschreiben, wie und was sie zu denken, wie und was sie
zu lehren hätten. Und da nun das Rüstzeug des kirchlichen Denkens
und Forschens eine immer energischer sich vordrängende Dogmatisierung
und Scholastik war, so kann man sich ohne weiteres schon eine Vorstellung machen, was der Medizin unter dem gütigen Patronat der
Hierarchie nunmehr bevorstehen mußte. Strengste Übereinstimmung
aller medizinisch-naturwissenschaftlichen Beobachtungen mit den Lehren
der Bibel und den Satzungen der Kirche verlangte das mittelalterliche
Christentum auf das energischste. Und es mußte dieser ungeheuerlichen
Forderung auch Gehorsam zu verschaffen. Die Macht, welche es
fertig brachte, die größten naturwissenschaftlichen Geister, wie zum
Exempel Galilei, zu brechen und zum Widerruf zu zwingen, die wußte
gar schnell mit etwaigen medizinischen Brauseköpfen fertig zu werden.
Witterte die heilige Mutter Kirche in einem Heilkundigen irgendwelche
selbständige Gedanken oder gar eine freisinnigere Auffassung der
Naturerscheinungen, flugs packte sie ihn am Kragen und sorgte dafür,
daß seiner Seele fürderhin kein Unheil mehr erwüchse. Sie steckte
ihn einfach in den Kerker, und nachdem durch gütlichen Zuspruch das
Denken des vom Wege Abgewichenen wieder in die richtigen Bahnen
gelenkt war, entließ sie ihn gütigst. Nun mochte er weiter Kranke
heilen, natürlich aber nur unter der Aufsicht der Hierarchie. Doch
ging dieser Läuterungsprozeß meist recht langsam; mancher verlor
darüber die fröhliche Arbeitskraft, den hochgemuten Forschungssinn;
gar mancher kehrte aber auch mit siechem Leib in das Leben zurück,
wenn er überhaupt noch zurückkehrte. So verschwand z. B. noch im
17. Jahrhundert ein medizinischer Forscher von hoher Begabung,
Johann van Helmont (1578—1644), in den Kerkern der Mutter
Kirche, und zwar nur deshalb, weil der holländische Klerus meinte,
jener habe in seinen Schriften die Heilkraft der Religion geleugnet.
Zwölf volle Jahre brauchte in diesem Fall die geistliche Behörde, um
zu der Einsicht zu kommen, daß van Helmont unschuldig sei. Aber
das freisprechende Urteil nützte unserem armen Kollegen nichts mehr.
Zehn Jahr hatte derselbe dem Gefängnis und den sonstigen Be-

mühungen der Kirche standgehalten, dann erlöste ihn ein gütiger
Tod. Ja, ja! Die Klerisei verstand es prächtig, es so einzurichten,
daß ein freisprechendes Urteil einem liberal angehauchten Arzt oder
Naturforscher nicht gerade allzuviel nützen mochte.

Bei dieser Sachlage konnte man es nun dem Arzt gewiß nicht
verdenken, wenn er in seinem praktischen Wirken, wie in seinen
literarischen Werken den christlichen Standpunkt möglichst betonte.
So finden wir denn in den mittelalterlichen medizinischen Autoren
gar vielfache Hinweisungen auf die Macht des Himmels in Krankheitsfällen. Ja, selbst in wundärztlichen Werken wird die Macht des
Himmels für wichtiger erachtet als die Tätigkeit des Operateurs. So
tut dies z. B. Johann Yperman, ein um die Mitte des 14. Jahrhunderts tätiger, namhafter Chirurg.

Aber das mittelalterliche Christentum begnügte sich nun nicht
etwa nur mit der Beaufsichtigung der Ärzte und ihrer praktisch-
wissenschaftlichen Tätigkeit, sondern es schuf auch aus selbsteigenster
Machtvollkommenheit die mannigfachsten medizinisch-naturwissenschaftlichen Vorstellungen; aus selbstwilliger Kraft, und ohne auch nur im
geringsten darnach zu fragen, was die heilkundige Beobachtung und
Erfahrung wohl dazu sagen möchten, greift die Kirche in die Ausgestaltung der verschiedensten medizinischen Fragen ein. Man
könnte Bände füllen, wollte man ihr auf diesen ihren Wegen nur
einigermaßen nachgehen. Deshalb müssen wir uns auch genügen
lassen, aus all dem Wust, welchen die Vertreter des christlichen
Glaubens in dieser Hinsicht geschaffen haben, nur ein besonders
sprechendes Beispiel herauszugreifen. Es betrifft dies die pathologischen Erscheinungen und Irrungen des Geschlechtslebens.

Die geschlechtlichen Funktionen spielen in dem menschlichen
Dasein bekanntlich eine ausnehmend hervorragende Rolle; sagt man
ja doch, daß sie und der Magen vornehmlich ihre Befriedigung finden
müßten, soll sich der Durchschnittsmensch wohl und glücklich fühlen.
Was Wunder da, wenn sich die Kirche auch dieser Tätigkeit unseres
Geschlechtes sorgend annahm. Sintemalen nun aber die bösen
Dämonen und ihr oberster Gebieter, der Teufel, ihre vorwitzigen
Nasen in alles zu stecken belieben und den armen Sterblichen auf
all ihren Wegen höchst verfängliche Fallen legen, so mußten, nach
Ansicht der maßgebenden geistlichen Kreise, auch in der Liebe ähnliche
Dinge gar nichts Seltenes sein. Der Teufel wäre ja ein erzdummer

Teufel gewesen, wenn er eine so herrliche Gelegenheit, Menschenseelen zu fangen, nicht gründlichst ausgenützt hätte. Erliegen in der richtigen Brunst ja doch nun einmal alle irdischen Wesen ohne weiteres selbst den gröbsten Fallstricken. Und der Mensch gewinnt, trotzdem er von der Naturlehre den stolzen Namen „homo sapiens, der weise Mensch" erhalten hat, im Liebesrausch gerade auch nicht sonderlich an Einsicht und Verstand. Oft geht dann das sapiens flöten, und nur der homo bleibt allein übrig. Weil nun aber allemal da, wo so recht gründlich in Dummheit gearbeitet wird, auch der Teufel nicht gar weit sein sollte, so waren in Liebessachen allerlei höllische Künste stets zu gewärtigen. Und da hielten es denn nun die Herren in Kutte und Soutane für ihre Pflicht, eifrigst allen Liebesteufeleien nachzuspüren, auf daß ihren armen Schäflein kein Schaden widerführe.

Was haben aber der geistliche Eifer und die geistliche Intelligenz da alles für Schandtaten der bösen Geister aufgedeckt! Es war geradezu erstaunlich, mit welcher Schlauheit und mit welcher Kunstfertigkeit der Teufel dem Menschen zusetzte.

Zunächst hatte, wie durch die berufensten Vertreter des Christenglaubens ermittelt worden war, der Böse seine helle Freude daran, den ehelichen Frieden zu stören. Um diesen seinen bösartigen Zweck zu erreichen, verfuhr er recht teuflisch, eben wie der richtige Teufel. Denn er machte zur Zielscheibe seiner Angriffe das geschlechtliche Können des Mannes. Damit hatte er aber zweifellos gerade den Punkt getroffen, von dem aus am sichersten das Eheglück zu zerstören war. Denn die potentia virilis ist doch nun einmal, wenigstens solange die Eheleute noch nicht das kanonische Alter erreicht haben, die normale Basis für die Ausgestaltung der ehelichen Harmonie. Gerät sie ins Wanken, so steht meist auch das eheliche Glück nicht mehr auf ganz sicheren Füßen. Übrigens beschäftigte sich der Höllenfürst nicht etwa in höchst eigener Person mit den Geschlechtsverhältnissen der Männerwelt, sondern er ließ die Sache durch die Weiber besorgen, indem er diesen eventuell die Macht verlieh, durch gewisse zauberische Mittel die potentia jedes beliebigen Mannes aufzuheben. Gar mancherlei Dinge gab es nun, mit Hilfe deren das geschlechtliche Vermögen des Mannes gestört werden konnte, nämlich: Totenknochen, Asche, Schamhaare, gewisse Kräuter, Fäden, Teile von Schlangen und Schnecken; auch durch Kleider, Decken, Speisen und Getränke konnte jener ruchlose Zweck erreicht werden. Wenigstens

versichert uns dies Hinkmar, der Erzbischof von Rheims (806—882).
Ein auf diese Weise erzeugtes geschlechtliches Unvermögen führte den
Namen „impotentia ex maleficio".

Tröstend und beruhigend war für die schwer betroffenen Eheleute aber der Umstand, daß diese ihnen angezauberte Impotenz nur
vorübergehender Natur war. Wurde die Ehe getrennt, so war auch
der fatale Fall beseitigt, und die potentia virilis stellte sich in er-
freulichstem Umfang wieder ein.

Diese teuflische Impotenz führte nun nicht etwa bloß in den
theologischen Werken des Mittelalters, wo sie auf das angelegentlichste
untersucht und nach all ihren Spielarten und Konsequenzen auf das
genaueste festgelegt wurde, ein beschauliches Dasein, sondern sie machte
sich auch im praktischen Leben gar sehr bemerkbar. Denn das
kanonische Recht ließ sie als Grund für Ehescheidung gelten. Von
diesem Recht nun werden mißvergnügte Eheleute gewiß oft genug
Gebrauch gemacht haben. Aber auch die Großen dieser Welt sahen
in jenem Ehescheidungsgrund ab und zu wohl einmal den sehr er-
wünschten Vorwand, eine unbequeme Ehehälfte los zu werden; so
z. B. Lothar II., König von Lothringen und Burgund.

König Lothar II., Sohn des deutschen Kaisers Lothar I., ein
den Genüssen der Liebe offenbar nicht abgeneigter Herr, war seiner
Gemahlin Teutberga überdrüssig geworden und wollte sich daher von
ihr trennen. Aber die mittelalterliche Kirche war in Ehescheidungs-
sachen bekanntlich sehr streng, und so war für den König recht geringe
Aussicht vorhanden, seine Pläne durchzusetzen. Da kam nun eben
die impotentia ex maleficio wie gerufen. Lothar sollte, wie er und
seine Freunde behaupteten, durch Zauberei seiner männlichen Kraft,
wenigstens seiner Gemahlin gegenüber, verlustig gegangen sein. Eine
Freundin des Fürsten, Waldrada mit Namen, sollte durch mancherlei
Zauberkünste es diesem unmöglich gemacht haben, fürderhin seinen
ehelichen Pflichten nachkommen zu können. Auf diese Behauptung hin
beantragte nun der König um das Jahr 859 die gerichtliche Trennung
seiner Ehe, um alsdann seine Freundin Waldrada heiraten zu können.
Und nun erhob sich ein gewaltig Reden und Verhandeln. Die verschiedensten geistlichen wie weltlichen Herrn erörterten in langatmigen
Schriften die delikate Frage nach ihrer juristischen und theologischen
Seite auf das gründlichste. In den Gassen und auf den Bierbänken
war von nichts die Rede, als von der geschlechtlichen Kraft des

erlauchten Gebieters. Die intimsten Vorgänge des königlichen Ehe=
bettes waren da der Gegenstand des allgemeinen Interesses und der
lebhaftesten Besprechung.

Nach langem Hin= und Herstreiten in den Gerichtsstuben und
vor den geistlichen Tribunalen entschied sich endlich die Kirche dazu,
dem Fürsten seinen Willen zu tun und ihn von seiner Gemahlin
Teutberga gesetzlich zu trennen. Und zwar waren es die Erzbischöfe
von Trier und Köln, welche dem königlichen Wunsch zum endgültigen
Sieg verhalfen. Aber die ganze Geschichte hatte doch einen zu pikanten
Beigeschmack gehabt, und so schritt denn schließlich noch der Papst
Nikolaus ein. Lothar mußte demütigst pater peccavi sagen, und jene
beiden willfährigen Erzbischöfe wurden schnurstracks abgesetzt.

Übrigens würden wir der mittelalterlichen Kirche bitter Unrecht
tun, wenn wir ihr die Erfindung der impotentia ex maleficio ganz
allein in die Schuhe schieben wollten. Dieselbe ist vielmehr uralt
und orientalischen Ursprunges. Aber die maßgebenden Vertreter des
mittelalterlichen Christentums haben jene delikate Frage wieder auf=
gewärmt und diesen unglaublichen medizinischen Unfug im christlichen
Gewand wieder neu aufleben lassen, wie sie es ja auch mit dem
Kirchenschlaf (vgl. Seite 30 und 103 ff.) so gehalten hatten.

Aber nicht bloß den durch die Ehe legitimierten geschlechtlichen
Verkehr hat das Christentum in seinen Beziehungen zur Dämonen=
welt festzustellen unternommen, sondern auch etwaige illegitime, zwischen
Teufel und Mensch stattfindende Beziehungen wurden ermittelt.

Zunächst wurde von den kirchlichen Autoritäten der Grundsatz
aufgestellt, daß, wenn ein böser Geist mit einem Menschen den
Geschlechtsakt vollziehen wolle, er dazu unbedingt die Gestalt eines
Menschen annehmen müsse. Diesen Menschenleib bildeten sich die
Teufel nun aus den verschiedenen Luftschichten, aus Wasserdämpfen
und allerlei erdigen Bestandteilen; doch sei er stets so vollkommen
der menschlichen Gestalt entsprechend geformt, daß man ihn ohne
weiteres auch für einen echten, wahren Menschen halten müsse. Dieser
Pseudo=Mensch nun übe auch alle menschlichen Funktionen, er spreche,
gehe, esse, pflege der Liebe usw. Doch geschähe dies eigentlich
nur scheinbar. So esse z. B. der Böse wohl, aber er verdaue
die Nahrung nicht nach menschlicher Art. Weil er nun aber
das Genossene nicht durch Verdauung in sich aufnehmen könne, so
vermöge er auch, falls er in Mannesgestalt aufträte, keinen Samen

zu produzieren; und deshalb übe er zwar den Beischlaf mit einem
irdischen Weibe, versetze dieselbe aber niemals in gesegnete Leibes=
umstände. Doch scheinen über diesen Punkt die Ansichten der Theologen
nicht übereinstimmend gewesen zu sein. Wenigstens finden wir in
späterer Zeit, so im 15. und 16. Jahrhundert, die Vorstellung ganz
allgemein verbreitet, daß der Teufel mit menschlichen Frauen auch Nach=
kommen erzielen könne. Doch seien die so erzeugten Wesen nicht etwa
wohlgebildete Kinder, sondern es seien allemale Mißgeburten, eigentlich
nur unförmliche Fleischgebilde ohne menschliche Seele. Noch Luther
gab dieser Ansicht in sehr energischer Weise Ausdruck. Als er nämlich
einmal in Dessau ein 12 Jahr altes Kind, das offenbar stark rhachitisch
und mit einem umfangreichen Wasserkopf gesegnet war, erblickte, riet
er, dasselbe sofort in der Mulde zu ersäufen. Denn es sei ein Teufels=
nachkomme, ein Stück Fleisch ohne menschliche Seele, wie es eben der
Teufel sehr wohl hervorbringen könne.

Vornehmlich waren es die hervorragendsten Leuchten mittel=
alterlicher Gelehrsamkeit, wie Albertus Magnus (1193—1280),
Thomas von Aquino (1225—1274), Bonaventura (1221—1274),
welche die Natur der Dämonen in ihren anatomischen und physiolo=
gischen Eigentümlichkeiten zu erforschen trachteten. Doch ist diesen
Meistern der Scholastik dabei manche medizinische Entgleisung wider=
fahren. Denn wenn z. B. der böse Geist der Samenproduktion durch=
aus unfähig sein mußte, wie sollte es ihm dann möglich sein, den
Geschlechtsakt mit einer Frau zu vollziehen? Denn zur Ausübung
dieser Funktion ist das Sperma viri denn doch nun einmal nicht zu
entbehren. Man sieht also, die geistlichen Gelehrten des Mittelalters
sind da mit ihren medizinischen Leistungen mitunter in recht unbe=
queme Lagen geraten.

Aber schließlich hat die scholastische Theologie noch ganz andere
Dinge fertig gebracht; sie hat die wunderbarsten medizinischen
Probleme geschaffen und sie in noch wunderbarerer Weise gelöst.
Von diesen Wundern allen ist nun aber ganz gewiß das erstaunlichste
der Nachweis, daß ein Kind zwei Väter, nicht etwa einen wirklichen
und einen Stiefvater, sondern zwei veritable Väter haben könne.
Dabei hatte nun auch wieder so ein böser Dämon die Hand im Spiele.
Und zwar trug sich diese Angelegenheit in folgender Weise zu.

Bekam ein Dämon eines Tages wieder einmal Lust, mit den
Erdbewohnern des Liebeswerkes zu pflegen, so verwandelte er sich flugs

in ein hübfches Weib und gefellte fich einem Manne zu. Um den
von ihm ausgewählten Mann nun aber auch zur Ausübung des
Geschlechtsaktes zu veranlaffen, nahm das Teufelchen die Gestalt der
Ehefrau des betreffenden männlichen Wesens an. Solch ein Dämon
in weiblicher Form hieß in der mittelalterlichen Sprache „Succubus".
Da in diefer Form der Ausführung der geschlechtlichen Funktion
nichts im Wege stand, so kam der Dämon bald zum Ziel. War der
Akt nun aber vorüber, so verwandelte fich der Dämon flugs in einen
Mann, und zwar wieder in den Ehemann der Frau, der er nunmehr
seinen Besuch zugedacht hatte. Und in diefer Form führte er den
Namen „Incubus". Da er fich bei diefer Frau in der Maske des
Gatten einführte, so stand auch hier der Erfüllung der ehelichen Ob=
liegenheiten nichts im Wege, und die Sache nahm ihren gewohnheits=
gemäßen Verlauf. Da nun aber der Incubus von seiner soeben ge=
spielten Succubusrolle her noch den warmen Samen des Mannes in
fich führte, mit dem er in der Weibergestalt soeben zu tun gehabt
hatte, so konnte er diefes noch warme und lebenskräftige geschlechtliche
Produkt nun ohne weiteres der Frau einverleiben, mit der er als
Incubus jetzt beschäftigt war und so derselben zu Mutterfreuden ver=
helfen. Man sieht, die Sache ist zwar ein wenig verwickelt, aber in
ihrem Aufbau doch immerhin verständlich.

Schwerer find nun aber die Folgen zu übersehen, welche fich
für das diefen verschiedenen Geschlechtsakten entsprossene Kind er=
geben mußten.

Wir werden, um diefe verwickelten Konsequenzen des teuflischen
Beischlafes übersehen zu können, uns erst einmal mit dem Begriff der
Vaterschaft ein wenig zu beschäftigen haben.

Medizinisch müffen wir den als Erzeuger oder Vater ansehen,
der mit einem weiblichen Wesen einen befruchtenden Beischlaf voll=
zogen hat, d. h. also einen Beischlaf, der erweislich zur Geburt eines
Kindes geführt. Halten wir diefe Definition der Paternität fest, so
ist in unserem Fall hier unbedingt der Dämon der Vater. Hat er
ja doch, noch dazu in der Maske des Ehegatten, einen Beischlaf rite
ausgeübt, welcher zur Geburt eines Kindes geführt hat. Allein medi=
zinisch kann er doch wieder nicht als Vater anerkannt werden. Denn
in der von uns soeben angezogenen physiologischen Definition der
Vaterschaft wird als selbstverständlich vorausgesetzt, daß der männliche
Samen, welcher den Geschlechtsakt zu einem befruchtenden gemacht hat

und zur Erzeugung des Kindes verwendet worden ist, nun auch von
dem Manne herstammt, welcher den Koitus ausgeübt hat. Für uns
Ärzte ist es ein Unding anzunehmen, daß das bei einem befruchtenden
Geschlechtsakt von dem Manne in die weibliche Scheide ergossene
Hodenprodukt nicht auch von dem die Begattung ausführenden Mann,
sondern von einem anderen männlichen Wesen herstammen könne.
Weil dies nun aber nach medizinischer Auffassung absolut unmöglich
ist, weil das bei einem Beischlaf zur Erzeugung des Kindes verbrauchte
Sperma unbedingt nur von dem Manne herrühren kann, der den be=
treffenden Geschlechtsakt eingeleitet und zu Ende gebracht hat, so können
wir den Begriff der Vaterschaft auch dahin erklären, daß wir sagen,
Vater oder Erzeuger ist der, von welchem das Hodenprodukt herrührt,
welches zur Befruchtung eines weiblichen Wesens und in weiterer
Folge dann zur Geburt eines Kindes geführt hat.

Trotzdem man nach dem Gesagten also den Begriff der Vater=
schaft medizinisch in zwei verschiedenen Formen geben kann, so ist
es für den modernen Arzt doch ganz selbstverständlich, daß beide
Definitionen zusammenfallen.

Ganz anders muß nun aber die Frage nach dem Vater ausfallen,
wenn der Akteur des befruchtenden Beischlafes und der Produzent
des Samens, welcher diesen Beischlaf zu einem befruchteten gemacht
hat, nicht dieselbe Person ist, wenn also, mit anderen Worten ge=
sagt, der den Geschlechtsakt ausübende Mann die Frau nicht mit
seinem eigenen, sondern mit geliehenem Samen befruchtet hat. Für
die Medizin ist ja nun allerdings, wie wir soeben bereits bemerkt
haben, dieser Vorgang unmöglich, aber für die mittelalterliche Theologie
war er eben nicht unmöglich. Denn hier konnte der Teufel mit einem
geliehenen Samen auf dem Wege des Beischlafes ein irdisches Weib
sehr wohl zur Mutter machen.

Indem nun aber die scholastische Theologie diese letztere Be=
fruchtungsmöglichkeit zuließ, mußte sie damit auch, ob absichtlich oder
unabsichtlich, die Frage stellen: Kann ein Kind zwei wirkliche Väter
haben? Die Antwort hierauf mußte aber von dem Standpunkt der
mittelalterlichen Scholastik unbedingt lauten: Ja! Es gibt Fälle, in
denen ein Kind zwei wirkliche, leibliche Väter nicht bloß haben kann,
sondern tatsächlich auch hat.

Denn wenn wir die erste medizinische Definition (Seite 113 dieses
Werkes) festhalten, nach welcher derjenige der Erzeuger oder Vater ist,

welcher den befruchtenden Beischlaf eingeleitet, durchgeführt und zu Ende
gebracht hat, so muß unbedingt der Teufel der Vater sein. Denn er hat
rite und nach allen Regeln der Kunst mit einem irdischen Weib einen
Geschlechtsakt ausgeübt, welcher dasselbe zur Mutter gemacht hat.

Hält man aber die andere Definition fest, nach welcher derjenige
als Erzeuger oder Vater anerkannt werden muß, welcher das befruch-
tende Hodensekret geliefert hat, so kann wieder nicht der Teufel der
Vater sein. Denn er hat ja nicht den zum Aufbau des später geborenen
Kindes nötigen Samen selbst geliefert, sondern er hat mit fremden
Produkten gearbeitet. So muß für diese Auffassung der Paternität
also derjenige als Vater gelten, von dem der Dämon das Geschlechts-
sekret entlehnt hat.

Aus dem Gesagten entnimmt man also, daß für den in Rede
stehenden Fall bald der Teufel, bald ein sterblicher Mann der Vater
sein kann, je nachdem man den Begriff der Vaterschaft physiologisch
auffaßt, und somit trifft also hier zu, daß der durch Teufelsbuhlschaft
erzeugte Sprößling zwei leibliche, wirkliche Väter sein eigen nennen kann.

Übrigens verschonten die bösen Geister selbst die stärksten Säulen des
Glaubens nicht. So quälten sie mit besonderer Vorliebe die frommen
Bräute des Himmels, die Nonnen, denen sie in Gestalt schmucker junger
Männer sich beigesellten, um ihre keuschen Ohren mit allerlei un-
ziemlichem Liebesgeflüster zu beleidigen. Den Mönchen nahten sie
sich aber wieder als reizende, zum Liebeswerk bereite Mädchen. Was
aber einzelne Fromme von diesen höllischen Buhldirnen zu leiden hatten,
ist wirklich recht betrübend. So quälten sie z. B. den heiligen Benedikt
in seiner beschaulichen Einsamkeit dermaßen, daß derselbe, um seine
Keuschheit zu bewahren, sich nackt in ein Rosengebüsch stürzte. Wer
einmal nach Italien kommt, kann in der Nähe des Städtleins Subiaco
in dem Kloster San Benedetto noch heut den Rosenstrauch sehen,
dessen Dornen das heilige Blut Benedikts getrunken haben. Auch der
heilige Antonius von Padua hat sich zeitweise recht sehr mit höllischen
Weibern zu ärgern gehabt. Was es mit solchen wollüstigen Ver-
suchungen aber für eine Bewandnis hat, das wissen wir Ärzte heut
ganz genau. Nicht die Dämonen sind es, welche da unbefugtermaßen
freche Angriffe auf die Keuschheit ausüben, sondern der Teufel sitzt im
Menschen selbst. Es ist das wilde Blut, es ist der mißhandelte und
unterdrückte mächtige Naturtrieb, welche da revoltieren und in Form
wollüstiger Bilder sich bemerkbar machen.

8*

Das Menschliche im Menschen will eben allezeit sein Recht haben, und wo es ihm ... wird, da verschafft es aus eigener Machtvollkommenheit sich das zu nehmen, was ihm gebührt.

Das Gesagte wird genügen, um zu zeigen, in welcher Weise die scholastische Theologie die medizinischen Anschauungen gebergt und nach ihren Launen und Bedürfnissen geformt hat.

Man könnte nun aber der Heilkunde wohl den Vorwurf einer sträflichen Nachgiebigkeit den theologischen Ansprüchen gegenüber machen. Allein man bedenke nur, daß während des Mittelalters die Theologie die Königin unter all den verschiedenen menschlichen Wißenszweigen war. Während des ganzen Mittelalters bis tief in die neuere Zeit hinein, war der Blick des Menschen unablässig dem Himmel zugewendet. Dort und nicht auf der Erde suchte man die dem Sterblichen gestellten Aufgaben. Durch dieses unablässige Schauen in die heiligen Räume der himmlischen Heimat war nun aber unser Geschlecht in eine Art von hypnotischen Zustand geraten. Alles, was die Gottesgelahrtheit tat und lehrte, galt als lautere Wahrheit, und wenn sie selbst einem irdischen Kindlein zwei leibliche Väter vindizierte, so stimmte auch dieser Zumutung die verzückte Menschheit bereitwilligst zu. Denn alles, was die gute Mutter Kirche sagte, war ja die unmittelbare Sprache des Himmels. Solcher Meinung war die ganze Welt. Und da hätte die Heilkunde eine Ausnahme machen sollen? Das wäre eben einfach unmöglich gewesen. Denn gegen den Geist der Zeit kann niemand aufkommen. Gewiß mögen gar manche einsichtige und weitblickende Ärzte ob dessen, was ihnen die Theologie zumutete, erbittert gewesen sein. Aber was half das? Wer von unseren Kollegen seines Lebens sicher sein wollte, der mußte eben zu allen medizinischen Behauptungen der Kirche Ja und Amen sagen. Tat er dies nicht, so war es um ihn geschehen. Sintemalen nun aber das Zeug zu einem wissenschaftlichen Märtyrer nur in recht wenigen steckt, so unterblieb eben jeder Einspruch gegen die theologische Vergewaltigung der Heilkunst. So zählt denn das Mittelalter und selbst noch der Beginn der neueren Zeit zu den traurigsten Epochen der medizinischen Geschichte. Das scholastisch=dogmatische Christentum hat da wie ein ertötender Alp auf unserer Wissenschaft geruht.

Und selbst auch die durch die Reformation bedingte Emanzipation von allem Autoritätsglauben und die solcherart erzwungene Denkfreiheit konnten es nicht verhindern, daß auch fernerhin die Neigung

sich geltend machte, die Heilkunde in einer gewissen Abhängigkeit von
der Gottesgelahrtheit zu erhalten. Die Geistlichen, sowie ein mehr
oder minder großer Teil des Volkes trug eben kein Bedenken, ge=
gebenenfalls die medizinisch=naturwissenschaftlichen Anschauungen der
Bibel über die Ergebnisse der fachwissenschaftlichen Forschung zu stellen.
Das Festhalten an dem Offenbarungs=Charakter der Bibel brachte
eben immer noch viele dazu, die heilige Schrift auch in medizin=
wissenschaftlicher Hinsicht für das unfehlbare Buch der Bücher zu
halten. Es bedurfte erst gar vielfältiger Forschungen, ehe der Nach=
weis nicht etwa bloß erbracht, sondern auch geglaubt wurde, daß in
medizinisch=naturwissenschaftlicher Hinsicht nicht der Bibel, sondern den
mit Beobachtung, Untersuchung und Versuch arbeitenden Fachwissen=
schaften zu glauben sei. Vom 16. Jahrhundert an bis in die moderne
Zeit hat sich diese Anschauung wenn auch langsam, so doch sicher
ausgebreitet. Aber zu einem völligen Siege hat sie es zu keiner Zeit,
selbst in der Gegenwart noch nicht, gebracht. Bald wurde von dieser,
bald von jener Seite der Versuch gemacht, im Gebiet der Heilkunst
den christlichen Glauben wieder an die erste Stelle zu rücken, ihn
über die Ergebnisse der naturwissenschaftlichen Forschung zu stellen. Und
bei diesen Versuchen wurden dann trotz Humanismus und Reformation
doch allemal dieselben medizinischen Absurditäten zutage gefördert,
wie in den schlimmsten Zeiten der Scholastik. Der Teufel trieb bis
in die neueste Zeit hinein in der evangelischen wie in der katholischen
Welt noch immer sein Wesen. Und wie führte sich dieser üble Geselle
da bisweilen auf! So hatte derselbe z. B. Ausgangs des 16. Jahr=
hunderts plötzlich sein Augenmerk auf das Städtchen Friedeberg in
der Neumark gerichtet. Was ihn dazu bewogen haben mag, den
Frieden dieses ganz bedeutungslosen, stillen Örtchens zu stören, ist
völlig unverständlich. Aber genug er tat es. An die 150 Friede=
bergischen Bürger plagte er in geradezu unverantwortlicher Weise,
so daß dieselben mit Toben und Schreien sich gar nicht genug tun
konnten. Ja selbst im Hause des Herrn zwang der Höllenfürst die
armen Besessenen dazu, allerlei Unfug zu treiben. Das war dem
guten Heinrich Lemrich, Seelsorger von Friedeberg, nun aber doch
zu toll. Flugs wetterte er von der Kanzel gegen das unziemliche
Benehmen des Teufels. Aber je mehr er schalt, um so ärger rumorte
der Teufel in den armen verirrten Schäflein der Gemeinde Friedeberg.
Ja schließlich stattete er sogar dem auf der Kanzel sich ereifernden

Geistlichen einen Besuch ab, so daß auch der Diener des Herrn im Ornat und am heiligen Ort allerlei Teufeleien beging, wie das eben Besessene tun.

Übrigens war diese Art der Besessenheit, die da Lemrich und und seine Friedeberger Lämmlein zum besten gaben, nur eine der Formen, in denen der Böse die Menschen des 16. und 17. Jahrhunderts plagen konnte. Es standen ihm aber noch gar viele andere zu Gebote, so daß es an Abwechslung wirklich nicht fehlte. Im Jahre des Herrn 1575 zählte z. B. eine in Frankfurt a. M. publizierte Schrift nicht weniger wie 24 Teufelsplagen auf. Ja sogar im 19. Jahrhundert beschäftigte man sich noch, und selbst so hochbegabte Geister wie Justinus Kerner taten dies, in eingehendster und durchaus überzeugter Weise mit der Dämonologie. Im Jahre 1840 hielt es sogar ein Arzt Dr. Klencke noch für notwendig, die Existenz von Teufeln und bösen Geistern zu widerlegen.

Aber nicht bloß für geistige Störungen suchte man die Gründe in außerirdischen metaphysischen Faktoren, sondern man strebte sogar, die allgemeine Krankheitslehre wieder in den Nebel einer christlichen Mystik zurückzudrängen. Das für Ärzte an diesen Bestrebungen aber ganz besonders Betrübende ist die Tatsache, daß der Hauptvertreter dieser Richtung ein Arzt und zwar ein Arzt in der angesehenen Stellung eines Universitätsprofessors, der Münchener Kliniker Dr. von Ringseis, war.

Auf Grund welcher Vorstellungen Kollege Ringseis zu dieser absonderlichen Richtung gelangt sein mag, gehört nicht hierher; es möge genügen, die Lehren dieses Universitätslehrers der Heilkunde mit einigen besonders charakteristischen Beispielen zu illustrieren.

In seinem 1840 erschienenen System der Medizin sagt Ringseis wörtlich: „Da die Krankheit ursprünglich Folge der Sünde, so ist es, wenn auch laut Erfahrung nicht immer unerläßlich, doch ohne Vergleich sicherer, daß der Arzt und der Kranke vor dem Heilversuch sich entsündigen lassen". Und an anderer Stelle heißt es: „Christus ist Allwiederhersteller und als solcher auch bei jeder körperlichen Heilung mitwirkend". Aber als besonders wirkende Heilpotenz betrachtet er die Sakramente, denn dieselben sind, so sagt er: „die vom Arzt aller Ärzte herrührenden Talismane und deshalb die trefflichsten aller psychischen, anregenden und umstimmenden Mittel".

Daß selbst heut noch einzelne, besonders überspannte und unklare

Köpfe einen ähnlichen Standpunkt einnehmen, wie der selige Rings=
eis, zeigen die verschiedenen Sorten der Gesundbeter.

Unsere Darstellung hat bis hierher die Medizin und die Natur=
wissenschaft als eine demütige, unterdrückte Magd der Kirche vor=
geführt. Aber auch das Gegenteil hat sich ereignet. Es hat nicht
an Ärzten und Naturforschern gefehlt, welche die Lehren des Christen=
tums mit einem medizinisch=naturwissenschaftlichen Maßstab prüfen und
sie nach dem Ausfall solcher Betrachtung umändern und in entsprechend
anderer Form fixieren wollten. Allerdings gehören diese Bestrebungen
erst der neueren Zeit an; wie z. B. die monistische Philosophie Häckels.
Diese modernen Glaubensreformer verfahren dabei aber mit den erha=
benen Lehren des Christentums wahrhaftig nicht glimpflicher, als wie die
Scholastiker ihrer Zeit mit der Medizin verfahren sind. Denn wie
die mittelalterliche Theologie die Medizin und Naturwissenschaft ihres
irdischen Charakters gänzlich entkleiden und sie nur auf metaphysischen
Boden gestellt wissen wollte, so sind die Materialisten unserer Zeit
auf das eifrigste bestrebt, unseren christlichen Glauben seiner Göttlich=
keit zu berauben und ihn für einen frommen Wahn zu erklären. Wenn
Häckel meint: der Christengott müsse nach der neueren mystischen
Theosophie „ein gasförmiges Wirbeltier" sein, so kommt er zu dieser
seiner Anschauung genau auf demselben Wege, wie seinerzeit Thomas
von Aquino zu seiner Lehre von den geschlechtlichen Böswilligkeiten
des Teufels, d. h. auf dem Irrpfade der Spekulation.

So ist denn also der Kampf der Naturwissenschaft und der
Medizin mit dem Christentum noch immer nicht zu Ende geführt,
und er wird auch erst dann erlöschen, wenn in den Reihen der Natur=
forscher und Ärzte wie der gläubigen Christen der Grundsatz zur
allgemeinen Anerkennung gelangt sein wird:

Gebet dem Glauben, was des Glaubens, und der Wissen=
schaft, was der Wissenschaft ist.

VI.

Der ärztliche Stand und seine Schicksale.

Eine der buntesten und interessantesten Figuren in der Geschichte der menschlichen Gesellschaft ist die Gestalt des Arztes. Jetzt hochgeachtet, den besten Schichten des Volkes zugerechnet und mit fast göttlichen Ehren geschätzt, wird er dann wieder mit Spott und Hohn bedacht und sein Stand für einen freien gebildeten Mann als unwürdig erachtet. Bald mit Geld und Gut überschüttet, bald mit den peinlichsten Leibesstrafen, ja mit dem Tode verfolgt, so schwankt die Erscheinung des Arztes im Fluß der Jahrtausende.

So werde ich denn in der Lage sein, meinen Lesern ein gar wechselreiches, unterhaltendes Bild zu zeichnen, ein Bild, das noch dadurch ein besonderes Interesse gewinnt, daß es auf die heutigen ärztlichen Verhältnisse ein sehr belehrendes, historisches Licht wirft. Und wenn Staat wie Publikum das, was dieses geschichtliche Bild uns lehrt, nur beherzigen und darnach handeln wollten, so könnten manche, das Volkswohl schwer bedrohende Zustände der Gegenwart gar schnell und sicher beseitigt werden.

Hören wir nun also einmal, was uns die Geschichte von dem Arzt zu sagen und zu lehren weiß.

Die alten Kulturvölker des Orients, die Sumerer, Inder, Assyrer, Babylonier und Ägypter hatten für den ärztlichen Stand ungemein enge und unnachgiebige Grenzen geschaffen. Und zwar ist die ärztliche Verfassung bei allen den genannten Nationen im Prinzip so ziemlich dieselbe. Eine ähnliche ärztliche Organisation hat dann später auch das Griechentum geschaffen und bis in das 5. vorchristliche Jahrhundert festgehalten. Anklänge an diese uralten Einrichtungen finden sich dann im Christentum wieder, wenigstens in den ersten acht bis zehn Jahrhunderten desselben; wenn auch in wesentlichen milderen Formen.

Das Menschliche im Menschen will eben allemal sein Recht haben, und wo ihm dasselbe vorenthalten wird, da versucht es aus eigner Machtvollkommenheit sich das zu nehmen, was ihm zukommt.

Wir können hiernach also wohl sagen, daß in den ersten drei bis vier Jahrtausenden des Kulturlebens der ärztliche Stand allerorten so ziemlich dieselben Erscheinungen darbot, und zwar bestand das Gemeinsame in der Verschmelzung des ärztlichen Berufes mit dem Priestertum. Zunächst wurde in den frühesten Zeiten die Gottheit noch selbst als ärztlicher Sachwalter angesehen, wobei man die medizinische Betätigung derselben sich in verschiedener Weise dachte. Man personifizierte nämlich einmal die Krankheit und betrachtete diesen oder jenen bösen Geist als den Krankheitsbringer (man vgl. Seite 5 ff. dieses Werkes), oder man faßte ein beliebiges göttliches Wesen als speziellen Hilfebringer in Krankheitsfällen auf. So waren also in diesen frühesten Zeiten Arzt und Gott synonyme Begriffe. Die ärztliche Kunst war damals weder eine heilige resp. klerikale, zu welcher Stufe sie sich allmählich erst entwickelte, noch eine profane wie in späteren Zeiten, sondern eine ausschließliche Betätigung der Götter (vgl. Seite 129).

Erst später sah man davon ab, bei jedem Krankheitsfall speziell nur die Gottheit als handelnd zu denken, beauftragte vielmehr die irdischen Vertreter der Götter, d. h. also die Priester, mit der Verwaltung des medizinischen Amtes der Gottheit. Kraft der innigen Beziehungen, in denen der Priester zu Gott stand, wurde er Arzt, und aus diesem Grunde waren jetzt nicht mehr Arzt und Gott, sondern Priester und Arzt synonyme Begriffe. Einen freien, vom Staat anerkannten und durch staatliche Vorschriften geregelten Ärztestand kannte man in jenen frühen Zeiten noch nicht. Es mögen wohl ab und zu auch nichtpriesterliche Individuen absonderliche Neigung zum Heilgeschäft verspürt und dasselbe geübt haben, aber das geschah doch jedenfalls nur ausnahmsweise und immer außerhalb der vom Staat anerkannten ärztlichen Organisation. In diese straffe Vereinigung von Priester und Arzt waren nur die das geburtshilfliche Geschäft betreibenden weiblichen Medizinalpersonen, also nach unseren Begriffen die Hebammen, nicht eingeschlossen.

Aus der Verschmelzung der priesterlichen Funktionen mit dem Heilgeschäft erwuchsen nun für den Arzt wie für das Publikum recht bedeutende Vorteile.

Was zunächst den Arzt anlangt, so gewann er durch das Priesteramt in den Augen des Volkes ein ganz besonderes Ansehen. Denn ein Teil des Heiligenscheines, der den Priester als den Gesalbten des Herrn in jenen alten Zeiten noch umstrahlte, fiel auch auf den Arzt

und hob sein Gewerbe aus dem Bereich eines profanen Berufes auf
die lichten Höhen eines den Göttern geweihten und im Namen der
Götter geschehenden Dienstes. Und so gab es denn Zeiten, in denen
der Arzt vermöge seiner priesterlichen Qualitäten selbst dem Throne
nahestand, wie z. B. in Ägypten, während er in Indien in die Kaste
der Brahminen gehörte, d. h. den vier vornehmsten Ständen des
Reiches zugezählt wurde. Durch diese ganz außerordentliche Stellung
wurde die Ärzteschaft natürlich über die Lebens= und Tagessorgen,
welche jedem Profanberuf nun einmal eigen sind, hoch emporgehoben.
Sie thronte, so mußte es wenigstens dem Volk erscheinen, auf einer
mit allen Ehren und Gütern des Lebens reich geschmückten, wunsch=
losen Höhe. Und in der Tat dürfte es dem Arzt erwerblich wohl
niemals besser gegangen, als in jenen Zeiten, da er im Priestergewand
wie ein halber Gott Schmerzen stillend und Gebresten heilend seines
Weges dahinzog. Daß aber auch auf den lichten Höhen, auf denen
in jenen frühen Kulturzeiten der Arzt wandelte, Kummer und Angst
wohnten, davon mochte das Volk wohl kaum etwas ahnen. Und doch
waren es ganz eigene Sorgen, welche da das Gemüt des priesterlichen
Arztes bedrückten.

Es war nämlich die Deutung wie Behandlung des einzelnen
Krankheitsfalles nicht etwa dem freien Ermessen des Arztes anheim=
gegeben, vielmehr schrieben die heiligen medizinischen Tempelbücher die
Auffassung einer jeden Krankheitserscheinung dem Heilbeflissenen auf
das genaueste vor. So war also der Arzt in seiner Diagnose wie
Behandlung auf das engste an den Inhalt der heiligen Bücher ge=
bunden. Verfuhr er nach den Vorschriften derselben, so hatte er seine
Pflicht erfüllt und war für den Ausgang jeder Verantwortung ledig.
Gestattete er sich aber auch nur die leiseste Abweichung von den
Lehren der heiligen medizinischen Werke, so wurde er hart gestraft
an Leib wie Leben. So war also dem priesterlichen Arzt der freie
Gebrauch des Denkens durchaus verwehrt. Das ist aber das schlimmste,
was der Mensch erleiden mag. Denn jedes Individuum und jeder
Stand, dem die Gedankenfreiheit gewehrt ist, wird unfrei, gerät in
Sklaverei. Und ob er auch auf den Höhen der Gesellschaft wandelte,
der trägt doch Sklavenketten, dessen Gedanken sich nicht im freien
Flug bewegen dürfen, und mögen es auch goldene Ketten sein, wie
sie eben der priesterliche Arzt getragen hat.

Wie die wissenschaftlich=praktische Bewertung, so war auch die

sonstige persönliche Freiheit dem priesterlichen Arzt bei der Ausübung
des Heilgeschäftes entzogen und unter die strengste Kontrolle des
Priesterkollegiums gestellt. Ging ihn ein Kranker mit der Bitte um
Behandlung an, so durfte er derselben durchaus nicht so ohne weiteres
willfahren. Der Fall wurde vielmehr zunächst dem Oberpriester vor=
getragen, und der allein entschied, wer aus der Zahl der priesterlichen
Ärzte die Behandlung zu leisten habe. Ob dabei die medizinischen
Neigungen und Fähigkeiten des vom Oberpriester mit der Behandlung
beauftragten Arztes mit den Verhältnissen des einzelnen Krankheits=
falles harmonierten oder ob die Beziehungen des Kranken zu dem ihm
bestimmten Arzt besonderer Berücksichtigung wert waren, darnach hatten
weder Arzt noch Kranker zu fragen. Der Oberpriester allein ent=
schied, und alle anderen hatten ohne Murren zu gehorchen.

Daß bei dieser Sachlage der Kranke zu seinem medizinischen
Berater in ein näheres, rein menschliches Verhältnis hätte treten
können, war natürlich ausgeschlossen. Aber das sollte auch gar nicht
geschehen. Der Leidende sollte in dem Arzt nicht den mit irdischen
Kenntnissen und Fähigkeiten ausgerüsteten Menschen erblicken, sondern
immer nur den Priester, der nicht irdische, sondern himmlische Hilfe
zu bringen berufen war.

Wie nach dem Gesagten Denken und Wirken des Arztes bei den
alten orientalischen Kulturvölkern in die engsten hierarchischen Fesseln
gelegt waren, so erfolgte auch der Unterricht und die Ausbildung der
Medizin Studierenden genau nach den gleichen Grundsätzen.

Wer sich nämlich dem ärztlichen Stand widmen wollte, der
mußte zunächst die Aufnahme in eine der Priesterschulen nachsuchen,
wie sie die Ägypter z. B. in Heliopolis, Theben, Memphis und noch
an anderen Orten unterhielten. Diese Schulen waren sogenannte
Internate, d. h. Anstalten, in welchen die Zöglinge Wartung, Essen,
Trinken und Unterricht empfingen. Der Eintritt in solch eine Schule
erfolgte schon in sehr jungen Jahren; so begann z. B. bei den Griechen
die medizinische Erziehung schon im 10. Lebensjahr; und ähnlich
scheinen es auch die Inder gehalten zu haben. Der Unterricht bestand
in dem Auswendiglernen der heiligen medizinischen Bücher, welche
der Studierende wörtlich kennen sollte. Daneben wurden wohl auch
noch andere Dinge gelehrt, welche dem Zögling in seiner späteren
Eigenschaft als Priester not taten. Und dabei mußte der doch noch
im zarten Knabenalter stehende Zögling einen ganz besonderen Fleiß

entwickeln; denn eigentlich sollte er von früher Morgenstunde bis spät in den Abend hinein lernen und immer wieder lernen. Daneben gingen aber auch medizinisch=praktische Übungen am Krankenbett und Disputationen mit dem Lehrer= und Studentenpersonal.

Die heiligen Tempelbücher, welche dem Unterricht zugrunde gelegt wurden, waren durch Aufzeichnung der medizinischen Erfahrungen der Priesterschaft entstanden. Aber man leugnete diesen ihren irdischen Ursprung und sprach sie als direkte göttliche Offenbarungen an; deshalb war dem priesterlichen Arzt auch jede Abweichung von ihnen bei strengen Strafen untersagt. Bei den Indern spielte der Jadschurveda des Susruta diese Rolle und bei den Ägyptern die hermetischen Bücher, von denen ein Rest in dem bekannten Papyrus Ebers noch sich bis heut erhalten hat.

Daß sich der Arzt bei dieser streng hierarchischen Gestaltung seines Standes sozial vortrefflich stand, haben wir bereits vorhin erwähnt; aber auch das Publikum befand sich dabei nicht übel. Denn die genannten Einrichtungen verhinderten das Auftreten einer jeden unberufenen, kurpfuschenden Tätigkeit vollständig. Die Priesterschaft hätte mit all denen, die unbefugterweise in ihr monopolisiertes Heilgeschäft hätten eingreifen wollen, gar kurzen Prozeß gemacht. Der Kopf hätte solch einem kühnen profanen Heilbeflissenen wohl nicht mehr lange auf den Schultern gesessen. So konnte der Kranke denn ganz sicher sein, stets einen Arzt zu finden, der mit dem derzeitigen Zustand des Heilgeschäftes vollkommen vertraut war. War doch die Zuverlässigkeit eines jeden Arztes in jenen Zeiten nicht allein durch die straffe Organisation des Unterrichtes, sowie durch die peinliche Regelung der sozialen Verhältnisse verbürgt, sondern die Tätigkeit des heilkundigen Priesters unterlag auch noch in jedem einzelnen Krank=heitsfall der genauen Kontrolle des Priesterkollegiums. Das sorgte aber schon dafür, daß der in Ausübung seiner Pflicht träge resp. säumige oder in seiner medizinischen Beanlagung schwache Arzt bald möglichst kalt gestellt wurde.

So war also durch die energische Fürsorge des Staates damals das Heilgeschäft vor dem Eindringen aller unsauberen Elemente bestens geschützt und das leibliche Wohl des Volkes damit in denkbar befriedigendster Weise gewahrt. Da aber, wo dieses offizielle Ein=greifen in die wissenschaftliche wie praktische Tätigkeit des Medizinal=personals am Zielbewußtesten geschah, da waren auch die Gesundheits=

verhältniffe bie beften. Darum galten auch die ägyptischen Ärzte ihrerzeit
für die hervorragendften und zuverläffigften. An allen Höfen der
damaligen Kulturmächte begegnen wir deshalb auch dem ägyptischen Arzt.

Die folgende Figur zeigt uns wohl das ältefte bisher bekannt
gewordene Bild eines solchen berühmten ägyptischen Arztes.

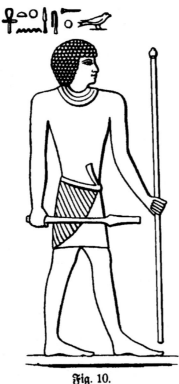

Fig. 10.

Sechmetnanch,

Leibarzt des ägyptischen Königs
Sahurè der 5. Dynaftie (2800
bis 2500 v. Chr.).

Nach Baron Dr. von Öfele.

Die nebenftehende Darftellung verlangt im Intereffe meiner Lefer noch
eine Erklärung, welche ich dem durch
feine affyrischen wie ägyptischen ge-
schichtlich-medizinischen Studien rühm-
lichft bekannten Baron Dr. von Öfele
verdanke.

In der linken Hand hält die
Figur, wie fie da vor uns fteht,
einen Speer. Diefer Speer galt in
jenen Zeiten als ein Abzeichen der
Erbfürften der einzelnen Gaue. Nach
heutigen Verhältniffen würde er als
ein Hinweis auf den erblichen Adels-
ftand des Trägers zu betrachten fein;
vielleicht kann man ihn mit der Grafen-
krone identifizieren. In der rechten
Hand trägt der brave alte Kollege einen
Fächer aus Marabufedern; das ift
wieder das Abzeichen eines perſön-
lichen Hoftitels und würde ungefähr
unferem „Geheimen Ober-Medizinalrat“ entfprechen. Um den Hals des
Sechmetnanch ſchlingt ſich eine
breifache Kette. Es repräfentiert
diefelbe eine vom König verliehene
hohe Auszeichnung und würde un-
gefähr gleichkommen einem Orden 2. Klaffe, alfo fagen wir einmal
im Hinblick auf unfere heutigen Verhältniffe, dem roten Adlerorden
2. Klaffe. Außerdem weift der ägyptische Text, welcher der Figur
beigegeben ift, noch darauf hin, daß der abgebildete Kollege auch in
der Beamten- oder Gelehrten-Hierarchie einen hohen Rang bekleidet
haben müffe, alfo etwa Profeffor gewefen ift.

Hätten die alte Ägypter bereits die Visitenkarte gekannt, so würde die des verblichenen Heilbeflissenen etwa gelautet haben:

Graf Sechmetnanch
Leibarzt Sr. Majestät des Königs Sahurê,
Geheimer Ober-Medizinalrat, Professor,
Ritter hoher Orden.

Mit diesem seinem Leibarzt muß König Sahurê nun wohl ganz ausnehmend zufrieden gewesen sein. Denn als derselbe gestorben war, da ehrte ihn sein Fürst dadurch, daß er eine wunderschön gearbeitete, mit Lapislazuli blau gefärbte Blendtüre an seinem Grab= mal anbringen ließ.

Übrigens scheint der alte gute Kollege auch schon die Erfahrung gemacht zu haben, daß Ehrenbezeugungen zwar sehr erfreulich sind, aber, wenn sie des pekuniären Hintergrundes entbehren, gerade auch nicht fettmachen. Denn die Grabeinrichtung, welche man dem toten Grafen=Arzt mitgegeben hatte, hat sich als eine sehr bescheidene er= geben, ein sicheres Zeichen, daß Sechmetnanch keine sonderlichen Schätze den Seinigen hinterlassen konnte.

Wie bei den orientalischen Völkern in den frühesten Zeiten Arzt und Gott sich deckende Begriffe waren, so war dasselbe auch bei den abendländischen Nationen der Fall. Auch hier waltete zunächst ein Gott des ärztlichen Berufes, und erst später übernahm der Priester die Stellvertretung dieses medizinischen göttlichen Amtes (s. Seite 124).

So bekleidete bei den Griechen zunächst Apollo neben seinen sonstigen Tätigkeitszweigen auch noch das Amt des Arztes, vererbte dasselbe aber schließlich an Asklepios, seinen Sohn, den er mit der Koronis gezeugt hatte. Hiernach war also in der Vorstellung der Griechen der erste Arzt kein Mensch, kein Wesen von Fleisch und Blut, sondern ein Gott; der erste irdisch geartete Arzt war aber dann auch noch kein Mensch wie andere Menschen, sondern ein Halbgott, gezeugt von einem göttlichen Vater und einer irdischen Mutter.

Diefer fagenhafte halbgöttliche, halbirbifche Heilkundige galt nun
den Griechen als Schützer und Repräfentant des ärztlichen Standes,
fowie der Medizin fchlechthin. Man erwies ihm göttliche Ehren,
erbaute ihm Tempel und Heiligtümer und feßte ihm zahlreiche Bild=
fäulen. Die ihm geweihten heiligen Stätten nahmen aber bald den

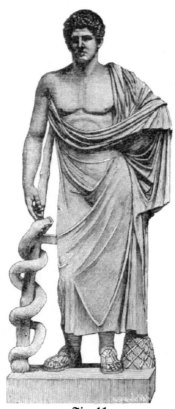

Rang von medizinifchen Anftalten an,
zu denen Kranke, wie Heilkunft Studie=
rende von allen Seiten herbeieilten.
Schnell genug war auch ein figürlicher
Typus für diefen ärztlichen Halbgott
gefunden, indem die antilen Künftler ihn
als einen im kräftigen Alter ftehenden
bald bärtigen, bald bartlofen Mann dar=
ftellten, deffen Geficht einen würdigen
ernften Ausdruck trug. Dabei ftüßte er
fich auf einen Stab, um den fich eine
mächtige Schlange wand. Die neben=
ftehende Figur zeigt uns diefe Geftalt.

In diefer charakteriftifchen Form
fungierte nun Asklepios nicht allein als
Repräfentant der griechifchen, fondern
auch der römifchen Medizin, nur mit
dem einzigen Unterfchied, daß er hier
nicht mehr Asklepios, fondern Äskulap
hieß. Auch die moderne Medizin be=
nußt das griechifche Vorbild häufig genug
als ihr Wahrzeichen. Man läßt unter
Umftänden dabei wohl auch die menfch=
liche Geftalt felbft ganz fort und bedient
fich nur des Stabes mit der Schlange,
als eines ärztlichen Emblems. So tragen
z. B. die deutfchen Militärärzte als

Fig. 11.
Asklepios,
nach einem im Vatikan befind=
lichen Original.

charakteriftifches Merkmal ihres Standes den Stab mit der darum
gewundenen Schlange auf den Achfelftücken der Uniform.

Die Beziehungen, welche das Altertum zwifchen Asklepios und
der ihn begleitenden Schlange annahm, waren zunächft rein legendarer
Natur. Man erzählte nämlich, daß einft eine Schlange dem Asklepios
ein Kräutlein kennen gelehrt habe, das fich durch heilende, belebende

und kräftigende Eigenschaften ganz vornehmlich ausgezeichnet habe. Durch den Besitz dieses Medikamentes sei nun Asklepios ein hoch bedeutender Arzt geworden, und zum Dank dafür habe er als sein Wappentier — um den modernen Ausdruck zu gebrauchen — die Schlange gewählt. Nach dieser Sage würde also die Schlange den Asklepios als den Heilgewaltigen, als den Bringer medikamentöser Hilfe kennzeichnen.

Aber die Alten hatten noch andere Beziehungen zwischen Arzt und Schlange konstruiert, als die eben genannten. Man sah nämlich in der Schlange das Sinnbild der Verjüngung; die jährlich erfolgende Häutung derselben faßte man als einen sich regelmäßig vollziehenden Regenerationsprozeß auf. Und so gesellte man denn die Schlange dem Arzt zu, um denselben als denjenigen zu bezeichnen, welcher durch seine Kunst das menschliche Geschlecht immer wieder verjünge.

Dieser heilerfahrene Asklepios soll nun durch seine Kunst ganz Erstaunliches geleistet haben. Ihm starb kein Kranker mehr, ja bereits Gestorbene vermochte er durch sein Wissen wieder zum Leben zurückzurufen. Damit hatte aber der gute Asklepios weit über das ihm erlaubte Ziel hinausgeschossen. Denn wenn er dem Tod in solchem Umfang zu wehren verstand, da wäre ja schließlich die Menschheit unsterblich geworden. Davon wollten aber die Götter nichts wissen, und besonders Pluto, der Herrscher der Unterwelt, nicht. Der Zorn der Götter ist aber allemal für die Sterblichen ein übel Ding. Das mußte Asklepios eben auch erfahren. Denn eines Tages setzte Zeus durch einen wohlgezielten Blitzschlag der Kunst und dem Leben des Asklepios ein schnelles Ziel.

Ein Glück war es nur, daß unser braver griechischer Kollege vor seinem tragischen Ende hinlänglich für Nachwuchs gesorgt hatte; denn er hinterließ drei Kinder: zwei Söhne und eine Tochter. Die waren aber allesamt in die medizinischen Fußstapfen des Vaters getreten. Denn die Tochter Hygieia zeigte sich in medizinischen Dingen so wohl bewandert, daß sie die Griechen zu dem Rang einer Göttin der Gesundheit emporsteigen ließen, und die beiden Söhne waren die von Homer als heilkundige Helden gefeierten Trojakämpfer Machaon und Podaleirios. Diese beiden ärztlichen Brüder wurden von der Legende dann auch noch zu einer Art von Halbgöttern erhoben, wenigstens figurierten sie samt ihrem Vater als Schützer der griechischen Ärzteschaft. Als solche müssen sie sich wohl aber ganz besonders gut bewährt haben, denn

9*

sie wurden später, nach dem Sturz der antiken Welt, von der christlichen Kultur übernommen, um als Heilige, unter den Namen Cosmas
und Damian, wieder aufzuleben und ihres ärztlichen Schutzamtes
nunmehr bei der christlichen Ärzteschaft weiter zu walten. (Man
vgl. Seite 156 ff. dieses Buches.)

So verlieren sich denn also im Orient wie Okzident die Anfänge
des ärztlichen Standes im Dunkel der Sage. Aber bezeichnend für
die hohe Schätzung, deren sich derselbe in den frühen Zeiten der
Kultur erfreute, ist die Vorstellung, daß die ersten ärztlichen Hilfsleistungen dem Menschen aus göttlicher Hand gekommen sein sollen.
Dem Arzt wurde mit dieser Annahme den andern profanen Berufsarten gegenüber eine ganz besondere Stellung eingeräumt. Seine
Kunst wurde damit als eine überirdische, dem Himmel verwandte
gekennzeichnet und er selbst für ein zwischen Gott und Mensch stehendes
Wesen ganz besonderen Schlages angesehen.

Demnach zeigt sich uns also in den ersten Jahrtausenden der
Kultur der ärztliche Stand als ein mit der Gloriole des Göttlichen um-
strahlter Beruf höherer Art, als eine Kunst, die, sobald sie die Götter
in eigenster Person nicht mehr in allen Fällen ausüben mochten, nur
von ihren irdischen Vertretern, den Priestern, verstanden und ausgeführt werden konnte und durfte.

Als nun aber die heilende Kunst auch den Priestern untreu wurde,
als profane Hände gierig nach dem einträglichen Geschäft des Arztes
griffen, selbst da ging der Schimmer des Göttlichen unserem Stande
noch nicht völlig verloren. Mußte der Heilkundige auch für seine
Person auf die priesterlichen Ehren und Würden verzichten, sein
Stand behielt immer noch Fühlung mit den Göttern; denn man
glaubte noch viele, viele Jahrhunderte hindurch, daß die ärztliche
Kunst göttlichen Ursprungs sei. So äußert sich z. B. Jesus Sirach
(Kap. 38, 1—4): „Ehre den Arzt mit gebührlicher Verehrung, daß
du ihn habest zur Not; denn der Herr hat ihn geschaffen, und die
Arznei kommt von dem Höchsten; und Könige ehren ihn. Die Kunst
des Arztes erhöhet ihn und machet ihn groß bei Fürsten und Herren.
Der Herr lässet die Arznei aus der Erde wachsen, und ein Vernünftiger
verachtet sie nicht".

So stand der Arzt zu jenen Zeiten, als der priesterliche Heilkundige längst von der Schaubühne des Lebens abgetreten war, noch
immer in Beziehungen zum Himmel; und diese Anschauung erhielt

sich bis weit über das Mittelalter hinaus. Noch bei Luther finden wir die Meinung, daß der ärztliche Stand ein von Gott besonders geschaffener sei. (Man vgl. Seite 143 dieses Buches.)

Wie lange nun die straffe hierarchische Ordnung der ärztlichen Tätigkeit wohl gedauert haben mag, können wir nicht genau bestimmen; jedenfalls gingen viele Jahrhunderte dahin, ehe das Heilgeschäft den frommen Händen der Priester entglitt, um von der profanen Welt aufgenommen zu werden. Ebenso sind wir auch über die Formen nicht unterrichtet, in denen dieser Übergang erfolgte. Wir können höchstens ein ungefähres Bild dieses Wechsels aus den griechischen Verhältnissen ableiten.

In Griechenland scheint nämlich die Trennung von Priester und Arzt dadurch herbeigeführt worden zu sein, daß die geistlichen Herrn sich auf die Dauer nicht mehr in der Lage sahen, das Eindringen profaner Elemente in das Heilgeschäft zu verhindern. Die Kranken, die Angehörigen derselben, die vielen Diener des Tempels und schließlich überhaupt jeder für medizinische Dinge nur einigermaßen sich interessierende Laie gewannen doch allmählich so tiefe und verständnisvolle Einblicke in die Erscheinungen des Krankseins, daß der metaphysische Nebel, mit welchem die Diener der Gottheit das Wesen der Krankheit zu umgeben gewußt hatten, sich immer mehr und mehr verflüchtigte. Sowie aber einmal die Erkrankung als ein rein irdischer Vorgang gekannt war, da hatte der Priester auch sofort das Recht verloren, das Heilgeschäft als sein besonderes Vorrecht in Anspruch zu nehmen; er mußte vielmehr die Berechtigung dazu nunmehr auch der profanen Welt gestatten. Diese machte aber alsbald auch recht ausgiebigen Gebrauch von diesem ihrem Recht. An Gelegenheit, medizinische Kenntnisse zu erwerben, fehlte es der damaligen Griechenwelt von dem Augenblicke an, da das Heilmonopol dem Priester verloren gegangen war, keineswegs. Denn zunächst existierten die ärztlichen Tempelschulen immer noch, wenn dieselben allmählich auch immer mehr in den Hintergrund gedrängt wurden, um endlich jede medizinische Bedeutung zu verlieren. An ihre Stelle traten dann Profanschulen, welche neben anderen Disziplinen auch die Heilkunde lehrten, ohne sich aber dabei des religiösen Beiwerkes ganz zu entäußern. Eine der ältesten dieser Schulen war die in Kroton, sodann die von Knidus, Epidaurus, Rhodus. Die bedeutendste von allen befand sich jedoch auf dem kleinen, an der jonischen Küste gelegenen

Inselchen Kos. Hier studierte der größte Arzt der antiken Welt,
Hippokrates, mit dem die wissenschaftliche Medizin beginnt.

Auf diesen sogenannten Asklepiadenschulen wurde die Heilkunde
nun thoretisch wie praktisch in durchaus würdiger wissenschaftlicher
und systematischer Weise gelehrt. Daß es die hier wirkenden
Lehrer mit ihrer Aufgabe, tüchtige Ärzte zu erziehen, ernst nahmen,
das beweist der Schwur, den jeder Zögling beim Abgang von der
Anstalt leisten mußte. Dieses eidliche Gelöbnis lautete:

„Ich schwöre bei Apollon, dem Arzte, beim Asklepios, bei der
Hygieia und Panakeia, bei allen Göttern und Göttinnen, sie zu Zeugen
nehmend, nach meiner Kraft und meinem Gewissen vollständig zu
erfüllen diesen Schwur und diese Verschreibung. Meinen Lehrer in
dieser Kunst meinen Erzeugern gleich zu achten, meines Unterhalts
ihn teilhaftig zu machen und ihm alles, was er bedürfen sollte, mit=
zuteilen; seine Nachkommen wie meine leiblichen Brüder zu betrachten
und sie, wenn sie verlangen, diese Kunst zu lehren ohne Entgelt oder
Verschreibung. An Lehren und Vorträgen, und dem ganzen übrigen
Unterricht teilnehmen zu lassen meine Söhne, die Söhne meines
Lehrers und die eingeschriebenen, durch den ärztlichen Eid gebundenen
Schüler, sonst aber niemanden. Die Lebensweise der Kranken will
ich anordnen zum Besten derselben nach Vermögen und Gewissen,
jeder Beschädigung aber und jedem Frevel wehren. Nie werde ich
einem, der es verlangt, ein tödliches Mittel reichen, noch solch ein
Vorhaben unterstützen; gleicherweise werde ich keinem Weibe ein die
Frucht tötendes Pessarium geben. Keusch und fromm will ich mein Leben
und meine Kunst bewahren. Niemals werde ich ferner den Steinschnitt
ausführen, sondern das den Männern dieses Geschäfts überlassen
(s. Seite 143). In welches Haus ich auch eingehe, ich will es nur zum
Wohle der Kranken betreten, frei von jedem willkürlichen Unrecht und,
wie von jedem anderen Laster, so von fleischlicher Lust nach Frauen
und Männern, Freien und Sklaven. Was ich bei der Ausübung
des Berufs sehen oder hören möchte, oder auch, außer der ärztlichen
Tätigkeit im Leben der Menschen, was nicht verbreitet werden darf,
will ich verschweigen, dergleichen für unaussprechlich haltend. Wenn
diesen Schwur gewissenhaft ich halte und nicht verletze, so möge mir
beschieden sein, des Lebens und der Kunst zu genießen in der Achtung
der Menschen für ewige Zeit; dem Übertreter und Meineidigen das
Gegenteil von diesem".

Nun ein Stand, der die Aufgaben der Heilkunst in solcher Weise auffaßt wie der vorstehende Eid, der mußte in der Tat auf einer sehr bemerkenswerten sittlichen Höhe stehen.

Aber leider scheint nun der griechische Arzt nicht dauernd einen derartigen erfreulichen ethischen Standpunkt festgehalten zu haben. Schon zur Zeit des Hippokrates finden sich unter den Heilbeflissenen recht zweifelhafte Elemente in großer Zahl. Charlatane, Gecken, Renommisten, Schwindler und Betrüger sehen wir da ungeniert das Heilgeschäft betreiben. Der große Satiriker des Altertums Aristophanes tut deshalb keineswegs Unrecht, wenn er den damaligen Heilbeflissenen tüchtig verspottet; und Plato meint gar: die Beschäftigung mit der Heilkunde sei eines anständigen Mannes nicht würdig.

Wie konnte nun aber ein Stand, der seine sittlichen Grundsätze in so vollendeter Weise in dem soeben von uns mitgeteilten Asklepiaden= Eid kundgegeben hatte, derartig sinken? Nun die Schuld an diesem bedauerlichen Rückgang des ärztlichen Berufes liegt wahrhaftig nicht an diesem selbst, sondern ausschließlich an der Stellungnahme des Staates. Die verschiedenen griechischen Staatsgebilde hatten nämlich eine gesetzmäßige Regelung des ärztlichen Studiums sowie des Heilgeschäftes nicht für nötig erachtet. Es bestanden zwar ganz ausgezeichnete ärztliche Bildungsanstalten (f. Seite 133), aber der Besuch derselben war nicht obligatorisch, vielmehr konnte der Heilbeflissene seine Kenntnisse er= werben, wie es ihm beliebte. Ja selbst zur Anstellung beamteter Medizinalpersonen, deren es in Form von Kommunal=, Armen=, Militärärzten damals in hinreichender Menge gab, war nicht das Zeug= nis einer medizinischen Schule erforderlich, vielmehr genügte schon der Ausweis, bei irgendeinem praktischen Heilbeflissenen tätig ge= wesen zu sein. Diese geringe Teilnahme, welche die griechischen Staaten der Regelung des Heilgeschäftes gegenüber an den Tag legten, mußte nun aber den ärztlichen Beruf schnell genug zum Tummel= platz unsauberer Elemente machen. Es erscheint also auch hier wieder das Gesetz, wonach die Güte des Heilgeschäftes und das Interesse, welches der Staat der Regelung der ärztlichen Verhältnisse widmet, in direktem proportionalem Verhältnisse stehen. Je energischer der Staat den Schutz des ärztlichen Gewerbes handhabt, um so höher der Wert der den Kranken gewährleisteten Hilfe. Und da nun von der hippokratischen Zeit an bis tief in das Mittelalter hinein die Staaten der Ausführung des Heilgeschäftes nur eine ungenügende Aufmerk=

samkeit schenkten, so mußten in dem genannten Zeitraum in unserem
Stand eben ausgesprochen anarchistische Zustände herrschen. Jeder, der
wollte, kurierte; kein Mensch fragte ihn, ob und woher er die Qualitäten
eines Arztes habe. Und so kam es denn, daß heut ein Heilbeflissener
seine Kunst anpries, der gestern noch ein ehrsamer Schuster oder
Schneider gewesen war und morgen wieder etwas dem Ähnliches sein
wollte, vorausgesetzt, daß das Krankenbehandeln nicht den gewünschten
pekuniären Erfolg haben sollte.

Martialis, der bekannte Epigrammdichter der neronischen Zeit,
hat diese Verhältnisse in folgenden Versen (Epigr. 68. An den Arzt
Diaulus) recht beißend geschildert. Wenn dabei, wie wir gleich sehen
werden, der Stand des Arztes und des Totengräbers einander gegen=
übergestellt werden, so geschieht dies wohl nur, um dem Witz eine
möglichst scharfe Spitze zu geben. Übrigens ist dieser Vergleich
vom Heilkünstler und Totengräber von merkwürdiger Lebenskraft
(s. Seite 146). Allerorten und zu allen Zeiten kehrt derselbe immer
wieder.

Martialis also sagt:

> Diaulus, der bisher ein Arzt,
> Der wird ein Totengräber nun.
> Sonst schilt man Wechseln des Geschäfts,
> Hier aber kann der Tadel ruhn.
>
> Es bleibt bei seiner Tätigkeit
> Ja doch der ehrenvolle Mann.
> Was er als Totengräber tut,
> Das hat er schon als Arzt getan.

Besonders hatten sich in der Römerwelt, sowohl während der
Republik als auch während der Kaiserzeit, die medizinischen Verhält=
nisse in geradezu entsetzlicher Weise entwickelt (s. auch die Schlußvor=
lesung dieses Buches). Der Staat hatte durch völlige Freigabe des
Heilgeschäftes die Grenze zwischen dem wissenschaftlich gebildeten
berufsmäßigen Arzt und dem erwerbsmäßigen Kurpfuscher in der
Anschauung des Volkes durchaus verwischt.

Als Arzt galt eben der, welcher kühnlich zu sagen wagte: „Ich
bin Arzt", mochte er im übrigen von der Heilkunde auch nicht die
leiseste Ahnung haben.

Wenn aber die Begriffe „Arzt und Kurpfuscher" im Volks=
bewußtsein nicht scharf und klar ausgeprägt sind, wenn der ungeheure

Unterschied, der zwischen beiden herrscht, in der öffentlichen Meinung seine Bedeutung verloren hat, dann werden die Leistungen des Heilgeschäftes sofort auf die niedrigste Stufe herabgedrückt werden müssen. Denn der Kranke sucht dann nur zu leicht dort Heilung, wo ihm dieselbe in der keckſten Weise unfehlbar in Aussicht gestellt wird und nicht dort, wo sorgsame Vorbildung und fachmäßige Erziehung ihm dieselbe in nur bescheidener und zurückhaltender Weise anbieten.

Das Römertum fürwahr mußte die Wahrheit dieses Gesetzes durch etwa ein Jahrtausend gar übel am eignen Leibe verspüren. Das empfanden auch die Einsichtigen unter ihnen sehr wohl. Von dem alten Markus Porcius Cato (234—190 v. Chr.) an, diesem charakteristischen Typus des republikanischen Römers, bis zu dem Sturz des Reiches hören wir immer wieder Klagen und Klagen über die schauderhaften Leistungen des Heilpersonals. Cato selbst hält den Arzt für den überflüssigsten Menschen der Welt, und Plinius (61—114 n. Chr.) entpuppt sich in seinen Schriften als einer der wütendsten Gegner des ärztlichen Standes. Selbst auch aus den Reihen der Ärzte ertönten ähnliche Urteile. So läßt sich z. B. Galen (130—201 n. Chr.), nächſt Hippokrates der größte Arzt des Altertums, über das Heilpersonal seiner Zeit folgendermaßen aus: „Zwischen Räubern und Ärzten ist kein anderer Unterschied, als daß jene im Gebirge, diese in Rom ihre Missetaten begehen". Trotz dieses enormen Schadens, den das der staatlichen Aufsicht entbehrende und deshalb entartete römische Heilpersonal dem Volke zufügte, war von einer Haftbarkeit für etwaige dem Kranken zugefügte Nachteile kaum die Rede. Tötungen oder körperliche Schädigung durch die wahnwitzigsten Kuren, Giftmorde, Maßnahmen, um der Frauenwelt den folgenlosen Liebesgenuß zu ermöglichen, durfte der römische Arzt und Pseudoarzt straflos betreiben. Und daneben wußte er noch den Geldbeutel seiner Klienten in der unverschämtesten und rücksichtslosesten Weise zu schröpfen. Die schlimmsten unter diesen üblen Burschen scheinen übrigens die in Rom und Italien massenhaft vorhandenen Griechen gewesen zu sein. Sie betrieben mit besonderer Vorliebe die Heilkunst und scheuten dabei vor nichts zurück. Sie waren für alle Schandtaten käuflich und gar mancher vertrauensselige Kranke erhielt aus der Hand seines griechischen Heilkünstlers anstatt des heilenden Medikamentes ein Tränklein, das ihn schnell zur Freude seiner Erben in die Unterwelt beförderte. Und dabei wechselte so ein griechischer Heilbeflissener seinen Beruf so leicht und schnell wie man ein Gewand wechselt. So schildert z. B. Juvenal (III. 76—79) diese Sorte Ärzte wie folgt: „Rhetor, Grammatiker, Arzt, Geometer, Magier, Maler, Augur, Salber, Seiltänzer: auf jegliche Dinge verstehen hungrige Griechlein sich, in den Himmel gehen sie, befiehlst du's".

Übrigens scheint man in den römischen Regierungskreisen diese medizinischen Übelstände nicht bloß gekannt, sondern auch bestrebt gewesen zu sein, denselben durch allerlei Maßnahmen zu steuern.

So schützte z. B. Caesar die Ärzte, als im Jahre 46 v. Chr. anläßlich einer gewaltigen Hungersnot alle Fremden Rom verlassen mußten, vor dem Lose der Verbannung, ja gewährte ihnen sogar das römische Bürgerrecht. Daß aber eine solche Maßregel nur den wirklichen Ärzten und nicht denen, die sich Arzt nannten ohne es zu sein, zugute gekommen sein wird, ist wohl anzunehmen. Dasselbe gilt wohl auch von der im Jahre 10 n. Chr. den Ärzten durch Kaiser Augustus verliehenen Immunität d. h. der Befreiung von allen bürger= lichen Lasten. Indem dieser und ähnlicher Vergünstigungen sich nur die wirklichen, wissenschaftlich gebildeten Berufsärzte erfreuen, alle mit Beschwörung, Zaubermitteln und reklamistischen Kniffen han= tierenden Heilgesellen derselben aber verlustig gehen sollten, suchte man behördlicherseits die Stellung des berufsmäßigen Arztes dem Pfuscher gegenüber zu kennzeichnen und dem Publikum begreiflich zu machen, wo es in Krankheitsfällen Hilfe suchen sollte.

Neben derartigen Maßregeln, die den ärztlichen Stand in den Augen des Publikums rehabilitieren sollten, versuchte man auch die wissenschaftliche Leistungsfähigkeit desselben durch Einrichtung von medizinischen Schulen zu heben; so richtete z. B. der Kaiser Alexander Severus (225—235 n. Chr.) in Rom Hörsäle ein, in denen besoldete Lehrer ständige, auf die Ausbildung von wissenschaftlichen Ärzten berechnete Vorträge hielten. Übrigens beschränkten sich diese Kollegien nicht etwa bloß auf theoretische Vorlesungen, sondern es wurden auch anatomische Übungen, praktische Unterweisungen an Kranken und allerlei sonstiger Anschauungsunterricht gehandhabt. Derartige aka= demisch erzogene Ärzte erhielten dann wohlbestallte Diplome über ihre Ausbildung. Auch schlossen sich dieselben später, wenn sie in die Praxis traten, an besondere Verbände an, welche, ähnlich wie die heutigen Ärztevereine, auf Hebung des ärztlichen Standes, auf Überwachung der Standesehre u. a. m. ihr Augenmerk zu richten hatten.

Aus der Reihe dieser studierten Ärzte ging dann wohl auch das beamtete Medizinalpersonal, das in Rom in den verschiedensten Stellungen tätig war, hervor. Da gab es Hof= und Leibmedizi, Militärärzte verschiedenen Grades und Ranges; Gemeinde=, Stadt=, Bezirksärzte, denen auch die unentgeltliche Behandlung der Armen oblag. Und gerade diese beamteten Ärzte erfreuten sich noch ganz besonderer, recht weit gehender Vergünstigungen; so durften z. B. weder der Arzt noch seine Söhne zum Kriegsdienst herangezogen werden, und sie brauchten auch keine Kriegssteuer zahlen. Ferner war es nicht gestattet, beamtete Ärzte zu verklagen oder ins Gefängnis zu setzen.

Aber alle diese und ähnliche Maßregeln, die der Staat wie der studierte Arzt zur Sanierung des Heilgeschäftes unternahmen, haben die römische Welt nicht vor dem entsetzlichen medizinischen Unfug schützen können, den das verkommene, mit dem Pfuschertum in der engsten Fühlung stehende Heilpersonal damals trieb. Das war durch die erwähnten Maßregeln aber auch gar nicht zu erreichen. Denn das Heilgeschäft ist nur dann von unsauberen Elementen frei zu halten, wenn der Staat die Zulassung zur Krankenbehandlung abhängig macht von einem gesetzmäßig vorgeschriebenen und überwachten ärztlichen Ausbildungsverfahren. Wo der Staat aus dieser oder jener Ursache vom genannten Grundsatz abweicht, befördert er die Entwickelung der gewerbsmäßigen Laienmedizin und verschlechtert damit das Heilverfahren in der erheblichsten Weise. Wir sehen also, das ist ein Gesetz, dem wir im Lauf dieser Betrachtung nun schon wiederholt begegnet sind. Daß ein solches historisch gewordenes Gesetz aber nicht durch halbe Maß= regeln aus der Welt geschafft werden kann, ist eigentlich ganz selbst= verständlich, wird zum Überfluß aber noch gründlichst durch die römischen Medizinalverhältnisse illustriert, mit denen leider unsere heutigen Zustände mit ihrer Freigabe des Heilgeschäftes bereits eine ganz ver= zweifelte Ähnlichkeit aufzuweisen beginnen.

So war also damals Ausgangs des Altertums der wissenschaftlich erzogene berufsmäßige Arzt zwar mit dem Wissensmaterial seiner Zeit genügend ausgerüstet, aber trotzdem von dem Publikum, das Arztes= ehre und Pfuscher=Lug und Trug in einen Topf warf, wenig ge= achtet, ja häufig sogar mißachtet.

In so trauriger Lage fand das junge Christentum unseren Stand vor. Wenn nun auch im Lauf des Mittelalters das Christentum sich an dem Geist der Medizin wie an der Würde des ärztlichen Standes

gar vielfach auf das schwerste versündigt haben mag, ja sich sogar zu
dem schlimmsten Feind der Heilkunde ausbildete, so brachte es zunächst
in die traurigen Verhältnisse doch einen wesentlichen Umschwung.
Denn die berufenen Vertreter des christlichen Gedankens, Priester wie
Mönch, nahmen die Ausübung des Heilgeschäftes zuvörderst einmal
selbst in die Hand. Die medizinische Hilfe aber, welche die geistlichen
Herrn verabfolgten, war für die leidende Menschheit ein Segen.
Allerdings ging es ja dabei ohne ein wenig metaphysische Flunkerei und
Gaukelei auch nicht ab, aber die pfäffische Heilkunst gebot in theoretischer
wie in praktischer Hinsicht doch vollständig über das derzeitige Wissensmaterial. So empfing die damalige Welt denn nun endlich wieder
eine dem Erkenntnisstand ihrer Zeit entsprechende, von all dem entsetzlichen Beiwerk, das ihr die Charlatanerie, die Geldschneiderei und
das Kurpfuschertum angehängt hatten, durchaus befreite ärztliche
Hilfe. Damit war die Heilkunst dahin wieder zurückgekehrt, woher
sie ursprünglich ausgegangen war, nämlich in die heiligen, der Gottes-
verehrung geweihten Hallen. Tausend Jahre etwa war sie in profanen
Händen gewesen, als sie der christliche Priester wieder an sich nahm
und sie dem Kultus seines Glaubens als ein wichtiges Glied einfügte.

Doch ergriff der christliche Gottesmann zunächst das Heilgeschäft nicht
etwa aus selbstsüchtigen und unlauteren Gründen oder getrieben durch
allerlei unklare metaphysische Spekulationen, sondern er erfüllte mit
dieser Übernahme nur einen Teil jener hohen zivilisatorischen Aufgabe,
welche ihm seine Zeit gestellt hatte. Denn bekanntlich waren in den
gewaltigen politischen Stürmen, die beim Zusammenbruch der antiken
Welt über die Völker dahinbrausten, die Kirche, das Priester-
haus und das Kloster die einzigen Orte, an denen Bildung und
Wissenschaft noch eine Zuflucht finden konnten. Indem aber die berufenen Vertreter unseres Christengottes diese Zustände klar erkannten
und die Pforten ihres Hauses der zu ihnen sich flüchtenden Zivilisation
weit öffneten, wurden sie ein für die Erhaltung der Kultur hoch-
wichtiges Element. Als Träger der Bildung und Gesittung wurde
der christliche Priester Arzt und blieb es während eines halben
Jahrtausends. Doch behielt er das Monopol des Heilgeschäftes nicht
gar lange, denn schon im 10. Jahrhundert gelangte in der italienischen
Stadt Salerno eine medizinische Hochschule zu hoher Blüte, und hier
suchten sogar die geistlichen Herren eine Abrundung und Ergänzung
ihrer medizinischen Kenntnisse zu gewinnen. Übrigens scheinen die

weltlichen Ärzte die Konkurrenz ihrer priesterlichen Kollegen nicht gar
schwer empfunden zu haben; denn schon im Beginn des 13. Jahr=
hunderts nahmen die geistlichen Behörden energische Stellung gegen den
Priesterarzt ein. Der Papst Honorius III. (1216—1227) verbot den
Klerikern die Beteiligung am Heilgeschäft ganz ernstlich (Seite 98).

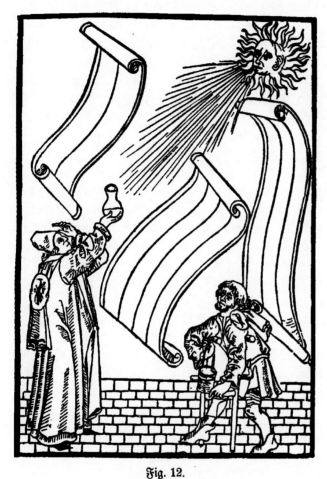

Fig. 12.
Urinbeschauender Arzt.
Aus: Hortus sanitatis. Lübeck 1492.

So finden wir denn also im Mittelalter den Geistlichen wie den
Profanen gleich eifrig bei der Ausübung der ärztlichen Praxis.

Was nun die Ausbildung des priesterlichen wie profanen Arztes
anlangt, so bewegte sich dieselbe hauptsächlich in der Kenntnisnahme

der alten griechischen, römischen und der arabischen Ärzte. Dieselben
wurden auf das eifrigste gelesen, interpretiert, exzerpiert, kommentiert. Ja,
diese Beschäftigung war für den angehenden Arzt sogar die wichtigste
während seiner ganzen Lehrzeit. Umfassendes Buchwissen galt eben
noch für das, was der junge Kollege zuallererst und in möglichst
großem Umfang erwerben sollte. Dieser Ansicht waren selbst alte, durch
die Praxis erfahrene Ärzte; so soll z. B. Rhases, der vornehmste
Heilkundige der Araber sowie eine Leuchte der mittelalterlichen Medizin
überhaupt, geäußert haben, daß das Studium von 1000 Büchern
wertvoller wäre, als das Sehen von 1000 Kranken. Doch wurde
über diesen theoretischen Studien auch die Praxis nicht vollkommen
vernachlässigt; besonders waren es das Fieber, der Puls und die Be=
schaffenheit des Urins, mit welchen der Medizin Studierende sich
gründlichst bekannt zu machen hatte. Vornehmlich die Urinschau galt
für eines der wichtigsten diagnostischen und prognostischen ärztlichen
Hilfsmittel. Während des ganzen Mittelalters war das Uringlas
der unzertrennliche Begleiter des Heilkundigen. Es spielte in jenen
Zeiten etwa dieselbe Rolle wie heut die verschiedenen Spiegelarten
und das Mikroskop. Was dem Kranken auch fehlen mochte, steckte
es ihm in den Augen oder im Magen, im Herzen oder in der Leber,
das erste, wonach der Arzt fragte, war der Urin. Ja selbst Lahme
und Krüppel konnten der ärztlichen Hilfe nur durch Besichtung ihres
Urins teilhaftig werden, wie dies das Bild Seite 141 zeigt!

Auch ein artig Verslein hatte man gemacht, welches die un=
geheure Bedeutung der Urinbeschauung aller Welt so recht klar machen
sollte. Besagtes poetisches Produkt lautet:

> Ich bin ein Doktor der Arztney
> An dem Harn kann ich sehen frey
> Was Kranckheit ein Menschen thut beladen
> Dem kann ich helfen mit Gottes Gnaden
> Durch ein Syrup oder Recept
> Das seiner Kranckheit widerstrebt
> Daß der Mensch wider werd gesund
> Arabo die Arztney erfund.

Man hatte dem Urinal eine gefällige kelchartige Form gegeben,
und der Arzt ließ auf dem an seinem Haus angebrachten Schild gar
säuberlich ein Uringlas abkonterfeien, auf daß der Kranke gleich wußte,
hier wohne ein in der ärztlichen Untersuchungsmethode hinreichend
bewanderter Heilkundiger. Wo wir in mittelalterlichen Werken

der Abbildung eines unserer Kollegen begegnen, da ist derselbe auch
stets von seinem unzertrennlichen Begleiter, dem Uringefäß, begleitet.

Übrigens war das Studium der Medizin dem kenntnisdurstigen
Jüngling keineswegs leicht gemacht. Drei Examina hatte er zu
leisten; das Bakkalaureat — etwa entsprechend dem heutigen ersten
medizinischen Examen, dem Tentamen physicum — das recht strenge
Lizentiat — das heutige Staatsexamen — und schließlich noch das
Magisterexamen — die heutige Doktorprüfung. Dafür war aber auch
ein derartig examinierter, graduierter und patentierter Diener des
Äskulap der allgemeinen Hochachtung ganz sicher. Jede Familie
war stolz darauf, ein solches medizinisches Licht sein eigen nennen zu
dürfen; stand er doch im Range eines Ritters.

Hören wir, wie z. B. Luther unseren Stand seinerzeit gerühmt
hat. Er sagt: „Daß die Ärzte Herren sind, das siehet man vor
Augen wohl, und daß man ihrer auch nicht entbehren kann, lehret
die Erfahrung wohl; daß es aber der Welt ein nützlicher, tröstlicher,
heilsamer Stand, dazu ein angenehmer Gottesdienst sei, von Gott
geschaffen und gestiftet, gibt nicht allein das Werk von ihm selber,
sondern zeigt auch die Schrift Sirach 38, da schier ein ganz Kapitel
von den Ärzten daher rühmet". (Man vgl. auch Seite 132 ff. dieses
Werkes.)

Doch erfreute sich dieser allgemeinen Achtung und Wertschätzung
nur der innere Arzt, d. h. derjenige Kollege, welcher ausschließlich sich
mit der Behandlung interner Erkrankungen befaßte, jede andere Hilfeleistung, vor allem aber die Vornahme eines jeden, auch des kleinsten
chirurgischen Handgriffes, unbedingt ablehnte. Die Chirurgie in allen
ihren Teilen galt für eine des studierten und graduierten Arztes völlig
unwürdige Beschäftigung; ja die Ausführung gewisser Operationen,
so z. B. des Steinschnittes, wurde seit alters her geradezu für ein
unehrliches Gewerbe angesehen (s. Seite 134). In dieser Mißachtung
der Wundarznei ging man sogar so weit, daß die medizinische Fakultät
zu Paris im Jahr 1350 diejenigen ihrer Studenten, welche das
Bakkalaureat machen wollten, schwören ließ, in ihrer späteren Praxis
niemals irgendwelche Operation machen zu wollen; und die Würzburger
Diözesansynode von 1298 verbot den Geistlichen nicht allein die Vornahme jeder operativen Maßnahme, sondern verlangte sogar, daß jeder
Kleriker den Ort streng meide, wo gerade eine chirurgische Handlung
vor sich ging (s. Seite 98).

Diese wunderlichen Anschauungen der studierten und graduierten Ärzte, sowie die schroffe Stellungnahme der Kirche bewirkten es nun, daß die Wundarznei in die Hände der Barbiere, Scharfrichter und fahrenden Heilgesellen geriet. So sehen wir denn viele Jahrhunderte hindurch den inneren Arzt hochgeschätzt, im Besitz aller Ehren und Würden, während der Wundarzt ein Proletarier blieb, der in Gesellschaft von allerlei unwürdigem Gelichter ein nicht bloß mißachtetes, sondern sogar unehrliches Gewerbe betrieb.

Im Volksbewußtsein hat sich die Gestalt dieses mißachteten, bramarbasierenden Wundarztes, der seine Unwissenheit vielfach durch die unerhörtesten chirurgischen Eingriffe zu ersetzen suchte, zu der Figur des bekannten Dr. Eisenbart verdichtet. Übrigens ist diese legendare Gestalt nach einem lebendigen Modell wenigstens insofern gezeichnet, als es tatsächlich einmal einen Dr. Eysenbarth (1661 bis 1727) gegeben hat. Dieser Eysenbarth ist auch Chirurg gewesen, scheint aber im übrigen sich ganz manierlich aufgeführt und sich auch im Besitz ausreichender wundärztlicher Kenntnisse befunden zu haben. Was ihm zu der komischen Rolle des eisenfressenden Wundarztes verholfen haben mag, kann ich nicht sagen.

Diese unwürdige Stellung des Chirurgie treibenden Heilbeflissenen blieb bis in die Mitte des 16. Jahrhunderts in der geschilderten Weise bestehen. Da dämmerte in einzelnen erleuchteten Köpfen die Vorstellung auf, daß die Chirurgie schließlich ja doch um nichts schlechter wie die innere Medizin sei. Allein es hatte bei schwachen Protesten dieses oder jenes verständigen Arztes vor der Hand noch sein Bewenden. Eine allgemeine prinzipielle Änderung erfolgte nicht, auch dann nicht, als man 1548 die Wundarznei treibenden Barbiere für „ehrlich" erklärte. Auch als Kaiser Rudolf II. 1577 diese Ehrlichkeitserklärung wiederholte, trat für die Chirurgie noch immer keine wesentliche Besserung ein. Sie blieb vor wie nach ein Handwerk, während ihre Schwester, die innere Medizin, mit allen Ehren der Gelehrsamkeit und Weisheit angetan war. So war es in ganz Europa, ausgenommen Italien, wo der Wundarzt in dem gleichen hohen Ansehen wie sein Kollege, der innere Kliniker, stand.

Aber es war doch insofern eine Änderung eingetreten, als der Wundarzt allmählich gegen Ende des 16. und Anfang des 17. Jahrhunderts anfing, die für sein Gewerbe notwendigen wissenschaftlichen wie technischen Eigenschaften zu betätigen. Es entstanden Chirurgenschulen, an denen die Wundarznei theoretisch wie praktisch gelehrt und die Schüler nach allen Regeln der Kunst gebildet wurden, um schließlich nach abgelegtem Examen als graduierte Wundärzte in die Praxis zu treten. Besonders war es das wundärztliche Institut des Hôtel-Dieu in Paris, welches als die Hohe Schule des damaligen Chirurgen galt. Höchst eigenartig war es dabei nur, daß die Prüfung der wundärztlichen Studierenden meist von inneren Klinikern abgenommen wurde, die doch eingestandenermaßen von dem Prüfungsgegenstand auch nicht die geringste Ahnung hatten. So räumte z. B. der große Albrecht von Haller ganz freimütig ein, daß er zwar die Wundarznei prüfe, auch an der Universität lehre, aber selbst noch niemals ein Messer oder eine Lanzette in die Hand genommen hätte, um eine Operation zu machen.

In welch geringem Ansehen trotz der wundärztlichen Schulen und Prüfungen unsere Kollegen von dem Messer noch immer standen, beweist die württembergische Prüfungsordnung des 18. Jahrhunderts, in welcher der Wundarzt zuvörderst einmal als „Barbier=Subjekt" angeredet wird. Sodann wurden von ihm, gewiß sehr gerechtfertigter Weise, die erforderlichen Kenntnisse und die Erfahrenheit in den notwendigen technischen Handgriffen verlangt. Nächstdem aber sollte der um das Patent als Wundarzt sich Bewerbende auch noch von guter und angenehmer Körperbeschaffenheit sein und über eine ausreichende Mundfertigkeit verfügen. In welcher Weise die Erfüllung dieser letzteren Forderung von den Herrn Examinatoren nun wohl festgestellt worden sein mag, davon läßt die Prüfungsordnung nichts verlauten.

In dieser untergeordneten Stellung mußte der Wundarzt bis in die neuere Zeit hinein verharren. Zwar wurden die Verhältnisse allmählich wohl besser, aber der ärztliche Stand schied sich immer noch streng in zwei Klassen: in den die medizinisch=wissenschaftliche Bildung vertretenden Stand des inneren Arztes und in den die rohe Empirie verkörpernden Beruf des Chirurgen. Erst die neuere Zeit brachte in diese wunderbaren Verhältnisse die längst gebotene Ordnung, indem sie nur einen einzigen ärztlichen Stand anerkannte, welcher all die verschiedenen Fächer der Heilkunde in sich schloß.

Die hohe Wertschätzung, welche nach dem Gesagten sonach also der innere Arzt im ganzen Mittelalter bis in die neue Zeit hinein genoß, hinderte nun aber durchaus nicht daran, daß dem jungen Heil-

künſtler, welcher die mediziniſche Hochſchule vorſchriftsmäßig durch=
gemacht hatte, mit einem gewiſſen Mißtrauen begegnet wurde. Man
traute der praktiſchen Tätigkeit des jungen Arztes, und mochte er
nach ſeinen Abgangszeugniſſen mit Gelehrſamkeit auch noch ſo voll=
gepfropft ſein, vor der Hand doch nicht ganz. Das Volk meinte ſo
in ſeinem ſchlichten Sinn, daß die noch ſo gründliche Kenntnis der
alten mediziniſchen Größen, wie des Hippokrates und des Galen, des
Rhazes und des Avicenna nun noch lange nicht für die praktiſche
Befähigung ſpreche, und man verlangte, daß die letztere erſt durch die
Anforderungen des Lebens kräftig entwickelt werde. Deshalb ſah man
in dem jungen Kollegen noch ſo etwas wie einen Verbündeten des
Totengräbers und das Sprichwort ſagt von ihm: „Ein junger Arzt
muß drei Kirchhöfe haben" (ſ. Seite 136).

Man ſah es in den größeren Städten deshalb gern, wenn der
ſtrebſame, aber noch unerfahrene Kollege ſeine heilende Tätigkeit zu=
vörderſt irgendwo auf dem Lande oder in kleinen Ortſchaften begann.
Ein Blatt des Nürnberger Ratsbuches vom 8. April 1553 rät z. B.
einem um eine ärztliche Anſtellung ſich bewerbenden jungen Heilkünſtler:
„in ainem kleinen Stetlein anzurichten und zu practiciren, biß er zu
ainer mereren erfahrung kumen und ſeinen ſtand paß vorſteen müg".

Pekuniär war der mittelalterliche Arzt meiſt nicht gerade ſchlecht ge=
ſtellt, wie ſchon das alte Sprichwort „Dat Galenus opes" andeutet. Es
gab ſehr viele fixierte Stellungen, ſowohl an den verſchiedenen Höfen,
wie in zahlreichen Städten, welche ein ſicheres Einkommen von 100
bis 180 Gulden und darüber brachten. So erhielt z. B. der Leibarzt des
Grafen Ulrich von Württemberg im Jahr 1457 jährlich in barer Münze
171 Mark und außerdem 12 Malter Korn, 12 Malter Weizen, 30
Malter Hafer und 6 Ohm Wein. Daneben durfte er ſeine Einnahmen
noch durch die Privatpraxis erhöhen. Das iſt ja für einen fürſtlichen
Leibarzt gerade keine ſonderlich glänzende Stellung; doch werden die
kleinen deutſchen Fürſtenhöfe pekuniär wohl überhaupt gar nicht in
der Lage geweſen ſein, berühmte Diener des Äskulap durch große
Gehälter an ſich zu feſſeln. Die Preiſe, welche der Kranke dem Arzt
zu zahlen hatte, ſcheinen nicht durch feſte Taxenſätze normiert geweſen
zu ſein; allerdings finden wir ja wiederholt hier und da eine behörd=
liche Regelung des Honorarweſens — ſo verordnete z. B. ſchon Kaiſer
Friedrich II., daß der Satz für die tägliche Behandlung 60 Pfennig
betragen ſolle — aber man ſcheint es oft vorgezogen zu haben, unter

Umgehung der Taxe sich vor Beginn der Behandlung über die Höhe des Honorars in freier Verabredung zu einigen.

Bei einer derartigen freien Vereinbarung erzielten aber die Heilbeflissenen zuweilen ganz erstaunlich hohe Summen; so erzählt uns z. B. Plinius, daß der frühere römische Prätor Manilius Cornutus, Legat von Aquitanien, der an einem Hautübel litt, sich mit seinem Arzt auf ein Honorar von 40000 M. geeinigt hatte.

Ganz besonders gut scheinen sich aber unter Umständen die Hof- und Leibärzte der Herrscher gestanden zu haben. Vornehmlich die orientalischen Fürsten des Altertums wie des Mittelalters dürften ihren Ärzten mit vollen Händen gegeben haben. So belohnte z. B. der erste Seleucidenfürst Seleucus (358—280 v. Chr.) den berühmten Erasistratus, den Vater der Anatomie, mit einem Honorar von 600000 M., weil er den Kronprinzen von einem schweren, rätselhaften Leiden — unglückliche Liebe — glücklich geheilt hatte. Der Leibarzt des Kaisers Claudius (10—54 n. Chr.) erhielt ein jährliches Gehalt von etwa 120000 M.

Die größten Summen möchte aber doch wohl unser in der zweiten Hälfte des 9. nachchristlichen Jahrhunderts als Leibarzt des Kalifen el-Motewekkil tätiger Kollege Bachtischua Ben Dschabril vereinnahmt haben. Wenigstens dürfen wir dies aus der unglaublichen Pracht und dem geradezu fürstlichen Aufwand schließen, den dieser Jünger des Äskulap zu treiben beliebte. So gab er z. B. einstmals zu Ehren des Kalifen ein Gastmahl, zu dem so viel Gäste geladen waren, daß an fünftausend Tischen gespeist werden mußte. Und die Reste dieses Essens wurden dann noch für 6000 Dukaten von dem Gastgeber verkauft. Doch wurde diese Prachtentfaltung dem guten Kollegen recht verhängnisvoll. Der Kalif ließ sich nämlich zwar jenes großartige Gastmahl seines Leibarztes recht gut schmecken, konfiszierte aber unmittelbar hinterher schleunigst das gesamte Vermögen desselben.

Übrigens waren derartige glänzende Einnahmen auch bei den Leibärzten immerhin Seltenheiten, und an den europäischen Fürstenhöfen des Mittelalters waren die Honorare der Medizinalpersonen meist ziemlich bescheidene, wie wir dies ja auf Seite 146 bereits in dem Beispiel des am Württemberger Hof beamteten Arztes nachgewiesen haben.

Allein das mittelalterliche Publikum scheint kein sonderlicher Zahler gewesen zu sein. War der Schmerz und das Weh des Krank-

10*

seins vorüber, dann war auch die Neigung, die Honorarzahlung zu leisten, oft genug abhanden gekommen, und der Arzt hatte das Nach-sehen.   Deshalb hatte man zur Warnung der Kollegen allerlei niedliche Sprüchlein erdacht, welche vor dem Verlust des Honorars schützen sollten.   Das eine lautete z. B.

> Accipe pecuniam dum dolet,
> Postea olet.

auf gut deutsch: „nimm das Geld solange der Schmerz währt, hinterher wird die Sache anrüchig".

Ein anderes, aus der salernitanischen Schule stammend, lehrte:

> Dum aegrotus visitatur
> Dum processus ventilatur
> Cura, te accipere;
> Nam aegroto restituto
> Et processu absoluto
> Nemo curat solvere.

Das würde also übersetzt heißen:

> Zittern Kranke um ihr Leben,
> Ist noch ein Prozeß im Schweben,
> Dann treib zur Bezahlung an;
> Ist die Krankheit überstanden,
> Der Prozeß nicht mehr vorhanden,
> Will ans Zahlen niemand dran.

Späterhin im 15. und 16. Jahrhundert waren die reichlich er-fahrenen und wissenschaftlich gebildeten Ärzte eigentlich hauptsächlich nur für das wohlhabende Publikum zu haben.   Der arme Bauer und der kleine städtische Mittelstand begnügten sich meist mit Laien-hilfe; ihnen lieferten Barbier und Scharfrichter billigen Beistand in allen Leibesnöten.   Dies kam wohl zunächst einmal daher, daß es in jenen Zeiten überhaupt noch wenig studierte und graduierte Ärzte gab; existierten z. B. doch im Jahr 1511 in Wien im ganzen nur 18 wirklich promovierte und geprüfte Ärzte.   Und dann standen diese studierten Kollegen in ihrem Bildungsgrad dem gewöhnlichen Publikum auch viel zu fern.   Machten ja doch die staatlich geprüften und kon-zessionierten Heilbeflissenen eine gar angesehene Kaste aus.   Sie durften nach der Verordnung Karls V. goldene Kette und abliges Kleid tragen und ein Wappen führen.   Derartige hohe und feine Herren waren aber für den schlichten Bürger und das armselige Bäuerlein jener Zeiten nicht die Personen, denen sie in offener Sprache ihre körper-

lichen Leiden beichten mochten. Deshalb nahmen die kleinen Leute
eben damals lieber ihre Zuflucht zum Barbier, der ihrem Bildungs=
grad näher stand, ein Mann aus ihrer Mitte war. Oder man
schlug wohl auch in einem der für jene Zeiten charakteristischen Bücher
nach, welche den Arzt ersetzen sollten, wie schon ihr Titel zeigte, der z. B.
lautete: „Apoteck für den gemeinen Mann, der die Ärzte nicht zu ersuchen
vermeg". Da konnte auch der Ärmste mit Hilfe eines der Lesekunst mäch=
tigen Schulmeisterleins oder des Seelenhirten billigen Rat sich erholen.

Schließlich dürfte die Sorge um den richtigen Eingang des
Honorars für den mittelalterlichen Arzt nicht die einzige gewesen sein,
die ihm das Leben schwer machte. Vielmehr scheint das Heilgeschäft
bis spät in die Renaissancezeit hinein von allerlei recht unangenehmen
Umständen begleitet gewesen zu sein. Vor allem herrschte bei einem
guten Teil des Publikums die ausgesprochene Neigung, den Heil=
beflissenen für etwaige üble Ausgänge des Krankheitsfalles ohne
weiteres in der brutalsten Weise zur Verantwortung zu ziehen. Es
war eben damals eine gar gewalttätige Zeit und die Neigung, für
einen erlittenen Schaden irgendwo Genugtuung zu suchen, eine ganz
gewöhnliche Erscheinung. Da nun aber zu allen Zeiten der Arzt
ohne weiteres für jeden üblen Ausgang einer Krankheit verantwortlich
gemacht worden ist und auch heut noch verantwortlich gemacht wird,
so war man schnell bei der Hand an dem Heilkundigen sein Mütchen
zu kühlen, falls der Verlauf oder Ausgang der Krankheit dem ver=
ehrlichen Publikum nicht in den Kram paßte.

Übrigens hatte man auch versucht, die Haftpflicht des Arztes in
gesetzliche Formen zu bringen. So hat z. B. der Westgotenkönig
Theodorich (419—451) eine ganze Reihe von Gesetzen erlassen, welche
sich mit dieser Materie beschäftigen. In ihnen wurde, wenn
man so sagen darf, die Ersatzleistung des ärztlichen Standes offiziell
als selbstverständlich anerkannt und gesetzlich kodifiziert. Was sich der
arme Kollege da alles gefallen lassen mußte, ist ganz erstaunlich. So
mußte z. B. der Arzt, wenn er zur Behandlung einer Wunde oder
Krankheit gerufen worden war, zunächst eine Kaution stellen. War
nun der Erfolg der Behandlung nicht so, wie ihn der Patient erwartet
hatte, so war nicht allein die hinterlegte Geldsumme verloren, sondern
der unglückliche Heilkünstler bekam auch kein Honorar. Ja, endete
die Sache mit dem Tod des Kranken, dann hatte für den Arzt gar
oft auch das letzte Stündlein geschlagen; denn das westgotische

Gesetz überließ in gewissen Fällen den Jünger des Äskulap ohne
weiteres den ergrimmten Angehörigen des Verblichenen. Das war
z. B. immer der Fall, wenn ein Adliger nach Vornahme eines Ader=
lasses starb! War aber die Kur bei einem Leibeignen nicht nach dem
Wunsch von dessen Besitzer ausgefallen, so war der Arzt alsbald auch
haftpflichtig; denn jedenfalls mußte der üble Ausgang ja doch durch
die Nachlässigkeit oder Unfähigkeit des Arztes geschehen sein, und des=
halb schien es nicht mehr wie billig, daß derselbe nunmehr auch den
entstandenen Schaden zu vergüten habe.

Es erinnern diese Gesetzesparagraphen lebhaft an analoge Vor=
schriften des Gesetzbuches von Hammurabi, dem alten assyrischen Herrscher
(2500 v. Chr.).

Da nun aber die westgotischen Gesetze in vielen Teilen des
Abendlandes bis in das 11. Jahrhundert galten, so war der mittel=
alterliche Arzt gewiß nicht auf Rosen gebettet.

Übrigens fragte man in vielen Fällen auch gar nicht nach einem
Gesetzesparagraphen, sondern man ging dem Arzt einfach aus eigenster
Machtvollkommenheit zu Leibe. So geschah dies, als im 6. Jahr=
hundert eine entsetzliche Seuche Europa durchzog, der auch die Königin
Austrigildis von Burgund erlag; da wurden alsbald ihre Leibärzte
und etwaigen Konsiliarien getötet.

Der bekannte Kalif Elmanur traktierte den weltberühmten
arabischen Arzt, die Leuchte der orientalischen Medizin, Rhazes (850
bis 932) mit Peitschenhieben, und zwar in so gründlicher Weise, daß
der große Heilkundige erblindete.

Recht schlimm erging es auch im Jahr 1337 einem unserer
Breslauer Kollegen. In jenem Jahr litt nämlich König Johann von
Böhmen an einer Sehstörung und konsultierte ob dieser Beschwerden
einen weit und breit berühmten Augenarzt unserer Stadt. Der König,
der mit großen Hoffnungen die Breslauer medizinische Größe in
Anspruch genommen hatte, sah sich aber in seinen Hoffnungen getäuscht,
denn auch der Kunst des Breslauer Äskulap wollte die Heilung nicht
gelingen. Darob ergrimmte er dermaßen, daß er den armen Kollegen
einfach in die Oder werfen ließ.

Noch schrecklicheres widerfuhr einem Hamburger Kollegen, dem
Arzt Veithes, im Jahr 1521. Besagter Veithes wurde nämlich von
einer Hebamme zu einer Geburt gerufen, deren schwierigen Verhält=
nissen die Wehmutter nicht gewachsen war. Da nun die Ausführung

geburtshilflicher Operationen von dem praktischen Arzt damals meistens nicht geübt, sondern den Chirurgen überlassen wurde, so verkleidete sich unser Kollege als Hebamme und vollendete so die Geburt in einer für Mutter wie Kind sehr erfreulichen Weise. Allein der gute Beithes hatte mit dem Unverstand seiner Zeitgenossen nicht gerechnet; denn kaum wurde ruchbar was geschehen war, so packte man ihn flugs und ließ ihn den Feuertod sterben.

Zu einer förmlichen Kalamität wuchs sich diese Gewalttätigkeit des Publikums aber zuzeiten einer Epidemie aus. Nahm die Seuche einen größeren Umfang an und gelang deren Beseitigung nicht bald, so brachen für das Heilpersonal gar üble Tage an. Denn das Volk suchte nach einem Sündenbock, dem es die Schuld für die öffentlichen Leiden aufhalsen konnte. Und da schwankte die Wahl stets nur zwischen Juden und Ärzten. Einer von beiden, Semit oder Heil= künstler, war auf alle Fälle der Schuldige, und auf wen gerade die Wahl fiel, der wurde gemißhandelt bis aufs Blut oder gar erschlagen, wenn nicht bei lebendigem Leibe verbrannt. Am meisten befriedigt fühlte sich aber das Volksbewußtsein, wenn es gelang Schuldige zu finden, die Jude und Arzt in einer Person vereinten. Dann war man sicher, den Hauptschuldigen erwischt zu haben, und ein fröhliches Morden und Brennen konnte alsbald beginnen. So wurden z. B. in Prag im Jahr 1161 bei Gelegenheit eines großen Sterbens 86 jüdische Ärzte zusammengeholt und insgesamt bei lebendigem Leibe verbrannt. Der Haß gegen die Juden im allgemeinen und gegen unsere jüdischen Kollegen im speziellen mußte eben während des Mittelalters ab und zu einmal eine eruptive Betätigung zeitigen, da er von der Kirche ganz besonders genährt und gepflegt wurde. Erklärte dieselbe doch jede Inanspruchnahme eines jüdischen Arztes für eine Sünde. So ließ sich z. B. Geiler von Kaisersberg (1445—1510), Professor und Doktor der Gottesgelehrtheit, in einer seiner berühmten Predigten vernehmen wie folgt:

„Etliche die lauffen zu den Henckmessigen Juden und bringen ihn den harn und fragen sie umb rath. Welches doch hoch verbotten ist, das man kain Artzeney sol von den Juden gebrauchen, es sey den sach, das man sonst kein Artzet mag haben".

Übrigens hinderte diese feindliche Stellung der Kirche gegenüber den jüdischen Heilbeflissenen selbst das Haupt der Christenheit etliche Male nicht daran, sich jüdische Leibärzte zu halten, wofern dieselben

durch ihr Wissen und ihre praktische Tätigkeit nur treue Wächter des
päpstlichen Leibes zu sein verhießen. So hatte z. B. Benedikt XIII.
(1324) den Juden Josua Harlocki als Leibarzt.

Übrigens waren die Ärzte beim Ausbruch von Seuchen, wie solche
im Mittelalter so oft und in den furchtbarsten Formen Europa
durchzogen, auch noch in anderer Weise schwer gefährdet. Denn die
ständige Beschäftigung mit Pestkranken, die Untersuchung derselben,
die Prüfung der Pestexkremente u. dgl. m. brachten gar vielen Heil=
kundigen durch Ansteckung den Tod oder schweres Siechtum. Und des=
halb suchte sich das Heilpersonal durch allerlei Vorkehrungen vor der
Ansteckung zu hüten; so trug man lederne Anzüge; schützte Mund und
Nase durch schnabelartige Respiratoren, welche mit stark duftenden
Ingredienzien gefüllt waren; setzte vor die Augen unförmliche Brillen;
bewaffnete die Hände mit Handschuhen und trug schließlich noch einen
Stock, mit dem man auf die mit dem Pestkranken in Berührung kom=
menden Dinge nur zeigte, ohne sie selbst zu berühren. Der Arzt in
solch einer Pestlivree sah allerdings abenteuerlich genug aus, wie das
Bild auf Seite 153 dartut.

Diese Pestvermummung scheint nun aber der zeitgenössischen
Bevölkerung mißfallen zu haben. Wenigstens deutet das halblateinische,
halbdeutsche Sprüchlein, welches neben dem Pestkollegen auf unserem
Bild zu lesen ist, ganz deutlich auf eine Mißstimmung des damaligen
Publikums hin. Trotzdem scheinen aber Ärzte, wie schließlich über=
haupt alle, die mit ansteckenden Kranken irgendwie in Berührung
kamen, sich bei großen Epidemien immer wieder ähnlicher Schutz=
kleidungen bedient zu haben. So gingen z. B. im Anfang des
19. Jahrhunderts, als die Cholera ihren ersten verheerenden Zug
durch Europa machte, die Ärzte in Wachstuchanzügen mit Masken
vor dem Gesicht in die Cholerahäuser. Übrigens geschah dies von
seiten der Ärzte nicht etwa bloß zu ihrem eigenen Schutz, sondern das
Publikum verlangte schließlich zu seiner Sicherheit sogar derartige Vor=
kehrungen; denn man fürchtete, daß ein Arzt, der in der nämlichen
Kleidung zuerst zu einem Cholerakranken und dann zu einem ander=
weitigen Erkrankten ginge, leicht die Cholera in andere Häuser ver=
schleppen könnte. Ja, am Ende suchte jeder einzelne durch allerlei
Vorkehrungen an seiner Toilette sich gegen das Choleragift zu
schützen. Man trug ganz allgemein Leibbinden, Wachstuchröcke, dicke
Schuhe, unter Umständen wohl auch noch Masken. Der Volkswitz

nahm sich schließlich sogar noch dieser Cholera=Präventiv=Bestrebungen an und brachte seine humorvolle Auffassung in Karrikaturen recht

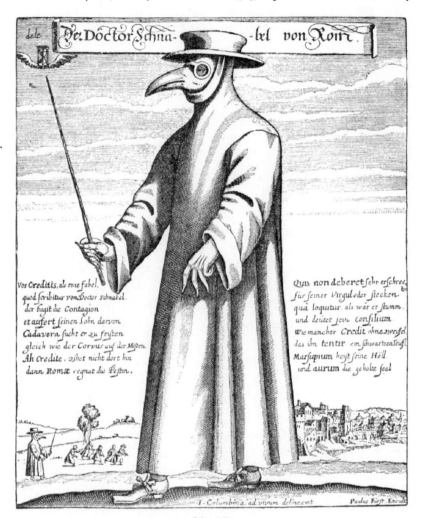

der Doctor Schna- bel von Rom.

Vos Creditis, als eine fabel.
quod scribitur vom Doctor schnabel.
der fugit die Contagion
et auffert seinen Lohn darvon.
Cadavera sucht er zu fristen
gleich wie der Corvus auf der Misten.
Ah Credite, zihet nicht dort hin
dann Romæ regnat die Pestin.

Quis non deberet sehr erschrec.
für seiner Virgul oder stecken.
quâ loquitur als wär er stumm.
und deutet sein consilium
Wie mancher Credit ohne zweiffel
das ihn tentir ein schwarzer Teuffl
Marsupium heyst seine Höll
und aurum die geholte seel.

J. Columbina ad vivum delineavit   Paulus Fürst Excud.

Fig. 13.
Ein Arzt in Pestkleidung
zur Zeit der großen Pest in Rom im Jahr 1656.
München, Kupferstichkabinett. Vergleiche auch Peters, Der Arzt.
Leipzig 1900. Seite 58.

ergötzlich zum Ausdruck. Es ist mir geglückt, zwei derartige Cholera=Karrikaturen in der Breslauer Stadtbibliothek aufzufinden. Dieselben sind voraussichtlich schon im ersten Drittel des 19. Jahrhunderts als

Flugblätter erschienen. Leider fehlen alle Angaben über Verfasser, Druckort und Jahr. Die beiden Blätter sind mit der Hand kolorierte Lithographien und stellen je einen Mann und eine Frau dar, ausgestattet mit allen damals dringend empfohlenen Präventiv-Vorschlägen. Mit Erlaubnis des Direktors der Breslauer Stadtbibliothek, Herrn Professor Dr. Markgraf, reproduziere ich im nebenstehenden Bild das eine dieser Blätter, und zwar dasjenige, welches die Cholerafrau darstellt, jedoch ohne Farben.

Das Original trägt folgende Unterschrift, ohne welche die Einzelheiten des Bildes kaum verständlich sein dürften. Dieselbe lautet:

„Über Flanellbinden einen kupfernen Brustfleck, ein Mieder aus „Gumi-Elasticum. Über dem Kleide einen Gürtel von kleinen Ziegel-„steinen mit einer hintennach fliegenden Schleife aus Wachsstoff. „Unterbeinkleider, am Fuße drei doppelte mit Kräutersäckchen garnirt. „Schuhe und Überschuhe mit Wärmflaschen. In großen runden „Gigot-Ermeln hat sie Tücher, Flanell, Bürsten, Sandsäcke u. s. w. „eingepackt. Um den Hals ein Collier aus Salzsteinen und Pfeffer-„körnern. In den drei Haarflechten hat sie Essigfläschen, Chlorkalk-„Töpfe und Suppentassen stehen. Oben an der Spitze eine kleine „Windmühle um die Luft zu reinigen. In den Ohren Gehänge von „Zwiebeln und kleinen Knoblauch, woran als Stein-Sevigné ein „Kampherfläschchen. Ein Band, welches unter dem Kinn zugebunden „wird, aus Wachholderbeeren und Parfümflaschen. In der einen „Hand ein Körbchen mit einem ökonomischen Feuerheerd, Ziegeln, „Wasserkrüge u. s. w. In der andern Hand einen aufgespannten „Sonnenschirm mit einem Wachholderzweige, kleine Säcke mit Chlor-„kalk hängen an den Fischbeinen, und an der Spitze ist eine Noth-„glocke angebracht. Ihr Schooßhündchen läuft hinterher mit einer „Cholera-Binde um den Leib, den Schweif mit Fliederzweigen geschmückt, „und die Füße in Socken. In dem Maule trägt es einen Stock, an „dessen Enden ein Lavement-Apparat und Waschbecken hängen. Um den „Hals trägt es eine Kupferplatte mit der Inschrift: „Nur keine Furcht".

Zu den oben genannten, die Existenz unserer Kollegen schwer bedrohenden Anschauungen kamen nun noch andere Momente, welche zwar den Arzt nicht gerade an Leib und Leben schädigten, aber ihm durch Ärger und Verdruß das Leben recht schwer machen konnten. Vor allem ist hier der Kampf mit dem Kurpfuschertum zu nennen. Die pfuschende Laienmedizin hatte eigentlich seit den Römerzeiten nie aufgehört, aber im Mittelalter einen ganz bedenklichen Umfang genommen. (Man vgl. Seite 136 ff. dieses Werkes.) Und leider trug an diesem Anwachsen die zünftige Medizin selbst zu einem großen Teile die Schuld. Denn

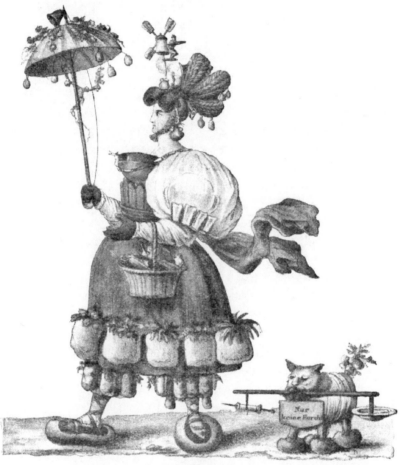

Fig. 14.
Karrikatur auf eine mit allen Cholera-Präventiv-Vorschlägen ausgestattete Frau.
Aus der Bibliothek der Stadt Breslau.
(Die Erklärung findet sich auf der nebenstehenden Seite 154.)

unbegreiflicherweise war der studierte Arzt von der ganz verkehrten Ansicht beherrscht, daß für einen wissenschaftlich, akademisch gebildeten Heilkundigen nur die innere Medizin ein würdiger Gegenstand sei. Alle anderen Zweige der Heilkunde, vornehmlich die Chirurgie, galten für weit unter der Würde eines studierten Arztes stehend und wurden

deshalb einem niederen Heilpersonal oder dem Pfuscher überlassen.
Besonders waren der Stein= und Bruchschnitt, das Staroperieren und
Augenbehandeln u. a. m. Dinge, welche ein graduierter Mediziner
nun und nimmermehr geübt haben würde (s. Seite 134, 143). Was blieb
da den Kranken übrig, als beim Pfuscher die Hilfe zu suchen, welche die
zünftige Medizin versagte? Wenn aber wirklich einmal ein studierter
Kollege das herrschende Vorurteil überwunden und eine der verpönten
medizinischen Handlungen unternommen hatte, dann riskierte er, daß
die Pfuschergesellschaft ihn an Leib und Leben zu treffen suchte. So
berichtet z. B. Fabricius ab Aquapendente, ein bekannter Arzt des
16. Jahrhunderts, daß er die Staroperation nicht mehr üben mochte,
aus Furcht vor den Verfolgungen der fahrenden Augenärzte.

Auf den vorstehenden Seiten haben wir die wissenschaftliche
Bildung und Erziehung, die praktische Tätigkeit und endlich die soziale
wie ökonomische Stellung des Arztes im Altertum wie Mittelalter
geschildert. Diese unsere Darstellung würde aber unvollständig bleiben,
eine empfindliche Lücke zeigen, wenn wir nicht noch der Beziehungen
gedenken wollten, welche während des Mittelalters unser Stand zu
der christlichen Kirche unterhalten hat. Denn der christliche Gedanke
hat von Anfang der mittelalterlichen Zeit bis in das 17. Jahrhundert
hinein so vollständig das Denken und Handeln der abendländischen
Menschheit beherrscht, daß wir genötigt sind, nun noch zu betrachten,
in welcher Weise sich denn Kirche und Arzt zueinander verhalten
haben mögen. Wir werden uns hierbei aber kurz fassen dürfen, da
wir ja bereits die allgemeinen Verhältnisse, in welche Medizin und
Christentum zueinander getreten sind, eingehend untersucht haben.
(Man vgl. Seite 91 ff. dieses Werkes Vorlesung V.)

Die Beziehungen zwischen Arzt und Christentum beginnen zunächst
damit, daß die Kirche, wie sie dies ja wohl mit allen Berufsarten
und Ständen auch so gehalten hat, den Arzt dem Schutz und der Auf=
sicht der Heiligen überantwortet hat. Und zwar wurden aus der gewal=
tigen Schar der himmlischen Würdenträger zwei arabische Brüder,
Cosmas und Damian, mit diesem Vertrauensamt bekleidet. Doch
scheint die Existenz genannten Brüderpaares mehr eine legendare als
wirkliche zu sein. Wenigstens haben auch die gelehrtesten Kirchen=
historiker bisher nicht vermocht, verläßliche und beglaubigte Nachrichten
über die Lebensschicksale jener Heiligen beizubringen. Allerdings wird
ja erzählt, daß Cosmas und Damian in Arabien geboren seien und

in Syrien Medizin studiert hätten. Alsdann sollten sie durch ihren
überaus großen christlichen Eifer und Glauben zu allerlei Wunder=
kuren befähigt worden sein und in Ägeä in Cilicien diese ihre treff=
lichen Fähigkeiten in der uneigennützigsten Weise ihren Mitbürgern
gespendet haben. Leider wurde diese ihre rühmenswerte Tätigkeit
schnell und schmählich unterbrochen; denn bei der großen Christen=
verfolgung unter Diocletian im Jahr 303 ereilte sie beide ein qual=
voller Märtyrertod. Doch setzten sie auch nach ihrem Abscheiden das
Heilgeschäft noch fort, sintemalen an ihren Gräben allerlei erstaunliche
medizinische Wunder sich ereigneten und alle Kranken dort stets die
ihnen zusagende Medizin fanden. Das wären ja nun gewiß voll=
kommen hinreichende Qualitäten, um jenem medizinisch gebildeten
Brüderpaar die Gloriole des Heiligen zu verleihen, und ihnen als
ihren besonderen Wirkungskreis das Patronat über die Ärzte und
Apotheker zu sichern. Leider ist aber der Befähigungsnachweis
lediglich von Legende und Sage und nicht von der Geschichte erbracht
worden, und es ist überhaupt mehr wie fraglich, ob es jemals einen
Cosmas und Damian gegeben hat. Es ist viel wahrscheinlicher,
daß wir in jenen beiden heiligen Ärzten nichts weiter zu erblicken
haben, als die in das Christliche übernommenen alten griechischen
Ärzte Machaon und Podaleirios, welche ja bekanntlich für das
Griechentum die nämliche Bedeutung hatten, wie Cosmas und Damian
für die katholische Kirche. (Man vgl. Seite 131 dieses Buches.)
Übrigens kann uns in dieser unserer Bewertung des genannten
Brüderpaares der Umstand nicht beirren, daß die Köpfe und noch
einige Körperteile der heiligen Ärzte in München in der Jesuitenkirche
aufbewahrt werden und in Rom eine stattliche Kirche sich findet, die
jenen beiden arabischen Kollegen geweiht ist und in der alljährlich am
27. September zu Ehren derselben ein großes Fest gefeiert wird.

Erinnern wir uns jetzt noch, daß sogar unter den Aposteln ein
Heilbeflissener genannt wird, nämlich Lucas der Vielgeliebte, so haben
wir Ärzte gewiß allen Grund, mit der himmlischen Vertretung unseres
Standes zufrieden zu sein. Drei überirdische Sachwalter und noch
dazu von solchem Rang in der heiligen Hierarchie wie ihn Lucas,
Cosmas und Damian bekleiden, können uns vollkommen genügen.
Wünschenswert wäre es allerdings sehr, wenn diese unsere Vertreter
ihres Patronats etwas lebhafter sich annehmen wollten, als wie
bisher. Wenigstens spricht der Notstand, mit welchem der ärztliche

deshalb einem niederen Heilperſonal oder dem Pfuſcher überlaſſen. Beſonders waren der Stein= und Bruchſchnitt, das Staroperieren und Augenbehandeln u. a. m. Dinge, welche ein graduierter Mediziner nun und nimmermehr geübt haben würde (ſ. Seite 134, 143). Was blieb da den Kranken übrig, als beim Pfuſcher die Hilfe zu ſuchen, welche die zünftige Medizin verſagte? Wenn aber wirklich einmal ein ſtudierter Kollege das herrſchende Vorurteil überwunden und eine der verpönten mediziniſchen Handlungen unternommen hatte, dann riskierte er, daß die Pfuſchergeſellſchaft ihn an Leib und Leben zu treffen ſuchte. So berichtet z. B. Fabricius ab Aquapendente, ein bekannter Arzt des 16. Jahrhunderts, daß er die Staroperation nicht mehr üben mochte, aus Furcht vor den Verfolgungen der fahrenden Augenärzte.

Auf den vorſtehenden Seiten haben wir die wiſſenſchaftliche Bildung und Erziehung, die praktiſche Tätigkeit und endlich die ſoziale wie ökonomiſche Stellung des Arztes im Altertum wie Mittelalter geſchildert. Dieſe unſere Darſtellung würde aber unvollſtändig bleiben, eine empfindliche Lücke zeigen, wenn wir nicht noch der Beziehungen gedenken wollten, welche während des Mittelalters unſer Stand zu der chriſtlichen Kirche unterhalten hat. Denn der chriſtliche Gedanke hat von Anfang der mittelalterlichen Zeit bis in das 17. Jahrhundert hinein ſo vollſtändig das Denken und Handeln der abendländiſchen Menſchheit beherrſcht, daß wir genötigt ſind, nun noch zu betrachten, in welcher Weiſe ſich denn Kirche und Arzt zueinander verhalten haben mögen. Wir werden uns hierbei aber kurz faſſen dürfen, da wir ja bereits die allgemeinen Verhältniſſe, in welche Medizin und Chriſtentum zueinander getreten ſind, eingehend unterſucht haben. (Man vgl. Seite 91 ff. dieſes Werkes Vorleſung V.)

Die Beziehungen zwiſchen Arzt und Chriſtentum beginnen zunächſt damit, daß die Kirche, wie ſie dies ja wohl mit allen Berufsarten und Ständen auch ſo gehalten hat, den Arzt dem Schutz und der Auf= ſicht der Heiligen überantwortet hat. Und zwar wurden aus der gewal= tigen Schar der himmliſchen Würdenträger zwei arabiſche Brüder, Cosmas und Damian, mit dieſem Vertrauensamt bekleidet. Doch ſcheint die Exiſtenz genannten Brüderpaares mehr eine legendare als wirkliche zu ſein. Wenigſtens haben auch die gelehrteſten Kirchen= hiſtoriker bisher nicht vermocht, verläßliche und beglaubigte Nachrichten über die Lebensſchickſale jener Heiligen beizubringen. Allerdings wird ja erzählt, daß Cosmas und Damian in Arabien geboren ſeien und

in Syrien Medizin studiert hätten. Alsdann sollten sie durch ihren
überaus großen christlichen Eifer und Glauben zu allerlei Wunder=
kuren befähigt worden sein und in Ägeä in Cilicien diese ihre treff=
lichen Fähigkeiten in der uneigennützigsten Weise ihren Mitbürgern
gespendet haben. Leider wurde diese ihre rühmenswerte Tätigkeit
schnell und schmählich unterbrochen; denn bei der großen Christen=
verfolgung unter Diocletian im Jahr 303 ereilte sie beide ein qual=
voller Märtyrertod. Doch setzten sie auch nach ihrem Abscheiden das
Heilgeschäft noch fort, sintemalen an ihren Gräben allerlei erstaunliche
medizinische Wunder sich ereigneten und alle Kranken dort stets die
ihnen zusagende Medizin fanden. Das wären ja nun gewiß voll=
kommen hinreichende Qualitäten, um jenem medizinisch gebildeten
Brüderpaar die Gloriole des Heiligen zu verleihen, und ihnen als
ihren besonderen Wirkungskreis das Patronat über die Ärzte und
Apotheker zu sichern. Leider ist aber der Befähigungsnachweis
lediglich von Legende und Sage und nicht von der Geschichte erbracht
worden, und es ist überhaupt mehr wie fraglich, ob es jemals einen
Cosmas und Damian gegeben hat. Es ist viel wahrscheinlicher,
daß wir in jenen beiden heiligen Ärzten nichts weiter zu erblicken
haben, als die in das Christliche übernommenen alten griechischen
Ärzte Machaon und Podaleirios, welche ja bekanntlich für das
Griechentum die nämliche Bedeutung hatten, wie Cosmas und Damian
für die katholische Kirche. (Man vgl. Seite 131 dieses Buches.)
Übrigens kann uns in dieser unserer Bewertung des genannten
Brüderpaares der Umstand nicht beirren, daß die Köpfe und noch
einige Körperteile der heiligen Ärzte in München in der Jesuitenkirche
aufbewahrt werden und in Rom eine stattliche Kirche sich findet, die
jenen beiden arabischen Kollegen geweiht ist und in der alljährlich am
27. September zu Ehren derselben ein großes Fest gefeiert wird.

Erinnern wir uns jetzt noch, daß sogar unter den Aposteln ein
Heilbeflissener genannt wird, nämlich Lucas der Vielgeliebte, so haben
wir Ärzte gewiß allen Grund, mit der himmlischen Vertretung unseres
Standes zufrieden zu sein. Drei überirdische Sachwalter und noch
dazu von solchem Rang in der heiligen Hierarchie wie ihn Lucas,
Cosmas und Damian bekleiden, können uns vollkommen genügen.
Wünschenswert wäre es allerdings sehr, wenn diese unsere Vertreter
ihres Patronats etwas lebhafter sich annehmen wollten, als wie
bisher. Wenigstens spricht der Notstand, mit welchem der ärztliche

Stand gegenwärtig so schwer zu kämpfen hat, gerade nicht dafür,
daß unsere himmlischen Standesgenossen an maßgebender Stelle unsere
Interessen mit der nötigen Wärme vertreten möchten.

Diese beiden heilig gesprochenen arabischen Ärzte spielen nun in
der mittelalterlichen ärztlichen Welt keine kleine Rolle. Wir begegnen
ihnen überall. Unsere damaligen Kollegen tauften ihre Kinder gern

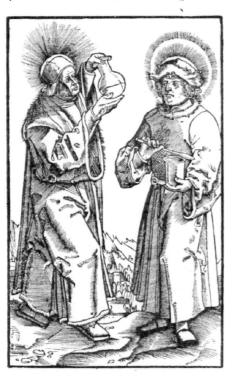

Fig. 15.
Cosmas und Damian,
die Schutzheiligen des Arztes und Apothekers.
Nach Gersdorff, Feldtbuch der Wundtarztney.
Straßburg 1517. Titelbild.

auf die Namen Cosmas oder
Damian. Der Namenstag der
Heiligen erfreute sich in ärzt=
lichen Kreisen ganz besonderer
Beliebtheit und galt vielen
als ein Glückstag. Ihre
Bilder waren in den Zimmern
der Heilkundigen häufig zu
sehen. Ja sogar in den medi=
zinischen Büchern jener Tage
treffen wir sie oft genug an.
So trägt z. B. das bekannte
„Feldtbuch der Wundtarzney"
von Hans von Gersdorff
(Ende des 15. bis Anfang
des 16. Jahrhunders), eines
der besten deutschen chirur=
gischen Handbücher der da=
maligen Zeit, auf dem Titel=
blatt die Abbildungen jener
beiden Heiligen, und zwar in
recht gutem Holzschnitt. Die
nebenstehende Figur 15 bringt,
allerdings in verkleinertem
Maßstab, eine Reproduktion
dieser Gersdorffschen Darstellung. Die links stehende Person dürfte
wohl der Patron der Ärzte sein, wie das in ihren Händen befindliche
Uringlas zeigt, während der mit Salbentopf und Salbenlöffel be=
waffnete rechts stehende Mann der Schutzheilige der Apotheker ist.
Daß beide in der Tracht mittelalterlicher Patrizier sich uns vorstellen,
hat nichts Auffallendes. Es war ja damals Sitte, Angehörige längst
vergangener Zeiten in mittelalterliches Gewand zu kleiden. Und

schließlich würde ja auch der Heiligenschein, welcher die Häupter beider Figuren krönt, deutlich genug für die hohe himmlische Stellung zeugen.

Aber der ärztliche Stand bewies während des ganzen Mittel= alters seine streng kirchliche Gesinnung nicht allein durch die seinen beiden Schutzheiligen bezeugte Ehrfurcht, sondern auch noch auf mancherlei andere Weise. Das zeigt sich vornehmlich in der derzeitigen medizinischen, wie naturwissenschaftlichen Literatur. Denn in derselben begegnen wir durchgängig einem großen Respekt vor der Bibel. Was das Buch der Bücher über Krankheiten, sowie über sonstige Natur= erscheinungen berichtet, gilt unserem damaligen Kollegen für unbedingte Wahrheit. Wir finden niemals das Bestreben, die Vorgänge im menschlichen Körper durch eigene Beobachtungen aufzufassen und kritisch zu betrachten, sondern stets ist der Arzt des Mittelalters bereit, das, was ihm die Natur zeigt, im biblischen Sinne zu deuten. Dementsprechend stützt er sich in seinem literarischen Schaffen auch gern auf Bibelzitate, und es macht fürwahr einen wundersamen Ein= druck, wenn man mitten in einer langatmigen mit philosophischen Spekulationen, scholastischen Spitzfindigkeiten und grundgelehrten Zitaten aus Hippokrates und Galen, Rhazes und Averrhoes gespickten Abhandlung als letzten beweisenden Trumpf eine Bibelstelle findet. Ja selbst solch ein Draufgänger wie Paracelsus (1491—1541), der doch weder vor wissenschaftlichen noch vor kirchlichen Autoritäten auch nur die geringste Achtung betätigte, steht nicht an, in seinen Schriften gar oft Gottes und der Bibel zu gedenken. So lautet z. B. eine Stelle seines Werkes „Von des Arztes Tugent": „Die aber anders handeln, als die Schrift ausweist, dieselben sind mit viel Jammer und Elend umgeben".

Neben den Hinweisen auf die Bibel fehlt es aber auch nicht an Bezugnahmen auf die Heiligen. Da ja bekanntlich die Kirche und der Volksglaube die verschiedensten Krankheitsformen mit gewissen Heiligen in die engsten Beziehungen gebracht hatten, so ist es gar nichts Seltenes, daß ein mittelalterlicher medizinischer Autor bei Besprechung irgendeiner Krankheit auch den Schutzheiligen dieses Gebrechens in die Darstellung hereinzieht und sogar ein Stoßgebetlein zu ihm mit unterfließen läßt. Ja, um die medizinische Bedeutung des betreffenden himmlischen Sachwalters in das rechte Licht zu setzen, bringt unser Kollege wohl auch noch das Konterfei desselben bei. So finden wir z. B. in dem Feldbuch des Hans von Gersdorff bei

Besprechung des sogenannten heißen Brandes, damals als „Skt. Antonien Feür" wohl bekannt, den heiligen Antonius leibhaftig dargestellt, und zwar in einem recht annehmbaren Holzschnitt. Dieser medizinisch bewährte Antonius ist Antonius der Große (251—356) und darf nicht mit dem heiligen Antonius von Padua (1195—1231) verwechselt werden. Schließlich kennzeichnet auch das am linken Fuß unserer Figur befindliche Schwein den Heiligen als den sogenannten großen Antonius; denn gerade dieser wird gern in Begleitung eines Schweines zur Darstellung gebracht. Welcher Umstand nun aber wohl dieses Tier dem guten Antonius als Gefährten zugesellt haben mag, kann ich nicht sagen. Allerdings wird unser Antonius ja auch als Beschützer der Tiere genannt; aber warum man ihm ob dieser seiner veterinären Befähigung gerade das Schwein und nicht lieber einen anderen salonfähigeren Vertreter der Tierwelt beigegeben hat, ist so ohne weiteres eigentlich wohl doch nicht verständlich. Einen Grund wird es ja wohl allerdings haben, doch interessiert uns derselbe weiter nicht und wollen wir daher diesen Punkt auf sich beruhen lassen.

Übrigens scheint auf unserer Abbildung (vgl. Seite 161) der Heilige gerade in der Ausübung seiner ärztlichen Obliegenheiten begriffen zu sein. Wenigstens naht ihm ein Mensch, der eine Bittschrift überreicht. Offenbar leidet der Supplikant an dem „Skt. Antoni Feür", denn er trägt das rechte Bein in einer Stelze und in der rechten Hand eine Krücke. Dabei ist der Kranke von auffallend kleiner Figur, während der Heilige, von schöner, kräftiger Gestalt, etwa 3 mal so groß ist wie sein Patient. Wahrscheinlich soll durch diese Größenunterschiede wohl der Abstand gezeigt werden, der zwischen einem staubgeborenen Erdenwurm und dem himmlischen Helden besteht. Warum aber Antonius bei dieser Konsultation in einem Buch liest, wie er dies auf dem Bild doch nun einmal tut, ist nicht recht ersichtlich. Sollte der Fall vielleicht gar ein besonders schwieriger gewesen sein und deshalb den himmlischen Arzt veranlaßt haben, schnell einmal aus einem einschlägigen Werk eine kleine Unterweisung sich zu holen?

Über dem Bild findet sich nun noch ein Stoßgebetlein zu dem Heiligen, welches lautet:

> O hehlger herr Antony groß
> Erwürb uns' gnad on underloß
> Abloß der sünd, gots huld und gunst
> Behüt uns vor deim schweren brunst.

So verkörpert denn unser Bild in recht sprechender Weise den Geist, der in den mittelalterlichen medizinischen Werken weht.

Nun darf man aber keineswegs unseren braven mittelalterlichen Kollegen daraus einen Vorwurf machen wollen, daß sie die medizinischen Dinge ausschließlich theistisch und nicht realistisch ansahen und auffaßten. Denn wir müssen nicht vergessen, daß während des ganzen Mittelalters und noch im Beginn der neuen Zeit der christliche Gedanke ausschließlich Herz und Geist beherrschte; und zwar in der strengsten dogmatischen Form. Da war von einer irgendwie selbständigen Auffassung oder kritischen Betrachtung der christlichen Heilssätze nicht die Rede, vielmehr war der Glauben in die starrsten, unnachgiebigsten Formen gekleidet. Wo aber ein solcher Geist herrscht, da kann eine freie, selbständige Auffassung auf keinem Gebiet des menschlichen Wissens sich regen; denn das religiöse Dogma drückt jeden freien Gedanken mächtig zu Boden. Wer aber die medizinisch-naturwissenschaftlichen Erscheinungen nur mit den Augen des Glaubens anschaut, der verliert darüber

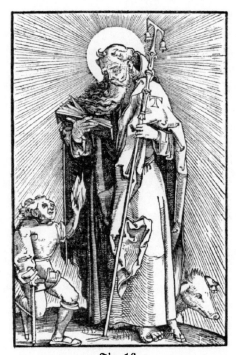

Fig. 16.
Der heilige Antonius der Große,
der Schutzpatron für Leute, die am heißen
Brand erkrankt sind.
Aus: Hans von Gersdorff, Feldtbuch der
Wundarztney. Straßburg 1517. Blatt XV v.

den Blick für das irdische Wesen derselben rettungslos. Denn die medizinische Erkenntnis kann nur da gedeihen, wo der forschende Blick von keiner Fessel beengt der Erscheinungen sich drängende Menge vorurteilslos und kritisch durchmustern darf. Am allerwenigsten kann der nach medizinischer Erkenntnis ringende Geist aber die Fesseln vertragen, welche Religion und Philosophie ihm so oft aufgedrängt haben.

So handelte der mittelalterliche Arzt denn unter dem allmächtigen Zwange des Zeitgeistes, als er selbst in seinen literarischen Produkten den Forderungen des dogmatischen Christentums unbedingt Folge leistete. Er tat nicht mehr und nicht weniger, als alle anderen Autoren seinerzeit auch getan haben. Denn sehen wir in die juristischen, philosophischen, geschichtlichen Werke des Mittelalters, überall weht der gleiche Wind, überall raschelt das geistliche Gewand, überall duftet der frömmste Weihrauchdampf. Wenn aber einmal ein weitschauender Geist die Natur anders als im Banne der kirchlichen Dogmen betrachten, wenn er einmal gar beobachten und versuchen, anstatt glauben und wieder glauben wollte, da sorgte die Kirche alsbald gründlichst dafür, daß solch ein Feuerkopf beizeiten abgekühlt werde. Wir haben ja gesehen (Seite 107 dieses Buches), wie es dem armen van Helmont gegangen ist, der ein streng gläubiger Christ war, aber in seinen Werken wohl doch zu sehr die Ansicht hatte durchleuchten lassen, daß im Heilungsprozeß einer Krankheit mehr die Natur als die Religion Beachtung verdiene. Was diesem erleuchteten Kopf widerfahren ist, das hat manch anderer auch erleben müssen. Solche Beispiele schrecken aber ab, zumal es viel leichter ist, ein Märtyrer des Glaubens, als ein solcher der Wissenschaft zu sein. Denn ein Märtyrer des Glaubens verliert wohl das irdische Leben, meint aber dafür ein viel köstlicheres neues Dasein einzutauschen; der Märtyrer der Wissenschaft soll aber sein Leben in die Schanze schlagen, ohne Aussicht zunächst einen anderen Einsatz dafür gewinnen zu können. Er soll sein Leben einer Idee opfern, die von allen seinen Zeitgenossen als töricht verlacht und nur von ihm allein als wahr erkannt wird. Solches zu tun ist aber nicht jedermanns Sache. Denn die Hoffnung, einst in Äonen vielleicht mit dem Lorbeerkranz des wissenschaftlichen Genies gekrönt zu werden, ist für den Durchschnittsmenschen doch immerhin nur eine kleine Entschädigung gegenüber dem Verlust des Lebens. Darum dürfen wir unseren braven Kollegen des Mittelalters auch nicht den leisesten Vorwurf machen.

Die Schicksale des ärztlichen Standes sind also vom Beginn der Kulturgeschichte bis tief in das 17. Jahrhundert hinein, wie wir bisher gesehen haben, gar mannigfacher Art gewesen. Im bunten Wechsel ist da Bild auf Bild an uns vorübergezogen, von denen gar viele ob ihrer romanhaften Färbung und ihrer dramatischen Wirkung ganz eigenartig uns anmuten. Das ändert sich nun mit dem Aus-

gang des 17. Säkulums vollständig. Zwar ist auch jetzt noch die
Geschichte der Heilkunde einem rasch folgenden Wechsel unterworfen,
aber dieser Wechsel erstreckt sich nunmehr doch hauptsächlich auf die
wissenschaftliche Seite derselben, während die sozialen Lebensbedingungen
des Arztes einen bei weitem ruhigeren und stabileren Charakter ver=
raten. Darum bieten die Geschicke des Arztes für die übrige Welt
von jetzt an auch ein wesentlich weniger unterhaltsames Bild. Für
uns Ärzte ist das allerdings ein ander Ding. Für uns gewinnt die
Entwickelung der Heilkunde in der neueren Zeit, so etwa vom
17. Jahrhundert an, ein hervorragendes Interesse. Denn von dieser
Zeit an beginnt die Umwandlung der Medizin aus einer philosophisch
in eine naturwissenschaftlich arbeitende Disziplin immer deutlicher in
Erscheinung zu treten. Das will aber so viel besagen, daß die Heil=
kunst ihre wissenschaftliche wie praktische Erkenntnis nicht mehr auf
dem Wege der Spekulation, sondern auf dem der Beobachtung, der
Untersuchung und des Experimentes zu gewinnen trachtete. Diese
Umwandlung der Forschungsmethode gestaltete nun aber naturgemäß
auch die gesamten Lebensbedingungen des Arztes erheblich um. Die
Aufgabe des zünftigen Heilbeflissenen war jetzt eine doppelte geworden.
Er war einmal praktischer Arzt und dann Naturforscher. Sobald
aber der Arzt einmal in die Reihe der Naturforscher getreten war,
mußte auch seine ganze Geistesrichtung eine erheblich andere werden.
Er durfte die Tätigkeit des Krankenbehandelns jetzt nicht mehr in dem
engen Rahmen einer oberflächlichen, durch spekulative Voraussetzung viel=
fach verunstalteten Erfahrung, d. h. also von einem mehr oder minder
ausgesprochen handwerksmäßigen Standpunkt aus betrachten, sondern
Kranksein und Krankenbehandlung mußten ihm nun als Zweige der ge=
samten großen Natur erscheinen, als Zweige, die ohne Schädigung ihrer
Erkenntnis nun nicht mehr von dem Mutterkörper der Naturforschung
getrennt werden konnten. Damit war aber das Geistesleben des Arztes
ein wesentlich höheres geworden; sein Blick hatte sich geweitet, seine
Kenntnisse wuchsen, und sein von dem drückenden Ballast der Spekulation
befreites Urteil begann mit den Gesetzen der induktiven Forschung eine
wesentlich engere Fühlung zu suchen, als wie dies bisher geschehen war.

So ist denn der Arzt der neuen Zeit ein ganz anderes Wesen,
als der mit dem Uringlas, mit der Aderlaßlanzette, mit Schröpfkopf
und Glüheisen hantierende Heilbeflissene des Altertums und des
Mittelalters. Jetzt genügt für die Ausübung des ärztlichen Berufes

nicht mehr eine positive Summe von auf dem Boden der Autorität ruhender und durch philosophische Bildung gefestigter Kenntnisse, sondern der Arzt muß frei von jeder Voreingenommenheit, ledig des beengenden Autoritätenglaubens mit eigenem Auge die Natur erfassen. Er darf nicht mehr wie bisher bequem und sorglos auf die Worte seiner Lehrer schwören, sondern er muß aus seiner eigenen Naturbetrachtung heraus urteilen. Während im Altertum und im Mittelalter für den Arzt das „Hie Hippokrates, hie Galen, hie Rhazes" galt, gilt für uns Kinder der neuen Zeit nur eines, das „Hie Natur".

Mit dieser gründlichen Umwälzung des ärztlichen Urteils müßte, so sollte man doch wohl meinen, nun auch ein wesentlicher Gewinn für die Gesundheit des Volkes verbunden sein. Das würde nun ganz gewiß auch der Fall sein. Der moderne Arzt würde noch in ganz anderer Weise für den größten Schatz jedes Staatswesens, für das leibliche Wohl der Bevölkerung, zu sorgen in der Lage sein, als wie dies augenblicklich der Fall ist. Aber um seine Tätigkeit ungestört entfalten zu können, bedarf der Arzt gewisser Vorbedingungen. Es muß die Möglichkeit geboten werden, daß die Wissensfülle der heutigen Heilkunde nun auch immer und allerorten dem Volke unverfälscht zugute kommen kann. Aber daran hapert es eben. Es sind Einflüsse genug vorhanden, welche dafür sorgen, daß die Tätigkeit des Arztes durch Eingriffe beeinträchtigt wird, die abzuwehren außerhalb seiner Macht steht. Unverstand, Leichtgläubigkeit, Lug und Trug sind eifrig an der Arbeit, um das wohltätige Wirken der modernen Heilkunst zu beschränken und an Stelle einer wahren eine gefälschte Heilkunst dem Volk zu bieten.

Darum wäre es sehr wünschenswert, wenn die leitenden Kreise in der Regierung wie in der Volksvertretung endlich die Lehren der Geschichte beherzigen wollten, jene Lehren, die wir im Lauf dieser Betrachtung in Form eines immer wiederkehrenden eisernen Gesetzes kennen gelernt haben. Und dieses Gesetz lautet:

Die Volksgesundheit ist nur dann gesichert, wenn der Staat die Erziehung des Arztes nach festen Regeln leitet und dafür sorgt, daß nur solche Individuen, welche diese Erziehung genossen haben, ärztliche Arbeit leisten. Ist aber die ärztliche Arbeit frei gegeben, kann sie jeder nach Gutdünken und Belieben liefern, so entzieht der Staat dem Volkswohl mit der einen Hand das, was er ihm mit der andern gegeben hat.

VII.

In den Sternen steht's geschrieben.

Sobald einmal der Mensch soweit gekommen war, über sich und die ihn umgebende Welt nachzudenken, konnte ihm auch der gewaltige Einfluß nicht verborgen bleiben, welchen die Sonne, die Königin des Firmaments, auf alles irdische Werk ausübt. Blühen und Welken, Gesunden und Kranken, Leben und Sterben läßt die himmlische Wärmespenderin geschehen, und da sie auch das rollende Rad der Zeit lenkt, war es da ein Wunder, wenn die Menschheit schon in den frühesten Perioden der Kultur in den Erbfehler unseres Geschlechtes verfiel, will sagen, eine Naturbeobachtung ohne weiteres verallgemeinerte? Tut doch der moderne Mensch trotz seiner umfassenden Naturerkenntnis noch heut leider nur zu oft genau dasselbe. Und der damalige Mensch hätte bei seinen bescheidenen Einblicken in die Naturvorgänge nicht der Versuchung unterliegen sollen, durch spekulative Verall= gemeinerung einer einzelnen Beobachtung sich eine umfassende Er= kenntnis zu gewinnen, anstatt eine solche auf den mühereichen Wegen langwieriger Betrachtungen und Untersuchungen zu erwerben? So wandte er denn sonder Bedenken das, was er an der Sonne be= obachtet hatte, auch auf die übrigen ihm bekannten Himmelskörper an. Er glaubte, daß auch sie einen ähnlichen Einfluß auf das irdische Geschehen ausüben müßten, wie die Sonne. Unter dem Zwang dieses Gedankens ging er alsbald eifrig daran, alle die Be= ziehungen zu ermitteln, die zwischen dem geräuschvoll flutenden Erden= leben und den Gestirnen obwalten könnten, die da oben still und glänzend ihres Weges dahinziehen. Da nun alle Kulturvölker aus derselben Erkenntnisquelle geschöpft haben, da ihnen allen die Sonne sich als die große Lebensspenderin erwies, so regte sich auch bei allen in gleicher Weise das Bestreben, zwischen Stern und Mensch ein enges Band zu flechten. Vom Beginn der Kultur, von den Sumerern des

5. vorchriftlichen Jahrtausends an bis in die neue Zeit hinein sehen
wir deshalb die Menschheit eifrig an der Arbeit, ihr Verhältnis zu
den Gestirnen zu ermitteln und in so feste Gesetze zu fassen, daß
mit ihrer Hilfe ein Blick in das Werden des Irdischen getan werden
könnte. So wurde denn die Astromantie oder Astrologie, d. h. die
Lehre, aus dem Stand der Gestirne die irdischen Dinge in ihrem
Werden und Verlauf zu ermitteln, von allen Wissenschaften wohl zuerst
geschaffen.

Da nun aber die Wiege der Kultur im Orient gestanden hat,
so haben wir auch dort das erste Aufblühen der Astrologie zu suchen.
Schon die alten Griechen und Römer betrachteten die Sterndeuterei
als eine dem Morgenland entstammende Kunst; so bezeichnet z. B.
Lucian die Äthiopier geradezu als die Erfinder jener Wissenschaft,
und die lateinische Sprache nennt die gewerbsmäßigen Astrologen:
Chaldäi oder Babylonii, fürwahr ein Name, welcher deutlich genug
auf den uralten orientalischen Ursprung der Astromantie hindeutet.

Wie nun in den frühesten Phasen der Zivilisation das Hand=
werk des Sterndeuters gehandhabt worden sein mag, das können wir
sowohl aus uralten assyrisch=babylonischen Keilschrifttafeln, wie auch
aus späteren Quellen, so vornehmlich aus griechischen und römischen
Schriftstellern ersehen, welche das astrologische Wissensgut der ältesten
Zeit verarbeitet haben. Besonders kommen hier in Betracht: Marcus
Manilius, der Hofastrolog des römischen Kaisers Augustus, Claudius
Ptolemäus, der große Astronom des 2. nachchristlichen Jahrhunderts,
Sextus Empiricus (2. und 3. Jahrhundert nach Christus) u. a. m.

Aus den von den genannten Autoren hinterlassenen Mitteilungen
ersehen wir zunächst, daß die Sternenschau bei den alten orientalischen
Kulturvölkern von besonders dazu ausgebildeten Beamten ausgeübt
wurde. Meist werden diese Sterndeuter wohl priesterlichen Standes
gewesen sein und entsprechend diesem ihrem priesterlichen Gewand auch
noch allerlei andere Funktionen geübt haben. So dürfte bei den Vor=
läufern der babylonisch=assyrischen Kultur, bei den Sumerern, d. h.
mindestens 4000 Jahre vor Christus, das Amt des Arztes, Traum=
deuters, Sehers und Astrologen noch in einer Hand vereint gewesen
sein. Sehr bezeichnend nannte man den, eine solche Macht= und
Wissensfülle in sich vereinigenden Priester gern: „Mann des Wissens"
oder wohl auch „guter Mann". Am fürstlichen Hof hatten besonders
für diesen Zweck angestellte Beamte, d. h. also „Hofastrologen", die

Aufgabe, die Gestirne ständig zu kontrollieren und den König über alle Dinge im Laufenden zu erhalten, welche nach dem Stand der Sterne dem Volk wie dem Lande in Aussicht standen. Wir besitzen noch eine Anzahl solcher Berichte, welche die mesopotamischen Hofastrologen Bil=nasir, Nirgat=itir u. a. verfaßt hatten. In diesen werden die verschiedensten Angelegenheiten und auch vielfach medizinische Dinge behandelt, und wollen wir von diesen letzteren im folgenden eine kleine Auswahl mitteilen:

„Wenn beim Sichtbarwerden des Mondes Westwind weht, so wird Krankheit herrschen in diesem Monat".

„Nähert sich Venus dem Sternbild des Krebses, so wird Gehorsam und Wohlfahrt im Lande sein. . . Die Kranken im Lande werden genesen. Schwangere Frauen werden ihre Niederkunft zum glücklichen Ende bringen".

„Wenn Merkur am 15. Monatstage aufgeht, wird es Leichen geben. Ist das Sternbild des Krebses verdunkelt, wird ein verderblicher Dämon das Land besitzen, und es wird Leichen geben".

„Tritt Merkur in Konjunktion mit Mars, werden die Pferde vom Sterben befallen werden".

„Wenn ein Planet erblaßt in Gegenstellung zum Monde, oder mit ihm in Konjunktion tritt, werden Löwen sterben".

„Treten Mars und Jupiter in Konjunktion, so wird Viehsterben einfallen".

„Wenn der größere Hof den Mond umgibt, wird Verderben die Menschen umfangen".

„Wenn die Sonne verfinstert wird am 29. Tage des Monats Ijjar, werden Leichen sein am ersten Tage".

„Eine Finsternis der Morgenwache bewirkt Krankheit. . . . Wenn eine Finsternis sich begibt in der Morgenwache und sie die Wache durchdauert, während Nordwind weht, werden die Kranken in Akkad genesen".

„Wenn den Mond ein Hof umgibt und Regulus darinnen steht, werden die Frauen männliche Kinder tragen".

„Wenn Sonne und Mond . . . . am fünfzehnten Tage „erhöre mein Gebet" soll er sagen . . . . laßt ihn sich schmiegen zu seinem Weibe, sie wird einen Sohn empfangen".

Man ersieht aus diesen Berichten, daß die Astrologen über allerlei medizinische Vorgänge Mitteilung zu machen wußten. Sie

zogen sowohl das öffentliche Gesundheitswesen in den Bereich ihrer
Betrachtung, als wie auch die intimsten Vorgänge des Ehelebens.
Sie veranlaßten durch ihre Vorhersagungen sowohl die Behörden zu
etwaigen Vorkehrungen gegen drohende Epidemien, als sie auch den
Kindersegen wünschenden Ehegatten den nötigen Rat erteilten, wie
sie es anzufangen hätten, um männliche oder weibliche Nachkommen=
schaft zu erzielen. Auch für viele Verrichtungen der verschiedensten
Berufsarten wußte so ein Astromant gar mancherlei vorzuschreiben.
So sollte z. B. der Arzt sich an gewissen Tagen einzelner Monate
vor jedem chirurgischen Eingriff hüten. Derartige Angaben standen
nun aber in sehr hohem Ansehen. Wagte es jemand in Gegensatz
zu denselben zu treten, so z. B. an einem von den Astrologen wider=
ratenen Tage irgend etwas auszuführen, so lief derselbe große Gefahr,
falls die Sache schief ging. Besonders hatte übrigens der Arzt auf
das peinlichste die Sternen=Bulletins zu beachten. Denn das uralte,
bis auf 3 oder 4 Jahrtausende zurückreichende assyrisch=babylonische
Strafgesetzbuch verfuhr schon ohnehin mit unseren Kollegen nichts
weniger wie glimpflich. Schreibt es doch z. B. vor, daß einem Arzt,
dem eine chirurgische Maßnahme nicht gelingt, schon an und für sich
die Hände abgehauen werden sollten. Nun denke man aber einmal,
was dem Arzt gedroht hätte, welcher eine mißlungene Operation gar
an einem astrologisch verfehmten Tage gemacht hätte. Der Tod
wäre wohl das wenigste gewesen, was einem solchen Frevler gedroht
hätte. Deshalb werden auch gerade unsere Kollegen ganz besonders
fleißige Leser der astromantischen Berichte gewesen sein.

　　　Als dann die Kultur von Niniveh nach den Ufern des Nils
gewandert war, da zog auch die Astrologie mit ihr. Und hier in
Ägypten gelangte sie wiederum zu hoher Blüte. Sie lag auch hier
in den Händen der Priester, und zwar waren einzelne derselben für
den Sternendienst besonders bestimmt. Diese hießen Stundenschauer
— Horoskopen — und hatten nur die Aufgabe, an jedem Tag und
zu jeder Stunde auf das genaueste über den Stand der Gestirne
unterrichtet zu sein. Sie durchmusterten daher unaufhörlich die
Stellung der maßgebenden Himmelskörper sowohl zur Sonne wie
zueinander. Da nun aber das unbewaffnete Auge für derartige
Arbeit doch nur in sehr beschränktem Umfang leistungsfähig war, so
hatte man auch bald genug durch allerlei Instrumente den Blick zu
weiten gesucht. Diese beamteten Horoskopen mußten bei Anbruch

eines jeden Tages dem König ein Bulletin über den zu erwartenden
Stand der Gestirne und die daraus für den kommenden Tag sich
ergebenden glück= oder unglückverheißenden Ansichten erstatten. Dabei
mußten diese Berichte so gründlich abgefaßt sein, daß sogar die
einzelnen Stunden des Tages in ihrem guten oder schlechten Wert
auf das genaueste festgelegt waren. Auf Grund dieser horoskopischen
Aussagen richtete dann der König die Vornahme seiner Unter=
nehmungen ein, und in Krankheitsfällen des Fürsten oder hoher
Beamter gaben sie für die Ein= und Durchführung der Behandlung
die erforderlichen Vorschriften.

Man sieht also, die Sternschauer nahmen einen hohen, einfluß=
reichen Platz in der Beamten=Hierarchie ein. Sie hatten es ja
eigentlich in der Hand, die Staats= und anderweitigen Geschäfte zu
leiten, wie sie es wünschten, resp. wie sie es aus den Sternen zu
lesen behaupteten. Entsprechend diesem ihrem hohen Rang eröffneten
denn auch die sternenkundigen Priester alle bei feierlichen Gelegenheiten
abgehaltenen Prozessionen. Mit astronomischen Werkzeugen und allen
möglichen anderen auf ihren Beruf bezugnehmenden Instrumenten
in den Händen gingen sie dem Zug des Hofes und der staatlichen
Würdenträger in feierlichem, gemessenem Schritt vorauf.

Doch begnügten sich die Astrologen schließlich nicht mehr bloß
mit dem Material, welches ihnen die Sterne darboten, sondern sie
suchten durch Hineinziehen von allerlei mystischem Beiwerk ihre Kunst
zu erweitern und sie dem großen Publikum schmackhafter zu machen.
Damit spekulierten sie aber sehr richtig. Denn die Menge ist doch
noch allemal für solche Dinge ganz besonders zu haben gewesen, die,
eingehüllt in metaphysischen Nebel, dem Verständnis eines klar und
besonnen urteilenden Geistes entrückt sind. Je dicker dabei der Nebel
und je verständnisloser das Ganze ist, um so williger pflegt es
bekanntlich aufgenommen, um so eifriger geglaubt zu werden.

So geschah es nun auch der Sterndeuterei, welche die ägyptischen
Priester durch Beimischung von Zahlenmystik und Namenprophetie zu
einem dem Geschmack des Volkes ganz ausnehmend gefallenden Dinge
verarbeitet hatten. Zahlen in mystischer Anordnung, die einzelnen
Buchstaben des Namen dessen, der über sein Schicksal Aufklärung
wünschte, und die Mondphasen, das waren so etwa die Haupt=
zutaten, aus denen der sternenkundige Priester jetzt seine Sprüche
ableitete. Vornehmlich benutzte man diese Art der Astrologie, um

Prognosen in Krankheitsfällen zu erhalten. Wurde ein Mensch von diesem oder jenem schweren Leiden befallen, so eilten er oder seine Anverwandten flugs zu einem Priester und ließen sich von ihm ein Krankheitshoroskop machen. Damit das nun schnell und ohne Säumen zu jeder Zeit geschehen könne, hatte man astrologische Schlüssel, sogenannte „Zirkel" geschaffen, aus denen sofort und ohne jede Mühe das Schicksal eines Kranken ermittelt werden konnte. Besonders berühmt und bekannt sind die Zirkel, mittelst deren der ägyptische Sterndeuter dem König Nechepso von Sais im 7. vorchristlichen Jahrhundert die Zukunft in Krankheitsfällen enthüllt haben soll. Ob

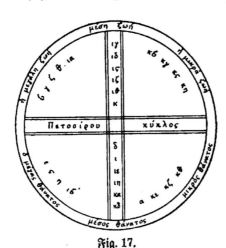

Fig. 17.
Einfacher Zirkel des ägyptischen Astrologen Petosiris.
Nach Bouché-Leclercq.

diese Zirkel nun aber wirklich im 8. oder 7. Jahrhundert vor Christus entstanden sein mögen oder etwa, wie die Gelehrten wohl auch meinen, später gebaut und nur künstlich mit der Patina eines hohen Alters versehen worden sind, das kann uns hier ganz gleichgültig sein. Für uns ist die Hauptsache, daß wir einen klaren Einblick in die astrologische Krankheitsprognose gewinnen, und den gewährt uns das nebenstehende Bild eines solchen Zirkels in vollstem Maße.

Unsere Figur ist die Kopie des Originalzirkels, wie ihn Petosiris vornehmlich zum Zweck der Krankenprognosen entworfen hat. Um den originalen Eindruck nicht zu verwischen, reproduziere ich im griechischen Text, wie er auf uns gekommen ist. Dieser einfache Apparat besteht also, wie man sehen kann, aus zwei konzentrischen Kreisen, von denen der innere kleinere in vier gleichgroße Quadranten geteilt ist. Über der oberen Hälfte der Figur, und zwar zwischen beiden Kreisen, unmittelbar über dem vertikalen Durchmesser stand μέση ζωή, d. h. mittlere Lebensdauer, während rechts davon μικρὰ ζωή, d. h. kurzes, und links μεγάλη ζωή, d. h. langes Leben, zu lesen war. In dem unteren Halbkreis, und zwar zunächst unmittelbar unter dem vertikalen Durchmesser, stand μέσος θάνατος, d. h. ein mäßig langer Todes-

kampf, oder was dasselbe sagen will, lange Krankheit, rechts davon
fand sich μικρὸς θάνατος, d. h. schnell zum Tode eilende Krankheit,
und links las man μέγας θάνατος, d. h. plötzlich eintretender Tod.
In den vier Quadranten des eingeschlossenen Kreises, sowie in dem
vertikalen Durchmesser erblicken wir mit griechischen Lettern geschriebene
Zahlen von 1—29 in mystischer Ordnung, repräsentierend die Zeit=
dauer der Mondphasen.

Wollte man nun mit diesem Apparat ein Urteil über Verlauf
und Ausgang einer Krankheit gewinnen, so geschah dies in der Weise,
daß man das Datum der Erkrankung, den Zahlenwert des Namens
des Kranken und die Mondphasen addierte und das Ganze mit 29
dividierte. Die so gewonnene Zahl suchte man dann in dem Zirkel
auf. Fand sich diese Zahl in dem rechten oberen Quadranten, so
genas der Kranke zwar von seinem Leiden, hatte aber im übrigen
doch nur auf ein kurzes Leben zu rechnen; fand man sie aber z. B.
unterhalb des Durchmessers, so starb der Kranke unter allen Umständen.
Ob der Tod dabei ein schneller oder erst nach langer Krankheitsdauer
eintretender sein würde, das konnte man daraus schließen, ob die ermit=
telte Zahl rechts oder links oder unmittelbar unter der Vertikalen stand.

Neben diesem einfachen existierte noch ein wesentlich komplizierterer
Apparat des Petosiris. Übrigens haben auch andere Sterndeuter sich
mit dem Aufbau derartiger astrologischer Schlüssel abgegeben; so
z. B. Demokritos, Manilius, Ptolemäus, der mysteriöse Hermes
Trismegistos u. a. m. Doch würde es kein sonderliches Interesse
bieten, wenn ich alle diese Verfahren hier eingehend schildern wollte.
Der Grundgedanke, mittelst Stern und Zahl das Geschick, und in
unserem Fall hier Krankheit, Genesung oder Tod erforschen zu wollen,
ist bei allen derselbe; nur die Ausführung zeigt geringere oder größere,
für uns aber völlig gleichgültige Abweichungen. Wir wollen dafür
uns lieber einmal mit den in den Gestirnen selbst liegenden prog=
nostischen Momenten beschäftigen. Hier redeten nun die Sterne eine
doppelte Sprache, nämlich einmal durch ihre Bewegungen und zweitens
durch einen ihnen selbst zuerkannten Schicksalswert.

Was nun zuvörderst die Wandlungen der Sterne am Firmament
anlangt, so kommen nächst Sonne und Mond noch die fünf Planeten:
Merkur, Venus, Mars, Jupiter und Saturn in Betracht. Diese fünf
zusamt Sonne und Mond hießen deshalb auch wohl die „sieben
großen Götter", so bei den Ägyptern und Griechen, während sie die

Perser die „sieben Minister des Höchsten" und die Inder die „sieben Söhne des Saduk" nannten. Um nun die Wandlungen dieser Gestirne am Firmament genau bestimmen zu können, hatte man schon sehr früh den Firsternhimmel in 12 Teile geteilt, wie dies ja noch heut mittelst der 12 Zeichen des Tierkreises geschieht. Diese 12 Abschnitte des Firsternhimmels hießen bei den Ägyptern „Häuser", ein Ausdruck, der sich bis in die spätesten Zeiten der Astrologie erhalten hat. Die in diesen zwölf Himmelshäusern dauernd stehenden Firsterne, d. h. also unsere sogenannten Tierbilder, nannte man die „Hausbesitzer oder Hausvermieter" im Gegensatz zu den Planeten, welche, am Himmel ihre Bahnen ziehend, bald in diesem, bald in jenem Hause zu finden sind. Derjenige dieser Tierkreisbezirke nun, in dem zur Zeit der Beobachtung gerade einer der genannten Planeten stand, hieß das Haus dieses Planeten. So sprach man also z. B. von dem Haus der Venus, wenn die Venus gerade im Zeichen des Stieres oder Wage zu sehen war.

Zunächst kam die Stellung in Betracht, welche die Planeten zueinander einnahmen; und hier hatte man verschiedene Kunstausdrücke. Man sagte:

Zwei Planeten schauen sich im Dreieck an (adspectus trigonus, Gedrittsschein △), wenn sie in zwei Spitzen eines in den Tierkreis gezogenen gleichseitigen Dreiecks liegen. Die betreffenden Planeten mußten dann derart in zwei verschiedenen Tierzeichen stehen, daß immer drei andere zwischen ihnen lagen, also z. B. im Widder und im Löwen.

Diese Art von Adspekt galt für günstig.

Zwei Planeten schauen sich im Quadrat an (adspectus quadratus, Geviertschein □), wenn sie in zwei Tierbildern stehen, zwischen denen zwei andere Zeichen liegen, also z. B. im Widder und im Krebs.

Diese Art von Adspekt galt für ungünstig.

Zwei Planeten schauen sich im Sechseck an (adspectus sextilis, Gesechstschein ✕), wenn sie in zwei nur durch ein drittes getrennten Tierbildern stehen, also z. B. in Stier und Krebs.

Diese Art von Adspekt galt für günstig.

Zwei Planeten schauen sich als Nachbarn an (adspectus confinis), wenn sie sich in zwei nebeneinander liegenden Tierzeichen befinden.

Diese Art von Adspekt galt für günstig.

Zwei Planeten stehen in Opposition, Gegenschein ☍, wenn sie sich in zwei einander gegenüberliegenden Tierzeichen, also im Widder und in der Wage befinden. Beträgt ihre Entfernung von=einander dabei gerade 180°, so heißt die Opposition eine solche im engeren Sinne.

Die Opposition galt für ungünstig.

Zwei Planeten stehen in Konjunktion, Zusammenkunft ☌, wenn sie beide in demselben Tierzeichen zusammentreffen.

Die Konjunktion galt für günstig.

Verbrennung eines Planeten (combustio) nannte man das Zusammentreffen der Sonne mit einem Planeten in dem nämlichen Tierzeichen, d. h. also die Konjunktion mit der Sonne. Wurde der betreffende Planet dadurch unsichtbar, so sprach man von verborgenen oder gedeckten Sternen (stellae absconditae).

Außer diesen in dem Verhalten der Planeten zueinander gegebenen glücklichen oder ungünstigen Vorzeichen hatte nun jeder Planet an sich einen bestimmten Schicksalswert. Und zwar sind Jupiter und Venus dem Menschen wohltätig, Saturn und Mars ungünstig, Merkur schwankend. Sonne und Mond entfalten den größten und mächtigsten Einfluß auf die menschlichen Schicksale, und zwar meist im günstigen Sinne; doch kann ihr Schicksalswert durch die Stellung am Himmel wohl auch in unerfreulicher Weise geändert werden.

Übrigens wurden die Planeten in ihrem horoskopischen Ein=fluß um so wirksamer gedacht, je näher sie der Sonne und ihren Häusern im Tierkreis standen. Am höchsten war ihre Kraft aber in ihren Häusern und zur Zeit ihrer Erhöhung, während sie in ihren Erniedrigungen den geringsten Wert besitzen sollten. Stand ein Planet nicht in seinem, sondern einem anderen Haus, so addierte sich seine eigene Bedeutung zu der seines Hauswirtes.

Diese Bemerkungen werden genügen, um einen allgemeinen Be=griff von den Vorstellungen zu geben, welche man mit den Wandlungen der Planeten am Firmament verband. Wir wollen deshalb diesen Punkt jetzt verlassen und uns der Betrachtung des Schicksalswertes zuwenden, den man den einzelnen Planeten zuerkannte. Doch werden wir uns hierbei nur auf die medizinische Bedeutung beschränken müssen, da wir andernfalls ja eine Darstellung der gesamten Astrologie in allen ihren Beziehungen geben müßten.

Schon in sehr frühen Zeiten scheint man die fünf großen Planeten zusamt Sonne und Mond mit allerlei medizinischen Qualitäten ausgestattet und ihnen bestimmte Organe des menschlichen Körpers unterstellt zu haben. Denn bereits um die Wende der heidnischen und christlichen Zeit spricht man von solchen Dingen, als wie von ganz allgemein bekannten Sachen. So finden wir z. B. in den mystisch-theosophischen Schriften, welche unter der Autorschaft des mysteriösen Hermes Trismegistos bekannt sind, folgende Beziehungen zwischen Stern und Mensch angegeben.

Hiernach soll regieren:

Die Sonne das rechte Auge.

Der Mond das linke Auge.

Der Saturn das Gehör.

Der Jupiter das Gehirn.

Der Mars das Blut.

Die Venus den Geschmack und Geruch.

Der Merkur die Zunge und den Schlund.

Diese vor der Hand noch recht allgemein gehaltenen Vorstellungen wurden aber allmählich immer mehr ausgearbeitet und vertieft, so daß wir dann schließlich bei den Autoren des Mittelalters — wie wir bald Seite 180 finden werden — eine bis in die feinsten Einzelheiten entwickelte medicina astrologica finden werden.

Als nun die Kultur aus dem Orient in den Okzident wanderte, war eine ihrer treuesten Begleiterinnen die Astrologie. Sie verstand es, schnell die Herzen des Volkes zu gewinnen, und so begegnen wir ihr denn bei Griechen wie Römern wieder. Allerdings hat es nicht an vorurteilsfreien Köpfen gefehlt, welche sich recht energisch gegen die medizinischen Leistungen der Sternenwelt verwahrten, so finden wir z. B. in dem Corpus hippocraticum, der medizinischen Bibel der Griechen, schon recht mißfällige Urteile über die Verquickung von Medizin und Sterndeuterei. Doch scheinen derartige Stimmen nur wenig Beachtung gefunden zu haben. Ihnen stand in Griechenland wie in Rom die gewaltige Menge der Durchschnittsköpfe gegenüber, welche kritiklos für den zu haben waren, der es verstand, ihnen durch allerlei metaphysische Flunkereien über das Unbequeme des eigenen Denkens hinwegzuhelfen. Das ist ja heut noch so und ist zu allen Zeiten so gewesen. Immer ist die Zahl derjenigen überraschend groß gewesen, welche die Inanspruchnahme ihrer cerebralen Funktionen unliebsam empfinden und denen freudigst zujubeln, welche ihnen sotane Arbeit abnehmen. Dieser Jubel steigert sich aber allemal zum blinden Fanatismus, sobald an Stelle des Denkens das bequeme mühelose Glauben tritt, besonders wenn dabei noch so ein wenig Metaphysisches ins Spiel kommt. Das ist in allen Gebieten des menschlichen Lebens stets so gewesen, und solches ereignete sich eben auch mit der Astrologie, und deshalb finden wir im klassischen Altertum, im Mittelalter und im Beginn der neueren Zeit viel viel mehr astrologische Gläubige, als wie Gegner.

So gibt es z. B. in den hippokratischen Schriften trotz gegnerischer Ansichten doch Stellen, welche unumwunden die Bedeutung der Gestirne für die Medizin anerkennen. Da lesen wir in dem Buch über Luft und Wasser: „Acht haben soll man auch auf den Aufgang der Gestirne, vorzüglich auf den des Hundsgestirns. (Gerade dieser Stern spielte in den astrologischen Krankenprognosen der Ägypter eine Rolle und wurde sogar in verschiedenen Systemen zum Ausgangspunkt der medizinischen Voraussage gemacht; so in dem Verfahren des Hermes Trismegistos.) Nächstdem auch auf den Arkturus und weiter auf den Untergang der Plejaden, denn die meisten Krankheiten kommen an diesen Tagen zur Entscheidung. Ein Teil von ihnen nimmt ab, ein anderer hört gänzlich auf, die übrigen aber gehen ohne Ausnahme in eine andere Erscheinungsform und in einen anderen Zustand über". Wenn wir nun aber hören, daß gerade die Schrift über Luft und Wasser wahrscheinlich als ein Werk des großen Hippokrates selbst gelten muß, so bemerken wir mit Bedauern, daß selbst geistig normal arbeitende Köpfe der Versuchung unterliegen können, sich des eigenen Denkens zu entschlagen, sobald nur metaphysische Dinge ins Spiel kommen.

In welchem Umfang griff nun aber die Astrologie gar erst in das öffentliche Leben ein! Hier kann man dreist sagen, daß zuzeiten die Geschicke ganzer hochkultivierter Nationen geradezu nach dem Stand der Gestirne gelenkt und entschieden wurden. Die hohe wie niedere Politik standen eben, ähnlich wie die Heilkunde, von den frühesten Zeiten des Griechentums bis tief in die neue Zeit gar zu oft im Zeichen der Sterne, und diejenigen, die sie in dieser Weise zu üben lehrten, wurden hoch geehrt. So setzten z. B. die Athener im 3. Jahrhundert vor Christus dem Sterndeuter Berosus auf öffentliche Kosten eine Bildsäule. Auf daß aber alle Welt wüßte, welche wichtige

Kunde dieser Mann allzeit verkündet habe, machten sie dieser Statue eine goldne Zunge; so konnte man von dem guten Berosus tatsächlich sagen: er hätte Gold im Munde.

Wie nun aber die Medizin meist recht übel beraten war, wenn sie sich der himmlischen Zeichen bediente, so erging es gar oft auch der hohen Politik. Ja, einzelne hoch entwickelte Staaten sind geradezu an der Astrologie zugrunde gegangen. So ist z. B. der Zerfall der athenischen Macht durch ein astrologisches Stücklein eingeleitet worden. Denn der sizilianische Feldzug, welcher Athen zum Untergang und sein Heer in die Latomien von Syrakus führte, er lief hauptsächlich deshalb schlecht aus, weil Nicias, der athenische Feldherr, unter dem beängstigenden Eindruck einer Sonnenfinsternis das Auslaufen seiner Flotte unterließ. Zur Entschuldigung des Nicias muß übrigens doch wohl der Umstand dienen, daß Verfinsterungen der Gestirne im Altertum so ziemlich für die bedenklichsten aller Himmelserscheinungen angesehen wurden, wie dies auch die Gesänge des Stesichorus (7.—6. vorchristliches Jahrhundert), des Pindar (522—448 v. Chr.) u. a. m. beweisen. In welchem Umfang diese Furcht die Gemüter allgemein beherrschte, beweist unter anderem auch das Beispiel des römischen Konsuls Sulpicius Gallus. Als dieser nämlich im Kampf gegen den König Perseus von Mazedonien begriffen war, entstand am Tage vor der Entscheidungsschlacht bei Pydna (168 v. Chr.) plötzlich eine gewaltige Sonnenfinsternis. Diese Erscheinung wirkte aber so entmutigend auf das römische Heer ein, daß in dieser Gemütsverfassung der Soldaten an das Schlagen einer erfolgreichen Schlacht gar nicht mehr zu denken war. Da ließ nun der gewandte Konsul alsbald durch allgemeine Bekanntmachung im Lager das Wesen der Himmelserscheinung erklären, und die dadurch in ihrem Mut aufs neue gekräftigten Soldaten gingen unerschrocken in den Kampf und siegten. Allerdings eine andere Wendung als bei dem zaghaften Athener Nicias, der, wie wir soeben gesagt hatten, sich und Athen durch sein Zurückweichen vor den Gefahren der Sonnenfinsternis ins Unglück brachte.

Den größten Umfang erreichte der astrologische Unfug in Rom aber zur Zeit der Kaiser. Das war wohl natürlich, da ja der erste Kaiser selbst ein ergebener Anhänger der Sterndeuterei war. Er ließ sich nämlich von Marcus Manilius ein Werk über die Astrologie zueignen und war der festen Ansicht, daß ein bei Beginn seiner Herrschaft in Rom sichtbarer Komet nur erschienen sei, um seine, des Kaisers anhebende Regierung zu verherrlichen. So errichtete er denn diesem seinem Glücksstern schnell eine Bildsäule, indem er ein Standbild der Venus Genetrix aufstellte, auf deren Kopf jener dem kaiserlichen Haus Heil und Segen bringende Komet thronte.

Da sollten denn also in der antiken Welt jetzt die Sterne über alles Mögliche Aufschluß geben, und daß darunter auch die Heilkunde keine kleine Rolle spielen durfte, ist selbstverständlich. So trieb z. B. unter Kaiser Nero (54—68 n. Chr.) so ein medicus astroligicus, Crinas aus Massilia, in Rom sein Wesen. Er behandelte streng nach dem, was ihn die Sterne lehrten, d. h. er machte seine Patienten glauben, daß er für jeden einzelnen Fall besonders die Sterne befrüge und alles, alles: Diät, wie Therapie, streng nach himmlischen Vorschriften regele. Die Folge davon war, daß der findige Sternengucker in wenig Jahren einige Millionen eingeheimst hatte.

Schließlich mochten es denn aber die Astrologen wohl doch zu bunt getrieben haben, wenigstens erfolgten unter den Kaisern Claudius, Vitellius, Vespasianus wiederholt strenge Maßregeln gegen die Astromanten.

War nun schon durch diese feindselige Stellung der weltlichen Macht der Einfluß der astrologischen Lehren im kaiserlichen Rom nicht unwesentlich eingeschränkt worden, so geschah dies in noch viel bedeutenderem Umfang durch das Christentum. Allerdings waren ja zunächst in den Christengemeinden die Urteile über den Wert der Astrologie noch recht geteilte. Es fehlte da nicht an solchen, welche mit den astromantischen Lehren lebhaft liebäugelten; ja, es gab sogar christliche Sekten, welche ihr Glaubensbekenntnis mit einem starken astrologischen Einschlag durchsetzten. Doch gewannen derartige Richtungen schließlich nicht die Oberhand, vielmehr erklärten sich die Kirchenväter sehr energisch gegen die Astrologie. Sie meinten, daß ja der freie Wille des Menschen vollkommen ausgeschaltet werde, wenn durch die Stellung der Gestirne alles irdische Werk bestimmt werde. Mit einem solchen Fatalismus mochten sie aber die christliche Lehre nicht verquicken, und deshalb waren sie grundsätzliche Gegner der Astrologie. So spielte denn in den ersten tausend Jahren des Christentums die medicina astrologica eine ganz untergeordnete und nebensächliche Rolle. Aber Dogmatik und Scholastik machten diesem lobenswerten Zustand schließlich doch ein Ende. Sobald es ihnen erst einmal gelungen war, die freien Regungen des Denkens zu knebeln und das kritische Bedürfnis

gründlichst zu ersticken, da war auch den unsinnigsten Anschauungen
freie Bahn geschaffen. So sehen wir denn, etwa vom 12. Jahr=
hundert an, die Astrologie wieder an Boden gewinnen. Als aber
unter der Regierung des großen Hohenstaufen Friedrichs II. ein
wahrer furor astrologicus die Welt befiel und selbst angesehene
Ärzte, wie Arnoldus Villanovus (1235—1312), Petrus de Apono
(1250—1315) sich mit Haut und Haar der Astromantie verschrieben,
da sah sich die Welt alsbald auch wieder im Besitz einer, bis in
die kleinsten Einzelheiten ausgearbeiteten medicina astrologica.
Physiologie, Embryologie, Gynäkologie, Chirurgie, innere Medizin,
Augenheilkunde, kurz alle Fächer der Heilkunst traten nunmehr in die
innigsten Beziehungen zur Sternenwelt. Der Lauf der Gestirne da
oben am Himmelsdom hatte für den Arzt jetzt eine viel viel größere
Bedeutung, als wie die medizinischen Lehrbücher dieser Welt, als wie
Beobachtung und Erfahrung. Das schien aber der damaligen
medizinischen Auffassung als das allein richtige Verhältnis; denn was
wußte so ein Stern nicht alles zu sagen, welchen Einfluß vermochte
er nicht auf den menschlichen Körper auszuüben! Und dabei hatte
noch jeder Stern seinen besonderen spezialistischen Wirkungskreis, in
dem er natürlich, ob dieser seiner weisen Beschränkung, ganz Erkleck=
liches zu leisten vermochte.

Gewandte Federn mittelalterlicher Autoren haben uns diese
Leistungsfähigkeit der Planeten und Tierkreiszeichen geschildert, und
wir wollen, gestützt auf diese Quellen, nunmehr eine kurze Darstellung
der medicina astrologica, wie sie so etwa vom 12. Jahrhundert an
geblüht hat, liefern. Wir benutzen dabei das Werk, welches Marsilius
Ficinus (1433—1499), der Freund der Medicäer, herausgegeben
hat, sowie den Tractatus astrologicus, welchen Heinrich von Rantzau
(1439—1499), der Vorfahr eines noch jetzt blühenden Geschlechtes,
verfaßt hatte. Beide Bücher standen ihrerzeit in großem Ansehen und
wurden viel gelesen.

Sie berichten über die Beziehungen zwischen Sternenwelt und
Mensch wie folgt:

Saturn beherrscht die Milz, die Blase, die Knochen, die Zähne,
und zum Teil auch die im Körper zirkulierenden Säfte. Er macht
die Hautfarbe der Menschen dunkel, gelblich; hemmt oder befördert
das Wachstum; bewirkt kleine Augen und verhindert das Wachstum
des Bartes.

Jupiter beherrscht die Lunge, die Rippen, Knorpel, Leber, Arterien, den Puls und die Entwickelung des männlichen Samens. Er macht eine weiße Hautfarbe und gibt eine gute Figur.

Mars beherrscht Galle, Nieren, Venen, die Schamteile, und von diesen ganz vornehmlich die Hoden.

Er macht rote Haare und eine aufbrausende, zu Gewalttätigkeiten aller Art geneigte Gemütsart.

Venus beherrscht die Gebärmutter, die Brüste, die Geschlechts= teile, die Samengänge, die Lenden, die Kehle, Leber und das Gesäß.

Sie begabt die Menschen mit körperlicher Schönheit, gibt ihnen lange Haare, runde Augen, ein wohlgeformtes Gesicht.

Aber nicht zu verantworten ist von diesem Stern, daß er die Menschheit auch mit der Gonorrhoe bedacht hat.

Merkur beherrscht alle geistigen Vorgänge, das Gedächtnis, die Phantasie, das Gehirn mit seinen Nerven, die Hände, Füße und Beine, die Knochen und Galle.

Er gibt den Menschen lange Finger.

Sonne beherrscht Gehirn, Nerven, Harn, das rechte Auge der Männer und das linke der Frauen, die Sehnerven und die ganze rechte Körperhälfte.

Sie gibt den Menschen gute Gesichtsfarbe.

Mond beherrscht Gehirn, Mund, Bauch, Eingeweide, Blase, Ge= schmack, die Fortpflanzungsorgane, das linke Auge des Mannes und das rechte der Frau, die Leber der Frau und die ganze linke Körperhälfte.

Eine ähnliche Rolle wie den Planeten schrieb man auch den Sternenbildern des Tierkreises zu, welche gleichfalls mit bestimmten Teilen des menschlichen Körpers in engster Beziehung stehen sollten. Man vergleiche Figur 7 Seite 46 dieses Werkes. In genannter Abbildung sind die den verschiedenen Körperteilen vorstehenden Tierzeichen un= mittelbar auf die betreffenden Körperstellen aufgezeichnet, so daß man ohne Mühe all die Beziehungen zu erkennen vermag, in welche man damals Menschenleib und Stern setzte.

Die folgende Figur 18 ist etwas jünger als die spoeben an= gezogene; sie ist einem der frühesten deutschen Lehrbücher der Augen= heilkunde, dem Augendienst des Bartisch von Königsbrück, erschienen Dresden 1583, entnommen und behandelt ausschließlich das Verhältnis, in welchem die verschiedenen Organe zu den Tierbildern stehen.

Die Planeten und die Sterne des Tierkreises übten nun ihre

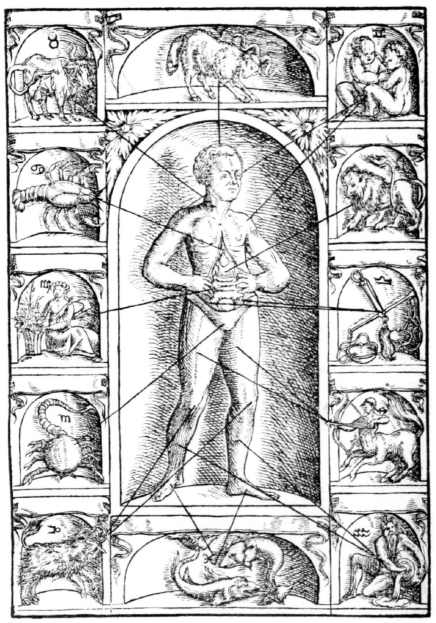

Fig. 18.

Beziehungen zwischen den einzelnen Körperteilen und den Bildern des Tierkreises.
Nach Bartisch. Blatt 247. Dresden 1583.

Macht aber nicht etwa nur an den Gliedern des entwickelten Menschen
aus, sondern sie begannen mit ihrem Einfluß schon weit, weit früher;
schon zu einer Zeit, wo von dem Menschen noch nichts weiteres vor=
handen war, als das befruchtete Eichen. Standen in der Minute, da
die Befruchtung erfolgte, die Gestirne in ungünstiger Konstellation, so
war schon von vornherein die Aussicht auf eine gedeihliche Entwickelung
des soeben in seiner ersten Anlage begründeten Menschleins gar trübe.
Denn es waren diejenigen seiner Körperteile ernstlich bedroht, welche
der Obhut jener Gestirne anvertraut waren, die in der flüchtig ent=
eilenden Minute der Empfängnis zufällig gerade in übler Stellung
sich befunden hatten.

Krieg nun aber auch die Stunde der Empfängnis ohne üble
siderale Beeinflussung der dabei aktiv wie passiv Beteiligten vorüber=
gegangen, so konnte das Produkt dieser süßen Minuten noch lange
nicht darauf rechnen, daß ihm nicht doch noch dieser oder jener
Himmelskörper einen recht recht dicken Strich durch die Ruhe und
Behaglichkeit seines embryonalen und fötalen Lebens machte. Denn
die ganze Zeit hindurch, während welcher die wachsende Frucht
geborgen im Schoß der Mutter weilte, übten die Planeten bereits
einen mächtigen Einfluß auf sie aus. Sonne, Mond und die fünf
großen Planeten hatten sich nämlich in die Beeinflussung des sich
entwickelnden Embryo in der Weise geteilt, daß in je einem Monat
immer ein bestimmtes Gestirn sich die Aufsicht vorbehalten haben sollte.
Und zwar war diese Kontrolle in folgender Weise geregelt:

Im ersten Schwangerschaftsmonat herrschte Saturn.
„ zweiten „ „ Jupiter.
„ dritten „ „ Mars.
„ vierten „ „ Sonne.
„ fünften „ „ Venus.
„ sechsten „ „ Merkur.
„ siebenten „ „ Mond.
„ achten „ „ Saturn.
„ neunten „ „ Jupiter.

Da nun Saturn ein gar übler Geselle war und seine Bosheiten
ausübte, wo er nur konnte, so stand es um die Frucht auch sehr
übel, wenn sie jetzt schon den sicheren Platz im Schoß der Mutter
verließ und vorwitzig die Nase in die Welt steckte. Darum sollten
eben achtmonatliche Kinder so selten am Leben bleiben. Jupiter

dagegen war ein Stern, der das Feuchte und Warme liebte, ein so rechter,
echter Freund des Lebens, und darum war auch der neunte Monat der
für die Entwickelung der Frucht vorteilhafteste und maßgebendste. Doch
sollte sich die Geburt trotzdem nicht unter der Aufsicht des menschen=
liebenden Jupiters, sondern unter der des Mars vollziehen. Übrigens
war es auch durchaus erforderlich, daß zur Stunde der Geburt
günstige Sterne nicht allein in herrschender Stellung am Firmament
sich zeigten, sondern die gegenseitigen Beziehungen der Planeten, der
Tierzeichen, der Sonne und des Mondes mußten auch befriedigende
sein. Nur wenn dies der Fall war, konnte der Neugeborene einiger=
maßen auf eine günstige Ausgestaltung seiner Leibesverhältnisse rechnen.
Man sieht also, der Mensch des Altertums wie des Mittelalters bis
tief in die neue Zeit hinein stand in ganz erstaunlich verwickelten
Beziehungen zur Sternenwelt.

Die Kenntnis all dieser komplizierten Verhältnisse galt für die
Lebensführung des einzelnen Menschen jener Zeiten nun aber für uner=
läßlich. Man glaubte sich eines befriedigenden Leibeszustandes nur dann
dauernd erfreuen zu können, wenn man alle die Aussichten genau
kannte, welche die Gestirne dem einzelnen Individuum eröffneten. So
war denn männiglich darauf bedacht, all die Beziehungen, welche
ihn und seine einzelnen Körperglieder mit dem Himmel verknüpften,
möglichst genau in Erfahrung zu bringen. Denn nur so konnte man
sich gegen Gefahren wirksam schützen, welche aus etwaigen ungünstigen
Stellungen der Sterne drohten. Der gute Familienvater sorgte daher
auch, sobald ihm das fröhliche Ereignis eines Familienzuwachses
bevorstand, schon beizeiten für die Heranziehung eines gewandten
Sterndeuters. Daher war in wohlhabenden Häusern der Astrologe
eine ebenso wichtige Figur des Wochenzimmers wie die Wehmutter.
Er mußte auf das genaueste Tag und Stunde der Geburt mit allen
ihren Himmelserscheinungen verzeichnen, um so die richtige Grundlage
für die Stellung eines Horoskopes ein für allemal zu sichern. Denn
schon damals konnte ein anständiger Mensch, genau so wie heute,
nicht ohne eine gewisse Anzahl urkundlicher Papiere durch das Leben
ziehen. Unter diesen war aber die astrologische Urkunde, die Nativität,
wie man sie nannte, eines der wichtigsten. War der Neugeborene
wohl versehen mit einem derartigen Papierlein in das irdische
Jammertal eingetreten, so war damit für die Ausgestaltung seines
Lebens schon gar viel getan.

In welcher Weise diese astrologische Urkunde nun aber aus den himmlischen Zeichen ermittelt und ausgearbeitet wurde, das zu schildern wäre ja auch ganz interessant, würde uns hier doch aber viel zu weit führen. Wir müssen uns deshalb damit begnügen, denjenigen, der in diese Materie tiefer eindringen, womöglich gar sich selber einmal so einige nützliche himmlische Winke verschaffen möchte, auf das recht handliche kleine Handbuch der Astrologie von Ernst Mayer, Berlin 1891, zu verweisen.

Galt nun schon die urkundliche Fixierung der siderealen Verhältnisse für die Geburt als äußerst wünschenswert, so wurde sie für die Beurteilung eines jeden Krankheitsfalles doch noch viel, viel wichtiger. Es gab Zeiten im Altertum, wie im Mittelalter und der neueren Zeit, wo eine Krankenbehandlung ohne Kenntnis des Gestirnverlaufes einfach undenkbar gewesen wäre. Um nun aber diesen seinen siderealen Pflichten in befriedigender Weise nachkommen zu können, mußte der damalige Arzt gar vielerlei berücksichtigen.

Zuvörderst gab der Umstand, daß Sonne, Mond, Planeten und Tierkreisbilder sich in die Herrschaft über die einzelnen Körperorgane teilten, sichere Anhaltspunkte bezüglich der Ursache der betreffenden Erkrankung. Der Arzt brauchte sich nicht lange mit der Untersuchung seines Kranken zu plagen, um Ursache und Lokalisation des Leidens zu ermitteln. Ein Blick auf die Stellung der Gestirne mußte ja zeigen, welches Körperorgan des Patienten gerade durch die himmlischen Konstellationen gefährdet war. Klagte z. B. ein Individuum über Verdauungsbeschwerden und zeigte das die Leber bevormundende Himmelsbild in seiner Stellung irgend etwas Auffälliges, so konnte natürlich nur die Leber die Verantwortung für den vorliegenden Fall tragen und die Diagnose war fertig. Auf Komplikationen mußte man sich gefaßt machen, sobald die den Blut= und Schleimumlauf überwachenden Sterne noch irgendwelche ungünstigen Zeichen aufwiesen. Ja sogar der Zeitpunkt, an welchem der Eintritt solcher humoralen Komplikationen zu gewärtigen war, konnte der in Astrologie wohl bewanderte Arzt vorausbestimmen, da er gelernt hatte, daß die verschiedenen Tages= und Nachtstunden einen mächtigen Einfluß auf die Körperflüssigkeiten ausüben sollten. So setzt z. B. Almansor auseinander, daß die ersten drei Tages= und Nachtstunden mit dem Blut in engster Beziehung ständen; das zweite Viertel des Tages und der Nacht dagegen der gelben, das dritte aber der schwarzen Galle und das letzte Viertel endlich dem Schleim zu gebieten hätten. Aber nicht bloß die einzelnen Stunden hatten eine wichtige Bedeutung für den Ablauf einer Krankheit, sondern einen noch viel größeren Wert besaßen gewiße Krankheitstage, die sogenannten kritischen Tage. Allerdings ist die Lehre von diesen kritischen Tagen keineswegs das Eigentum der Medicina astrologica, vielmehr findet sich im Corpus Hippocraticum bereits ein Buch περὶ κρισίμων. Aber die Hippokratiker hatten diese Lehre nur aus humoral=pathologischen Voraussetzungen heraus entwickelt, und erst Galen hat in seinem Werk κρίσιμαι ἡμέραι die Astrologie zur Erklärung und Begründung der ganzen Krisenlehre herangezogen. Er rechnete hierbei nach Mondwochen und =Monaten, so zwar, daß die Woche 6 Tage und 17¹/₂ Stunden, der Mondmonat aber 26 Tage und 22 Stunden zählten. Es sollten nun der 7., 14., 20. und 27. Tag als kritische Tage erster Ordnung gelten. „Betrachte", so sagt Galen, „die kritischen Tage und den Lauf des Mondes in den Winkeln einer Figur von 16 Seiten; findest du diese Winkel günstig gestellt, so wird es dem Kranken gut gehen, schlecht aber, wenn schlimme Zeichen herrschen".

Aber nicht genug, daß bestimmte Stunden und einzelne Tage der Woche einen wichtigen astrologischen Einfluß auf den menschlichen Körper ausüben sollten, so sagte man einen solchen Wert auch gewissen Lebensjahren nach. Es sollte nämlich in dem Dasein eines jeden Menschen Abschnitte geben, in welchen, nach allgemeinem Glauben, die körperlichen Verhältnisse weitgehende Veränderungen erfahren müßten, mit denen dann von dem Individuum gleichsam eine neue Stufe der organischen Existenz erstiegen würde. Diese Abschnitte suchte man in gewissen Jahren, welche man „Stufenjahre, anni scansiles oder auch anni climacterici" nannte, wobei allerdings die Wendung „klimakterisch" mit dem modernen Begriff „klimakterisch" ganz und gar nichts zu tun hat. Derartiger Stufenjahre sollte es nun verschiedene geben.

Die eine Sorte dieser Stufenjahre fand man durch Multiplikation der Zahl 7, und nannte sie die anni hebdomatici oder climacterici (stricte sic dicta). Es waren dies also die Jahre 7, 14, 21, 28, 35, 42, 49, 56, 63. Diese neun Jahre bildeten den Climactericus parvus, während man die Jahre 70, 77, 84, 91, 98, 105, 112, 119, 126 den großen Climactericus nannte. Eine noch weitere bis 171 sich erstreckende Multiplikation ergab dann den Climactericus maximus.

Die andere Art der Stufenjahre wurde durch Multiplikation der 9 erhalten, und solche Jahre hießen anni enneatici oder decretorii. Es waren die Jahre: 9, 18, 27, 36, 45, 54, 63, 72, 81, 90, 99, 108 usw.

Doch bargen diese Stufenjahre nicht alle die gleichen Bedenken, vielmehr war die ihnen innewohnende Gefahr eine sehr verschiedene. Dieselbe wurde bestimmt durch den Multiplikator, und zwar spielten hier die 3 und 7 eine unheilvolle Rolle. Das 21. Lebensjahr (3 × 7) und das 27. (3 × 9) standen zunächst in der Gefahrenskala eine Stufe höher als die mittelst anderer Multiplikatoren gewonnenen Zahlen. Noch gefährlicher waren jene Jahre, die durch das Ansteigen in Räumen von drei Hebdomaden erreicht wurden; also das 21. Lebensjahr, d. h. also der Zeitraum von drei Hebdomaden, nämlich 3 × 7; das 42. Jahr als Zeitraum von 2 mal 3 Hebdomaden, d. h. also 2 × 21; das 63. Lebensjahr als Zeitraum von 3 mal 3 Hebdomaden, d. h. also 3 × 21; sodann 84 = 4 × 21; 105 = 5 × 21 usw. Noch gefährlicher als diese aus dem Zeitraum von 3 Hebdomaden sich aufbauenden Jahre sollte das 49. und 56. Lebensjahr sein. Bei dem 49. Jahr liegt der Verdachtsgrund ja ziemlich nahe; es war das ominöse 7 × 7, welches hier die Bedenken heraufbeschwor. Was aber der unschuldigen 56 zu ihrem schlechten Ruf verholfen hat, ist nicht recht zu verstehen, und Rantzau gibt hierüber auch keine ausreichende Erklärung.

Das allergefährlichste Stufenjahr war aber das 63. Lebensjahr, denn dieses entstand ja doch durch 7 × 9; es war also ein annus hebdomaticus und zugleich auch ein annus enneaticus, denn es gehörte ja doch sowohl in die Klasse jener Stufenjahre, die durch den Multiplikator 7, als auch jener, die durch den Multiplikator 9 gebildet wurden. Eine Lebensperiode aber, die von zwei Seiten her mit Gefahren belastet war, wie das unglückliche 63. Lebensjahr, mußte natürlich für Gesunde wie Kranke gleich bedenklich erscheinen. Deshalb hieß dieses Jahr wohl auch Androdas, weil es alle Lebenskraft schwächen und zerbrechen sollte; genannte Lebensstufe wird deshalb wohl auch während des Mittelalters eine arg gefürchtete gewesen sein. Der 63. Geburtstag wird gewiß mit bangen Sorgen begangen worden sein, und das betreffende Individuum zusamt seiner ganzen Familie wird wohl erst dann wieder frei aufgeatmet haben, wenn dieses Jahr, der Unglücksrabe unter allen Jahren, glücklich überstanden worden war.

Übrigens scheinen die Stufenjahre im Altertum wie im Mittelalter eine ganz allgemeine Beachtung erfahren zu haben, denn zu
allen Zeiten hat es Autoren gegeben, welche sich über die Bedeutung
des Stufenjahres ausgelassen haben, so Plato, Censorinus, Gellius,
Philo, Judaeus, Macrobius, Cicero, Boëtius, der heilige Ambrosius,
der heilige Augustinus u. a. m. Ja, schließlich ist sogar selbst heutzutage der Glaube an das Stufenjahr und seine Gefahren noch nicht
ganz ausgestorben. Im Volk wird gar mannigfach über diesen
mysteriösen Zeitabschnitt fabuliert.

Aber nicht bloß über den allgemeinen Verlauf und etwa zu
erwartende Komplikationen der Krankheiten mußten die Sterne Auskunft zu erteilen, sondern auch über ganz speziell geartete pathologische
Fragen vermochten sie Aufschluß zu geben. So konnte man aus ihrem
Stand schließen, wann Augenerkrankungen drohten, wann Geistes-
krankheiten, wann Blutungen oder allerlei Unfälle, wie Knochenbrüche,
Wunden, Quetschungen. Das alles vermochte der Arzt aus den
Sternen zu ersehen, falls er nur seinen Ptolemäus wacker studiert
hatte. Wer aber nun gar in die Feinheit der Sternenkunst eingedrungen
war, der vermochte sogar zu wissen, zu welcher Zeit die verschiedenen
Körperteile besonders zu allerlei Unfällen geneigt waren. Eine derartige bis in die feinsten Feinheiten zugespitzte Astrologie erschien nun
aber der damaligen Zeit als ganz besonders bedeutend. Konnte man
sich doch, sofern man nur die verschiedenen Zeitabschnitte genau kannte,
in denen Unfälle drohten, beizeiten davor schützen.

Vermochten nun die Sterne über alles Mögliche Auskunft zu
geben, so hätte es doch merkwürdig zugehen müssen, wenn sie nicht
auch über die Behandlung aller Leibesnöte die erforderlichen Rat-
schläge hätten erteilen können. So hatten denn strebsame Astromanten
gar bald in Erfahrung gebracht, daß die da oben in stiller Schöne
schweigsam ihres Weges ziehenden Sternlein auch eine gar eindrück-
liche therapeutische Sprache redeten. Wo es auch zwickte und zwackte,
und welches Körperglied auch rebellieren mochte, allzeit verriet ein
Blick in die funkelnde Pracht der Gestirne das allein heilsame Mittel;
so lehrten die berufsmäßigen Astrologen, so glaubten die Kranken, und
so handelten die Ärzte.

Was zunächst die innere medikamentöse Behandlungsweise anlangt, so waren die Sterne gerade die geeignetsten um sichere Auskunft geben zu können. Denn alles irdische Wesen, organischer wie

unorganischer Natur, stand ja doch, so lehrte die hehre Astrologie, unter dem Einfluß der Sonne, des Mondes, der Planeten und der Tierbilder. Die Sterne verliehen aber den Tieren, Pflanzen, kurz allem irdischen Werk gar wundersame Kräfte. Kannte man also die Sterne, welche beim Beginn der Erkrankung oder der Kranken= behandlung gerade am Himmelszelt standen, so brauchte man nur die ihnen unterstehenden organischen und unorganischen Gebilde ernst= lich in Betracht zu ziehen, und man hatte sofort die zur erfolgreichen Bekämpfung der Krankheit erforderlichen Heilmittel. Wollte man aber in der Wahl der Medikamente ganz sicher gehen, so mußte man noch auf die Phasen des Mondes und das Verhalten der Sonne achten. Ja, einzelne Mittel sollten überhaupt nur dann gereicht werden, wenn der Mond zu bestimmten Planeten oder zu gewissen Sternen des Tierkreises in einem besonderen Verhältnis sich befand. Es waren dies hauptsächlich Brech= und Abführmittel. Bevor man also eine ärztliche Verordnung traf, wurden die Sterne auf das ein= gehendste befragt und die astrologischen Kalender eingesehen. So berichtet uns Agrippa von Nettelsheim, jener bekannte Abenteurer und Doktor aller vier Fakultäten (1486—1535), über diese medici astrologici wie folgt: „Sie beobachten Zeiten und Stunden auf das genaueste, teilen ihre Arzneien stets nach Anweisung des astrologischen Kalenders aus und hängen den Kranken allerlei Amulette an".

Ähnlich wie der innere Mediziner, so war auch der Chirurg von dem Stand der Sterne abhängig. Die uralte babylonische Vorschrift, daß der Körper bei gewissen Anordnungen der Gestirne nicht mit Eisen berührt werden dürfe, ist in allen Phasen der Chirurgia astrologica lebendig geblieben. Doch scheint diese Vorschrift weniger eine all= gemeine wundärztliche Bedeutung gewonnen, als vielmehr sich haupt= sächlich nur auf den Aderlaß bezogen zu haben. Aber sie bedeutete selbst in dieser beschränkten Ausdehnung immer noch einen gar gewal= tigen Eingriff in die Kunst der antiken wie der mittelalterlichen Ärzte. Denn der Aderlaß nahm bis ins 18. Jahrhundert hinein unter den thera= peutischen Maßnahmen eine ganz andere Stellung ein wie heut. (Man vgl. Seite 44 ff. dieser Arbeit.) Er wurde eigentlich so ziemlich bei jeder Erkrankungsform als eines der wichtigsten Heilmittel angesehen. In der Anwendung dieser Behandlungsmethode wurde nun aber der Arzt durch die Astrologie in hohem Grade beengt. Denn die Sterne wußten von günstigen, zweifelhaften und ungünstigen Aderlaßtagen zu berichten. Diese Tage waren wieder je nach dem Lebensalter des Patienten ganz verschieden; so sollte z. B. die Zeit von der 1. Quadratur des Mondes bis zur Opposition ganz vortrefflich sein, um Jünglingen die Ader zu schlagen, während für Greise genannter Zeitraum ganz und gar nicht einladend für Ausführung des Aderlasses erschien.

Recht verwickelt gestalteten sich die Aussichten für den Aderlaß bei den verschiedenen Aspekten. So lehrt z. B. Stöffler:

Konjunktion
des Mondes
mit $\left\{ \begin{array}{l} \text{Sonne verbietet 2 Tage vor= und 1 Tag nachher den} \\ \qquad\qquad\text{Aderlaß.} \\ \left.\begin{array}{l}\text{Saturn} \\ \text{Mars}\end{array}\right\} \text{verbietet 1 Tag vor= und 1 Tag nachher} \\ \qquad\qquad\text{den Aderlaß.} \end{array}\right.$

Quadratur
des Mondes
mit $\left.\begin{array}{l}\text{Sonne} \\ \text{Saturn} \\ \text{Mars}\end{array}\right\}$ verbietet 12 Stunden vor= und 12 Stunden nachher den Aderlaß.

Opposition
des Mondes
mit $\left.\begin{array}{l}\text{Sonne} \\ \text{Saturn} \\ \text{Mars}\end{array}\right\}$ verbietet 1 Tag vor= und 1 Tag nachher den Aderlaß.

Man sieht also, der Arzt jener Zeiten mußte in der Sternenkunde gar wohl erfahren sein, wollte er sich nicht allerlei üblen Maßnahmen von seiten seiner Klienten aussetzen. Denn bei Mißerfolgen in der Praxis wurde dem Heilbeflissenen schon von den frühesten Zeiten an meist recht übel mitgespielt, wie wir dies bereits Seite 149 dieses Buches mitgeteilt haben.

Um nun das astrologische Bedürfnis des Arztes gründlichst zu befriedigen, entstand im Mittelalter eine ganz eigenartige Literatur. Unter dem Namen eines Almanachs oder Kalendariums erschienen dicke Folianten, welche in langen Tabellen die verschiedenen Stellungen der Planeten und der Tierkreissternbilder verzeichneten, auf daß aus ihnen der Astrologe die Schicksale der Menschheit schnell und leicht ersehen möchte. Und was stand alles in solchen Kalendarien! Abgesehen von den auf die gesamten Verrichtungen des bürgerlichen Lebens bezug nehmenden Bemerkungen brachte so ein Kalendarium auch genaue Angaben des Zeitpunktes, an dem man die Haare schneiden, Aderlassen, Zähne ziehen, baden sollte usw. Ja selbst die geeignete Zeit für das Gebet gab solch Kalendarium an. So sollte z. B. nach den Erfahrungen Peters von Abano die Konjunktion des Mondes mit dem Jupiter im Drachen eine Erhörung des Gebetes sicher erwirken.

Ja, Hieronymus Cardanus hatte mit Hilfe der Astrologie sogar die Entdeckung gemacht, daß, wenn man am 1. April früh 8 Uhr zur Jungfrau Maria betete, man der Erfüllung seiner Bitte gewiß sein könnte. In der Zusammenstellung solcher Kalendarien taten sich im 15. und 16. Jahrhundert nun gerade die Ärzte ganz besonders hervor. Professoren, Gerichtsärzte, Wundärzte, kurz alle Vertreter der Heilkunst waren mit gleichem Eifer beflissen, durch Kalender das Publikum über die verschiedensten Zweige der Medicina astrologica zu unterrichten; so hat z. B. David Herliz, Physikus zu Prenzlau, vom Jahr 1584 an durch 50 Jahre hindurch die Mark, Pommern und Mecklenburg mit Kalendern versorgt. Eine ähnliche Rolle für das westliche Deutschland hat in der nämlichen Zeit der Marburger Professor der Medizin Victorinus Schönfelder gespielt. Der Arzt als Kalendermacher, das ist aber wohl doch eines der wundersamsten Stücklein, welche der medizinische Aberglauben zustande gebracht hat. Und gerade diese Verirrung der Medizin haftete so fest im Volk, daß noch im 18. und 19. Jahrhundert gewisse Tage des Jahres als besonders empfehlenswert für den Aderlaß erschienen und die Kalender es sich angelegen sein ließen, diese guten Aderlaßtage dem Publikum eindringlichst in das Gedächtnis zu rufen. Meist galt der Frühling für eine besonders ratsame Aderlaßzeit, und es ist noch gar nicht solange her, da hatten Ärzte und Barbiere alle Hände voll zu tun, um die dem jungen Lenz gebrachten Blutopfer nun alle in kunstgerechter Weise zu vollenden. Unsere Eltern und Großeltern gehörten noch jenem gläubigen Geschlecht an, welches da meinte, allen möglichen Gefährlichkeiten ausgesetzt zu sein, wenn nicht dem nahenden Frühling Ströme Blutes flossen.

Eine derartige, von den tatsächlichen Anforderungen des Krankheitsfalles ganz losgelöste und nur auf die Beobachtung des Himmels gestellte Therapie mußte natürlich die erbärmlichsten Ergebnisse zeitigen. So wird denn das leidende Publikum gewiß nicht selten von den Hilfsleistungen seines Arztes recht wenig erbaut gewesen sein und den Wunsch verspürt haben, einmal zu probieren, was denn nun ein anderer Arzt vermöge. Dieser Fall scheint aber recht oft eingetreten zu sein. Denn Ptolemäus gibt in Nummer 57 seines Zentiloquiums besondere Vorschriften, unter welchen astralen Bedingungen ein solcher Ärztewechsel vor sich gehen solle; er sagt: „cum septimum locum atque ejus dominum in aegritudine afflictum videris, medicum

mutato". Es wird hiernach also gewiß ein allgemeiner Ärztewechsel
vom Publikum inszeniert worden sein, sobald bewußte Konstellation
am Himmel sich blicken ließ.

Wer aber recht vorsichtig in der Wahl seines Arztes sein wollte,
der wechselte denselben nicht bloß, wenn die Stellung der Sterne
dies als heilsam empfahl, sondern er suchte auch das Horoskop des
neu gewählten Heilkünstlers zu erforschen. Denn die ärztliche Weis=
heit fand sich bei dem Manne in reichlichster Fülle, dessen Aspekten
eine gewisse Form zeigten: „perfectus medicus erit, cui Mars et
Venus fuerint in sexta", so sagt Almansor.

So war also die Astrologia medica beschaffen, welche nicht
bloß Jahrhunderte, sondern Jahrtausende lang wie ein Alb auf dem
Menschengeschlecht gelastet hat. In dieser Gestalt hat der medizinische
Aberglauben mehr Menschen gewürgt, als die blutigsten Kriege es je
getan haben.

An diesen medizinischen Unsinn glaubten nicht etwa nur die
schlichten Leute des Volkes, sondern auch die Gebildetsten der Nation
waren ihm durchaus ergeben. So ist es z. B. bekannt, daß Melanchton
ein überzeugter Anhänger der astrologischen Heilkunde war und
schriftlich wie mündlich unermüdlich für dieselbe wirkte. Als es mit
ihm selbst aber zum Sterben kam, da war er sich über sein Schicksal
sofort völlig klar und rüstete sich, ohne erst weitere Maßnahmen zu
treffen, zum Tode, sobald er hörte, daß Mars und Saturn gerade
in Konjunktion stünden.

Bartisch, ein ungemein verständiger und auch kritisch angelegter
Kopf, der beste deutsche Augenarzt des sechszehnten Jahrhunderts,
vermochte sich trotz seiner geistigen Klarheit doch nicht von dem Ein=
fluß der Astrologie freizuhalten. So berichtet er z. B. in seinem
1583 erschienenen Lehrbuch der Augenheilkunde, daß man Augen=
operationen nur in den Zeichen der Wage, des Schützen und des
Wassermannes mit Erfolg ausführen könne.

Valentin Prätiger, Physikus zu Brandenburg, teilte im Jahr
1563 dem Rat seiner Stadt mit: „daß, wenn die Eklipses, und
auch des Saturns und Mars feindliche Aspekten sich im Steinbock
oder im Krebs gezeigt hätten, Pest und epidemische Krankheiten
drohen".

Welchen Umfang schließlich der astrologische Unfug angenommen
hatte und wie dreist er Anstalten traf, mit Ausschaltung des gesunden
Menschenverstandes sich die Herrschaft nicht bloß über den menschlichen

Körper, sondern überhaupt über alle irdischen Verhältnisse anzumaßen, das zeigt ein Vorgang, der sich am Hof Ludwig XIV. abgespielt hat.

Zu der Zeit nämlich, als noch der Kardinal Richelieu die Geschicke Frankreichs lenkte, wurde, und zwar auf Antrag des ersten königlichen Leibarztes Vautier, ein Astrologe, namens Morin, als Berater den Hofärzten zugesellt. Kaum saß nun besagter Morin fest im Sattel, da kam er mit dem Vorschlag, ein astrologisches Kollegium zu schaffen, welches in allen Staats-, Gelehrten- und ärztlichen Sachen mitzureden und mitzuraten haben sollte. Und der König sowie Richelieu waren auf dem besten Wege, diesem Vorschlag zu willfahren. Allein da erhob sich ein solcher Sturm des Unwillens unter den doch sonst so gefügigen Hofleuten, daß es mit der astrologischen Aufsichtsbehörde nichts war.

Überhaupt waren die Fürstenhöfe vom 15. Jahrhundert an die Nähr- und Pflegestätten der Astrologie sowie der Alchemie. An vielen waren die Leibärzte gehalten, keinerlei eigene medizinische Handlung vorzunehmen, ohne vorher die Sterne befragt zu haben. Ein ergötzlich Stücklein astrologischen Unfugs hat sich im Jahr 1518 am Hofe des Königs von Spanien, des nachmaligen Kaisers Karl V., ab-gespielt, ein Stücklein, welches nicht allein die medizinische, sondern die ganze Welt bis in die tiefsten Tiefen aufwühlte. Dieses Histörchen ist zu charakteristisch für die Stellung der Astrologie und zu belustigend, als daß ich es meinen Lesern vorenthalten möchte.

Es lebte da im Beginn des sechzehnten Jahrhunderts in Deutschland ein Mann, Stöffler, der durch seine astrologischen Prognosen eines Weltrufes genoß, und dessen Sternenkalender in aller Hände waren. Dieser Sterngucker ermittelte nun eines Tages, daß im Februar des Jahres 1524 eine gewaltige Flut ganz Europa heimsuchen müsse, da zur genannten Zeit eine Konjunktion von Saturn, Jupiter und Mars im Zeichen der Fische erfolgen würde. Das sei aber eine Konstellation, welche mit vollster Sicherheit auf so eine Art Sündflut im gewaltigsten Stile hinwiese. Flugs setzte sich nun unser Sternenkundiger hin und berichtete über die betrübenden Aussichten, welche er da am Himmel gefunden hatte, an Karl. Der König nun, der durch seinen Lehrer, den nachmaligen Papst Hadrian VI., gründlichen Unterricht in allen astrologischen Dingen genommen und der Sternenkunst durchaus ergeben war, geriet ob der verhängnisvollen Epistel Stöfflers in großen Schrecken und mit ihm

sein ganzer Hof. Da nun mehrere gar gelehrte und erfahrene
Sternendeuter das Horoskop Stöfflers geprüft und genau zu demselben
Ergebnis wie dieser gelangt waren, so wurde der Schrecken ein ganz
gewaltiger. Man wußte am Hofe nicht mehr aus und ein. Jeder=
mann sah dem drohenden Tode des Ersäuftwerdens mit Angst und
Zagen entgegen. Kurz alles ging drunter und drüber. Da mußte
unbedingt Wandel geschaffen werden. Der erste Beamte des spanischen
Reiches, der Großkanzler, unternahm zunächst Schritte, um die
allgemeine Angst ein wenig zu lindern. Er wendete sich an den
gelehrtesten Mann Spaniens, an den berühmten Chronisten, aposto=
lischen Protonotar, Mitglied des indischen Rates, Prior an der
Kathedrale von Granada, Pietro Martin Angliera, mit der Bitte
um Rat. Besagter Würdenträger scheint nun ein schlauer Herr
gewesen zu sein, denn er gab eine Antwort, die eigentlich gar nichts
besagen wollte. Denn er meinte, ganz so schlimm, wie Stöffler die
Sache gemacht habe, würde es nun wohl nicht zugehen, aber so eine
kleine Misere würde sich gemäß der unheilkündenden Planeten=
konstellation schon entwickeln. Natürlich beruhigte diese Antwort
weder den Fürsten noch die übrige zagende Welt. Doch da erbarmte
sich ein anderer berühmter Zeitgenosse, Augustin Niphus, der ver=
ängsteten Menschheit, indem er in einer gelehrten Schrift die
Prophezeihung des rabiaten Schöffler bündigst zurückwies. Doch
damit kam er bei der Zunft der Sternendeuter übel an. Alsbald
machte sich bei ihnen ein gar gewaltiger Eifer bemerklich; man guckte
Tag und Nacht nach dem Firmament, rechnete und kalkulierte solange,
bis man endlich heraus hatte, daß Stöffler ganz im Recht und
die Sündflut im Anzug wäre. Damit männiglich sein Schicksal
schwarz auf weiß vor Augen hätte, schrieb Michael de Petra Sancta,
ein sternenkundiger Geistlicher und Lehrer zu Rom, ein Schriftchen,
das der Welt mit dürren Worten den Tod des Ertrinkens
freundlichst in baldige Aussicht stellte. Damit war nun die Frage,
soweit sie vorläufig auf schriftlichem Wege überhaupt zu erledigen war,
erledigt. Die Menschheit wußte nun woran sie war, und es blieb
jedem überlassen, sich gegen das drohende Verhängnis zu schützen,
wie er eben mochte. Da spielte sich denn ein Schauspiel ab,
daß es schien, ganz Europa, von den Säulen des Herkules bis zum
Nordkap, sei ein großes Narrenhaus. Einzelne gerieten so in Angst
und Verzweiflung, daß sie einfach den Verstand verloren, an welchem

allerdings unter sotanen Verhältnissen wohl nicht viel zu verlieren
gewesen sein dürfte. Andere machten ihre Liegenschaften zu Gelde und
verjubelten schnell noch ihren Besitz, ehe ihnen das große Wasser das
Lebenslicht ausblies. Hatte nun einer aber Güter in der Nähe des
Meeres oder am Ufer großer Flüsse, so blieb ihm selbst der Trost nicht
einmal, vor Eintritt der großen Kalamität seine Güter noch schnell durch
die Gurgel jagen zu können. Denn Käufer für Ländereien, die an
dem schrecklichen Element, dem Wasser, lagen, fanden sich nicht mehr.

Sehr ergötzlich ist es, wie einzelne besonders schlaue Köpfe der
drohenden Gefahr trotzen zu können glaubten. So ließ sich z. B. der
Gerichtspräsident Auriol in Toulouse eine regelrechte Arche bauen,
in welche er mit seiner Familie bei Anbruch des verhängnisvollen
Februars 1524 einzog.

Andere errichteten auf hohen Bergen feste Häuser und Türme,
welche sie reichhaltigst mit allerlei guten Sachen verproviantierten, und
wo sie dann schon den Stürmen der dräuenden Flut trotzen zu können
meinten. Daß unter diesen eingeschafften Lebensmitteln auch der
Alkohol nicht fehlte, beweist das Beispiel des guten Bürgermeisters
Hendorf zu Wittenberg, der auf dem Bodenraum seines hohen und
festen Hauses einige Fäßlein guten kräftigen Bieres wohl verwahrt hielt.

Als nun aber der verhängnisvolle Februar 1524 ohne Flut
vorübergegangen war und sich auch im übrigen Teil des Jahres keine
ungeziemende Aufführung des wässerigen Elementes bemerkbar gemacht
hatte, da atmete die Welt wie von einem schweren Bann erlöst wieder
auf. Allein das, was als Reaktion auf diese gründliche Blamage der
Astrologie nun doch eigentlich unter allen Umständen hätte eintreten
müssen, nämlich eine endgültige Absage an die trügerische Sternen=
kunst, das trat nicht ein. Die Mönche und Geistlichen, welche da
schon seit Monaten gefastet, sich kasteit und mit ihren Gemeinden
fromme Übungen abgehalten hatten, vermeldeten sofort, daß nur durch
ihre Bemühungen das Übel abgewendet worden sei, und die zunft=
mäßigen Astrologen meinten, Gott habe der Welt nur drohen wollen;
er habe allerdings, bewogen durch allerlei Gründe, die sicher in Aus=
sicht genommene Flut zurückgehalten, aber dafür, damit die Menschheit
doch nicht ganz ungestraft davon käme, den Bauernkrieg geschickt.

So blieb denn alles beim alten. Das Menschengeschlecht ließ wie bis=
her sein irdisches Wohl von den Sternen beraten sein, und in der Medizin
sprachen Planeten und Tierkreis vor wie nach ihr kluges und einfluß=

reiches Wort. Das wurde auch nicht besser, als die Astronomie mit Erfindung des Fernrohres in ein neues Stadium ihrer Leistungs=fähigkeit eingetreten war, sondern erst als die Auffassung der Natur=erscheinungen den philosophischen Charakter völlig abgestreift hatte und ihr Heil nur von Beobachtung, Untersuchung und Versuch erwartete.

So hat denn also der astrologische Aberglaube durch fünf Jahr=tausende auf der Menschheit gelastet. Was aber in dieser langen Zeit für Menschenglück durch die Sterne gebrochen, was für Menschen=leid durch sie heraufbeschworen worden sein mag, das ist mit Worten kaum zu sagen. Die alte Erfahrung, daß unser Geschlecht immer dann besonders schwer gestraft worden ist, wenn es sich des Denkens ent=schlagen und mit dem bequemen Meinen, Fürwahrhalten und Glauben sich begnügt hat, trifft auch hier wieder zu. Auffallend bleibt es dabei aber doch, daß dem astrologischen Aberglauben nicht bloß die kritik= und gedankenlose große Menge gefolgt ist, sondern daß auch die hervorragendsten Geister ihm mit Haut und Haar verfallen sind; so z. B. der große Staufenkaiser Friedrich II., Melanchthon, Karl V., Kepler, Tycho de Brahe, Wallenstein u. a. m. Diese gewaltigen Herren des Denkens und Handelns kann nicht das Gesetz der Träg=heit, welches die cerebrale Tätigkeit der großen Menge verkümmern läßt, so gelähmt haben, daß sie gedankenlos dem Aberglauben Folg=schaft leisteten. Ihnen muß ein ander Ding den klaren Blick getrübt und das gesunde Urteil verschleiert haben. Was aber solche Macht besessen haben mag, daß es die denkkräftigsten Geister zu willenlosen Knechten des Aberglaubens machen konnte, das zu ermitteln, ist für den Historiker doch gar zu verlockend. Deshalb möchten wir denn auch diese Betrachtung nicht schließen, ohne vorher noch einen flüchtigen Blick auf jenen interessanten Punkt geworfen zu haben.

Da müssen wir uns zunächst der Beschränkung der menschlichen Erkenntnis erinnern. Überall stoßen wir bei unserem Arbeiten und Forschen bald auf einen Punkt, wo das irdische Wissen ein Ende hat und ein geheimnisvolles, rätselhaftes Etwas den freien Blick hemmt. Diese engen Grenzen des Naturerkennens werden nun von den besten und erleuchtetsten Geistern um vieles schwerer ertragen, als wie von den Durchschnittsköpfen. Da, wo die letzteren noch in der behaglichen Ruhe einer gesättigten Erkenntnis zu schwelgen vermeinen, fühlen jene schon die brennende Wunde eines ungestillten Erkenntnisdranges. Dieses lebhafte Gefühl der Unzulänglichkeit des Wissens und der heiße Wunsch nach Erweiterung des Verständnisses, sie können nun unter Umständen auch einen hoch begabten Menschen auf die Irrpfade des Aberglaubens verlocken. Denn angesichts der versagenden Er= kenntnisfähigkeit bleibt ja schließlich nichts anderes übrig, als die erbarmungslose, schmerzensreiche Resignation. Um dieser zu entgehen, klammert man sich nun aber wohl gern an diese oder jene Hoffnung; man versucht dies und das, um sich aus der Öde des „Ignoramus" zu retten. So kann es denn wohl kommen, daß ein im übrigen klarer, nüchterner Kopf sich täuschen läßt und einen Weg betritt, von dem er meint, er werde seinen Erkenntnisdurst löschen, während er ihn doch weit ab vom Ziel führt. Zudem ist ja der erste zagende Schritt, mit dem man einen trügerischen Irrpfad betritt, gar so verlockend. Die Hoffnung auf Erweiterung der Erkenntnis läßt einen, vielleicht selbst gewagten Versuch anfänglich als völlig harmlos, als ein erlaubtes Unternehmen erscheinen, das um so weniger Bedenken erregen dürfe, als man ja jeden Augenblick von demselben zurücktreten könne. Das mögen so die Entschuldigungen sein, mit denen ein klarer Kopf sein Abirren von der rationellen Geistesarbeit vor sich selbst gut heißt und sich über die Tragweite seines Schrittes selbst täuscht. Man vergißt bei solch einem gefährlichen Beginnen meist, daß man nur zu gern glaubt das gefunden zu haben, was man sucht, und daß der Teufel gar bald die ganze Hand nimmt, sofern man ihm vorwitzig auch nur eine Fingerspitze gereicht hat. So sind zu allen Zeiten gerade die besten Köpfe der Gefahr einer Entgleisung ganz besonders ausgesetzt gewesen, sofern eben ihr Wissensdurst, ihr Wunsch, aus den engen Grenzen der menschlichen Erkenntnisfähigkeit herauskommen zu können, größer war, als die kühl abwägende Vernunft. Daß aber früher diese Gefahr eine viel viel größere gewesen ist als heutzutage, liegt in der Verschiedenheit der Methoden, welche man bei der Betrachtung der Naturerscheinungen befolgte. Solange man das Wesen der Naturgeschehnisse auf dem Wege der philosophischen Arbeit finden zu können meinte, barg der quälende Wissensdurst für den begabten Menschen viel größere Fährnisse, als wie zu unserer Zeit, wo die naturwissenschaftlich geartete Betrachtungsmethode den Geist fein säuberlich auf den Pfaden des Experimentes, der Untersuchung und der Beobachtung erhält. Daß aber selbst heut noch die besten Köpfe durch ihren ungestümen Erkenntnisdrang gar arg verlockt werden können, beweisen die neuesten Erlebnisse, welche wir mit dem Spiritismus gemacht haben. Wenn

Leuchten der modernen Naturwissenschaft als begeisterte Gläubige in das Lager der Spiritisten übergehen konnten, so war eben auch bei ihnen der quälende Erkenntnisdrang größer, als die kühl abwägende Vernunft.

Das hat aber allzeit den Aberglauben so mächtig gefördert, daß ihn zwei gar lebhaft sprudelnde Quellen speisen: die geistige Trägheit der Menge und der unbedacht nach einer Erweiterung der Erkenntnis= fähigkeit drängende Wissensdurst. Diese beiden haben denn auch den Aberglauben der Astrologie geschaffen und ihm zu einer Jahrtausende währenden Herrschaft verholfen. Daß aber eine solche Entgleisung der Menschheit nicht aufs neue widerfahre, davor schützt uns der moderne Betrieb der Naturwissenschaft und der Medizin. Mag also der Rückblick in die Vergangenheit auch ein gar trübes Bild gezeichnet haben, so ist der Blick in die Gegenwart und in die Zukunft um so tröstender, denn das geistige wie leibliche Wohl der Menschheit bleibt gewahrt, solange die induktive Betrachtung der Erscheinungen, wie sie die Medizin und die Naturwissenschaft jetzt üben, die Ent= wickelung der Menschheit leiten.

Solange dies aber geschieht, wird sich auch das Wort des be= rühmten Homerforschers und großen englischen Staatsmannes Gladstone als wahr erweisen, welches da lautet:

Die Ärzte sollen die Führer der Völker sein.

VIII.

Das Kurpfuschertum.

Alles irdische Wesen ist dem Wechsel, der Veränderung unter=
worfen; πάντα ῥεῖ, alles fließt, sagt der griechische Philosoph Heraklit
(um 500 v. Chr.).

Der Bau und die Funktionen aller Lebewesen sind im steten
Wechsel von Stufe zu Stufe gestiegen. Mit diesem Fluß des
organischen Lebens ist auch das geistige im ewigen Umschwung begriffen.
Wissenschaft und Kunst verändern ohne Aufhören ihre Anschauungen,
ihr Wollen und Können. Kultur und Zivilisation schließen sich ihnen
an und fördern durch den Wechsel den Fortschritt. Ja selbst die
Himmlischen sind von diesem Schicksal nicht ausgenommen, denn auch
der religiöse Gedanke verändert in ruhelosem Wandel Form und
Inhalt.

Nur ein irdisch Ding scheint diesem allgemeinen Gesetz des ewigen
Wandels nicht unterworfen zu sein, nämlich das Kurpfuschertum mit
dem ihm eng verwandten medizinischen Aberglauben. Wohl an die
3000 Jahr treibt dasselbe schon sein Wesen, und doch trägt es immer
noch dieselben Züge. Reklamesucht, Anmaßung, Gewissenlosigkeit,
Unwissenheit, Lug und Trug, sie sind heut immer noch in dem
gleichen Umfang wie vor Jahrtausenden die Eigenschaften des Kur=
pfuschertums. Wenn heut einer jener alten griechischen oder römischen
Kurpfuscher (vgl. Seite 209 ff.) auferstehen könnte, er würde sich als=
bald wieder in dem Streben und Gebahren seiner modernen Kollegen
ganz zu Haus fühlen; er würde kaum glauben mögen, daß er Jahr=
tausende in seinem stillen Grabe geschlafen haben sollte.

Doch halt! Es gibt doch noch ein Ding, welches, ebenso wie
das Kurpfuschertum, ein schier unerschöpfliches Beharrungsvermögen
sein eigen nennen darf. Dieses andere Ding, es ist jene Eigen=
schaft unseres Geschlechtes, mit der bekanntlich selbst die Götter ver=
gebens kämpfen, nämlich die Dummheit. Solange diese noch in der

Welt zu finden ist, wird vermutlich auch das Kurpfuschertum am
Leben bleiben. Da nun aber nicht anzunehmen ist, daß die Mensch=
heit auf die genannte Gottesgabe, sowie auf den mit ihr getriebenen
Mißbrauch freiwillig verzichten werde, so müssen wir eben sehen, dem
Kurpfuschertum anders als durch die Bekämpfung des menschlichen
Unverstandes zu begegnen. Bekanntermaßen ist die historische Betrach=
tung eines Gegenstandes vornehmlich geeignet, dessen Bedeutung in
das rechte Licht zu rücken. Deshalb kann vielleicht auch die folgende
Darstellung einigen Nutzen stiften.

Was haben wir zunächst unter dem Ausdruck „Kurpfuschertum"
überhaupt zu verstehen? Über diese Frage müssen wir uns in erster
Linie völlig klar sein, ehe wir an eine weitere Betrachtung des Gegen=
standes gehen können. Denn einmal hat man nur dann gegründete
Aussicht sich mit anderen über die Wesenheit eines Dinges zu ver=
ständigen, wenn man über das Begriffliche desselben einig ist, und
andererseits sind gerade in der letzten Zeit von berufener wie un=
berufener Seite so viele verschiedene Ansichten über das, was der
Ausdruck „Kurpfuschertum" nun eigentlich besagen solle, geäußert
worden, daß eine Klarlegung des in Rede stehenden Begriffes durch=
aus erforderlich ist. Wie nötig uns gerade in der heutigen Zeit aber
eine solche Festlegung des begrifflichen Wertes des Wortes „Kur=
pfuschertum" tut, das haben wiederholt Gerichtsverhandlungen er=
wiesen, in denen die Entscheidung in einer von der ärztlicherseits
erwarteten und geforderten sehr abweichenden Weise ausfiel, bloß
weil das beteiligte richterliche Personal eine andere Auffassung des
in dem Wort „Kurpfuschertum" liegenden Begriffes sich zu eigen
gemacht hatte, als sie im ärztlichen resp. im allgemeinen Sprach=
gebrauch üblich ist.

Das Wort „Kurpfuscher" baut sich philologisch zunächst aus zwei
Bestandteilen auf. Doch liegt diese Tatsache so offenkundig zutage,
daß man vielleicht meinen könnte, ich hätte mir eine besondere Be=
tonung dieses Umstandes besser ersparen können. Aber trotzdem
kommen wir ohne genaue Betrachtung der verbalen Eigenschaften
unseres Ausdruckes nicht aus.

Was die beiden im Wort „Kurpfuscher" liegenden verbalen
Werte begrifflich sagen wollen, so ist zuvörderst das, was „Kur"
bedeutet, männiglich so vertraut, daß wir uns hierüber füglich jedes
weitere Wort sparen können. Ebenso sollte eigentlich auch der Inhalt

von „Pfuscher" ein allgemein anerkannter sein. Aber da man gerade in der Auslegung dieses verbalen Gebildes in der jüngsten Zeit, nach unserer Auffassung, gründlichst fehlgegriffen hat, so werden wir doch über dieses Wort uns etwas eingehender zu unterrichten haben.

Das Zeitwort „pfuschen" besagt zunächst soviel als: eine Arbeit schlecht resp. nicht in der Weise ausführen, wie man dies auf Grund der herrschenden wissenschaftlichen Kenntnisse wie technischen Erfahrungen verlangen muß. Dabei ist es ganz gleichgültig, ob der, welcher die unzureichende Arbeit geleistet hat, zu der Übernahme derselben durch einen Befähigungsnachweis berechtigt ist oder nicht. Der Diplomierte, Graduierte, Promovierte kann ebenso eine ungenügende, also Pfuscher=arbeit liefern, wie der, welcher des Berechtigungsnachweises entbehrt, d. h. eines Nachweises, der auf Grund einer planmäßigen, durch gesetzliche Vorschriften geregelten und durch offizielle Prüfung abgeschlossenen Fach=ausbildung erworben wird. Aber der erstere wird erheblich seltener der Lieferung einer unzulänglichen Arbeit ausgesetzt sein, wie der letztere. Daß er ihr aber überhaupt ausgesetzt ist, dies liegt in der körperlichen wie geistigen Organisation des Menschen. Irren ist eben, wie das Sprichwort sagt, menschlich.

Das wäre so ungefähr der begriffliche Wert, der in dem verbalen Gebilde „pfuschen" liegt.

Das von dem Zeitwort „pfuschen" abgeleitete Hauptwort „Pfuscher" kann demgemäß nicht mehr und nicht weniger bedeuten, als einen Menschen, der schlechte, unzureichende Arbeit liefert. Ob er dies nur einmal, oder öfter, oder gewohnheitsmäßig tut, darüber gibt der Ausdruck „Pfuscher" an sich zunächst auch nicht den geringsten Aufschluß. Soll nun aber ein verbales Gebilde einen wesentlich umfassenderen Inhalt gewinnen, als er ihm ursprünglich aus philolo=gischen und etymologischen Gründen zuerkannt werden durfte, so kann dies nur die, in diesem oder jenem Sinne geübte gewohnheitsmäßige Benützung bewerkstelligen. Denn der herkömmliche Gebrauch ist, wie überall so auch hier, allmächtig; er kann einem Wort ganz willkürlich einen begrifflichen Wert verleihen, der ursprünglich in demselben ganz und gar nicht gelegen hat. Das ist mit dem Wort „Pfuscher" nun eben auch geschehen. Der tägliche Gebrauch hat ihm einen Inhalt gegeben, den es ursprünglich nicht besessen hat, und auf den es philologisch wie etymologisch auch keinen Anspruch erheben kann. Denn nach der heutigen allgemein gültigen Auffassung ist nicht derjenige ein

Pfuscher, der ausnahmsweise einmal eine unzureichende Arbeit liefert,
sondern immer nur derjenige, welcher dies des öfteren, man könnte
sagen, gewohnheitsmäßig tut. Darüber, ob diese unzulängliche Arbeit
von einem geliefert wird, der eine fachmäßige Ausbildung in allen
ihren Teilen vollkommen durchgemacht hat oder von einem Autodidakten,
läßt aber der heutige Gebrauch unseres Wortes nichts verlauten. Und
weil dem so ist, so kann eben ein jeder, sowohl der fachmännisch
Erzogene, als auch der einer solchen Bildung Entbehrende ein Pfuscher
sein. Denn die fachmännische Erziehung und die überstandene
Prüfung garantieren allein immer noch nicht die fehlerfreie Beherr-
schung eines Faches. In den meisten Fällen wird ja die fachgemäß
und systematisch durchgeführte Ausbildung gewiß diese einwandsfreie
Leistungsfähigkeit verbürgen, aber es sind doch Fälle denkbar, wo
jemand trotz alles sachgemäßen Unterrichtes doch nur zu einem so
oberflächlichen Vertrautsein mit seinem Beruf gelangt, daß er schließlich,
wenn die Unterweisung aufhört und er auf eigenen Füßen stehen soll,
des öfteren schlechte Arbeit leistet, also das wird, was der tägliche
Gebrauch Pfuscher nennt. (Man vgl. auch Seite 206.) Das ist eine
Tatsache, welche nicht bloß für diesen oder jenen Zweig der menschlichen
Tätigkeit gilt, vielmehr in jedem Fach zu finden ist. Deshalb kann
es auch unter den Ärzten Pfuscher geben und gibt es auch welche.

Ein Arzt nun aber, der so oft unzureichende Leistungen aufzuweisen hat, daß man ihn mit Recht Pfuscher nennen kann, ist deshalb
noch lange kein Kurpfuscher. Denn für diesen Ausdruck hat der
tägliche Gebrauch einen ganz besonderen spezifischen Begriffsinhalt
geschaffen. Wir verstehen heutzutage — wenigstens wir Ärzte tun
dies, und ein guter Teil des Volkes schließt sich uns hierin an —
unter Kurpfuscher einen Menschen, der, ohne die vom Staat für den
ärztlichen Stand geforderte medizinische Erziehung genossen zu haben,
gewerbsmäßig Krankenbehandlung treibt. Kurpfuschertum und gewerbsmäßige Laienmedizin sind nach dieser Anschauung also sich deckende
Begriffe. Der Schwerpunkt dieser Auffassung liegt in dem gewerbsmäßigen Betrieb der Laienmedizin. Darum ist auch nicht jeder
Laie, der in einem eventuellen Fall einmal einen medizinischen Rat
gibt oder bei einem Unfall vor Eintreffen des Arztes hilfreiche Hand
anlegt, sofort ein Kurpfuscher. Erst die gewerbsmäßige Ausübung
der Krankenbehandlung würde ihn dazu stempeln. Auch gewisse
andere Betätigungen der Laienmedizin dürfen nicht ohne weiteres mit

dem Begriff Kurpfuschertum identifiziert werden. Nämlich jene nicht, in denen das Krankenbehandeln nicht aus Gewinnsucht, nicht aus erwerblichen Absichten, sondern aus irgendwelchen anderen Gründen, wie aus ethischen u. dgl. m. (s. Seite 224) geschieht. Gewiß sind diese Formen der Laienmedizin höchst gefährlich und darum unbedingt ebenso energisch zu verwerfen, wie die gewerbsmäßige Laienmedizin. Aber wir dürfen sie doch nicht mit dem Begriff des Kurpfuschertums schlechthin vereinigen, dem die Absicht Geld zu verdienen, ein fruchtbringendes Gewerbe zu schaffen, einzig und allein den spezifischen Charakter, dem wir den Ausdruck „Kurpfuscher" beigelegt sehen wollen, aufprägt. Man kann, wenn man anders so will, diese beiden Formen der Laienmedizin wohl auch als „gutartige" und „bösartige", wie dies Kollege Schwarz tut, auseinander halten. Ich würde es aber doch für geeigneter erachten, wenn man die gewerbsmäßige, auf Geldverdienst ausschauende Laienmedizin allein als „Kurpfuschertum" bezeichnet, während die andere Form durch den Namen „Laienmedizin" schlechthin charakterisiert sein mag. Beide sind in ihren Beweggründen eben doch zu verschieden, als daß sie mit demselben Namen belegt werden dürften. Und auch historisch ist, wie wir dies gleich sehen werden, eine möglichst strenge Scheidung dieser beiden Formen, wie ich dies durch die verschiedenen Namen gern erreichen möchte, erforderlich.

Bei der genannten Auslegung des Begriffes „Kurpfuschertum" kommt es also zunächst noch gar nicht auf den Grad der medizinischen Kenntnisse an, die der behandelnde Laie besitzt, vielmehr muß als das wichtigste charakteristische Merkmal der Kurpfuscherei immer die gewerbsmäßige Ausübung der Laienmedizin betont werden. Erst wenn dieser Hauptpunkt genügend in den Vordergrund der Definition geschoben worden ist, kann von der Beschaffenheit der medizinischen Kenntnisse geredet werden, die der behandelnde Laie besitzt. Aber gerade diesen Punkt wollen wir unter allen Verhältnissen einmal zur Sprache bringen, da die heutige gewerbsmäßige Laienmedizin sich im Rühmen ihrer Kenntnisse gegenüber der Berufsmedizin bekanntermaßen nicht genug tun kann. Die Ermittelung der medizinischen Kenntnisse eines Menschen kann sich immer nur auf die planmäßige, offiziell geregelte und durch Prüfungen zum Abschluß gebrachte Erziehung stützen. Alle Versuche, die anderweitig erworbene medizinische Leistungsfähigkeit eines Individuums festzustellen, sind so unsicher,

so unzuverläſſig und trügeriſch, daß mit ihnen gar nichts anzufangen
iſt. Ja, bei dem heutigen Umfang der mediziniſchen Wiſſenſchaft
halten wir es ſogar für ganz ausgeſchloſſen, daß jemand die für die
Krankenbehandlung erforderlichen Kenntniſſe und manuellen Fertigkeiten
anders als auf dem Weg der offiziell geregelten Erziehung gewinnen
könne. Daß ſelbſt dabei noch Fälle mit unterlaufen können, in denen
eine in allen Beziehungen verläßliche und einwandsfreie mediziniſche
Leiſtungsfähigkeit nicht zu erzielen iſt, kann nicht in Betracht kommen.
Dies liegt eben daran, daß es ſtets Individuen geben wird, welche
ſelbſt bei dem beſten Unterricht den geforderten Durchſchnittsgrad der
Bildung doch nur knapp oder unvollkommen erreichen, aber in ihrem
Kenntnisgrad nicht ſo tief ſtehen, daß man behaupten müßte, ſie hätten
den Befähigungsnachweis nicht erreicht. Solche Individuen ſind aber
ſchließlich durch den ganzen Gang ihrer Erziehung und auf Grund
der erworbenen Kenntniſſe immer noch in der Lage, ſpäterhin durch
weiter fortgeführtes Studium die etwa vorhandenen Schwächen auszu=
gleichen. Sie ſind durch den genoſſenen Studiengang befähigt, etwaige
Unvollkommenheiten in ihrer Ausbildung hinterher noch auszugleichen.
Und ſchließlich werden auch diejenigen, welche den Bildungsgang
geleitet und die Abſchlußprüfungen abgenommen haben, zu beurteilen
vermögen, wem die Fähigkeit, etwaige Mängel ſpäterhin noch aus=
gleichen zu können, zugetraut werden darf und wem nicht.

Demgegenüber iſt nun die Möglichkeit, die mediziniſchen Kenntniſſe
eines Laien zu ermitteln, eine ganz unzulängliche. Denn der hohen
Wertſchätzung, welche ein Heilkunde treibender Laie aus eigenſter Macht=
vollkommenheit ſeinen Kenntniſſen ausnahmslos zuteil werden läßt, iſt
natürlich auch nicht die geringſte Bedeutung zuzuerkennen. Das gleiche gilt
auch von dem Urteil, welches die Allgemeinheit über die mediziniſche
Fähigkeit eines Laien eventuell abgibt. Denn einmal iſt es überhaupt
für einen mediziniſch nicht Gebildeten ganz unmöglich, eine zutreffende
Einſicht in die heilkünſtleriſchen Kenntniſſe dieſes oder jenes Menſchen zu
gewinnen, und dann verſchleiern zumeiſt auch diejenigen, welche aus dem
Betrieb der Laienmedizin ein Gewerbe machen, ihre Fähigkeiten ſo
gründlichſt, daß von einer objektiven Beurteilung derſelben gar nicht
die Rede ſein kann. Es bleiben alſo bloß die Leiſtungen ſelbſt übrig,
welche der Krankenbehandlung übende Laie aufzuweiſen hat, d. h. alſo
die Art und Weiſe, wie derſelbe einen Krankheitsfall auffaßt, wie er
die Behandlung leitet, die Erfolge ſeines Handelns u. a. m. Aber

auch aus diesen Momenten kann für das Publikum ein erschöpfendes
Urteil über den Kenntnisstand des heilbeflissenen Laien nicht abgeleitet
werden. Denn hier kann eine Einsicht in die Handlungsweise des
Betreffenden nur nach genauester Untersuchung des Falles durch einen
Arzt erbracht werden. Und selbst dann ist ein Urteil auch nur möglich,
wenn die Übernahme der Behandlung eines Falles durch den Laien und
die revidierende Untersuchung durch den Arzt nicht zeitlich durch einen
zu langen Zwischenraum getrennt sind. Sonstige Urteile aber aus
den therapeutischen Erfolgen eines Laien gewinnen zu wollen, ist
töricht; denn gerade hier spielt der Zufall eine recht bedeutende
Rolle. Das alte Sprichwort: eventus est magister stultorum trifft
eben in der Medizin und vor allem in der Beurteilung der heilkünstlerischen Wertigkeit eines Laien im vollsten Maße zu.

Nachdem wir uns in dem bisher Gesagten über die Begriffe
„Kurpfuschertum" und „Laienmedizin", sowie über die Möglichkeiten,
die heilkünstlerischen Qualitäten eines Individuums festzustellen,
genügend ausgelassen haben, dürfen wir uns nunmehr zu einer kurzen
historischen Betrachtung unseres Themas wenden.

Die Anfänge der Kurpfuscherei sind in jenen Zeiten zu suchen,
in denen die metaphysische Auffassung der Naturerscheinungen, d. h.
also jene Vorstellung, daß alle Naturgeschehnisse unbehindert durch
Gesetze lediglich als Ausflüsse der Gottheit zu gelten haben, ins
Wanken geriet. Denn solange noch die Götter als unmittelbarste
Berater und Lenker jedes einzelnen, auch des kleinsten Naturvorganges
angesehen wurden, galt ja auch der Ablauf der körperlichen Funktionen
eines jeden Menschen ausschließlich als ein Produkt des göttlichen
Willens. Die Krankheit war dazumal, wie wir dies Seite 7 dieses
Werkes schon gesagt haben, ihres irdischen Charakters beraubt und nichts
als der Ausdruck der Stimmungen und Launen überirdischer Mächte.
Solange aber das Krankheitsstiften ein Privilegium der Götter bildete,
war und blieb es ein gar bedenklich Ding, mit irdischen Mitteln dem
Willen der Ewigen begegnen zu wollen. Nur die Priester, die Diener
des Himmels, durften zwischen der Krankheit und den Göttern ver-
mitteln. Welcher Laie sich da hineingemengt hätte, dem hätten die
Priester den himmlischen Zorn gar bald in der fühlbarsten Form
zu kosten gegeben. So hielten denn die Laien die Hände hübsch fort
von medizinischen Dingen, dieweil eben mit hohen Herrn schlecht
Kirschen essen ist, d. h. also der gewerbsmäßige Betrieb der Laien-

medizin, will sagen das Kurpfuschertum, existierte in jenen frühen
Zeiten noch nicht.

Die Sache gewann nun aber bald ein ander Gesicht, als man
sich überzeugt hatte, daß überirdische Mächte mit der Krankheit sich
nicht weiter befaßten. Sobald das Kranksein, wenn man so sagen
darf, auf irdischen Füßen stand, waren sofort auch Leute in genügender
Zahl zur Hand, welche da meinten, von dem irdischen Wesen des
Krankseins Vorteile ziehen zu können. So wurde denn also das
Kurpfuschertum in dem Augenblick geboren, als die Krankheit aus dem
Himmel auf die Erde gestiegen, zu einem rein irdischen Ding geworden
war. Und wie einst Athene behelmt und gepanzert in vollster Lebens=
kraft aus dem Haupt des Zeus in die Welt getreten war, so kam
auch das Kurpfuschertum alsbald als ein gar ausgewachsenes Wesen
in die Welt. Denn kaum hatte die griechische Philosophie (zwischen
600 und 500 v. Chr.) die Naturerscheinungen und mit ihnen das
Kranksein ihrer metaphysischen Natur entkleidet, da bekommen wir
auch schon recht bewegliche Klagen über das Unwesen der gewerbs=
mäßigen Laienmedizin zu hören. So sagt der große Hippokrates, der
Vater der wissenschaftlichen Medizin: „Denn diese Leute (die Kur=
pfuscher), keine wirklichen Ärzte, ein Schimpf für die Menschen" oder:
„Denn diese kommen gar nicht zur Behandlung, wenn sie einen
gefährlichen Krankheitszustand sehen, scheuen sich, andere Ärzte zur
Konsultation mit hinzuzuziehen und fürchten die ärztliche Hilfeleistung,
wie wenn sie etwas Böses wäre" und an anderer Stelle: „Wendet
sich aber die Krankheit zum schlimmeren, da prahlen sie und ver=
nachlässigen dabei die tabellosen Lehren der Kunst, da wo ein tüchtiger
Arzt, ein sogenannter Zunftgenosse, seine Kunst erproben würde".
Daß aber diese Anklagen des Hippokrates nicht etwa durch Brotneid
oder Konkurrenzrücksichten hervorgerufen worden sind, beweist die
Tatsache, daß auch bereits die allgemeine Meinung sich gegen das
damalige Kurpfuschertum sehr energisch zu verwahren begann. So
verspottet z. B. der große Satiriker des Altertums Aristophanes
(450—380 v. Chr.) das Kurpfuschertum ob seiner Reklamesucht und
seines inhaltslosen Prahlens auf das gründlichste.

Man sieht also, die alten Pfuscher waren die würdigen Kollegen
der modernen. Reklame, Unwissenheit, Beutelschneiderei, Gewissenlosig=
keit und blinder Haß gegen den Arzt, der ihr männermordendes

Treiben nur zu sehr durchschaut, das waren nach des Hippokrates Worten die Haupteigenschaften des antiken Kurpfuschers.

So ein rechter, echter Vertreter dieser würdigen Genossenschaft war in den frühen Perioden des griechischen Altertums Menekrates von Syrakus (zwischen 400 und 300 v. Chr.). Der trieb sein Handwerk im großen. Er ging einher wie ein Fürst und nahm göttliche Ehren für sich in Anspruch. Seine Patienten mußten sich seine Sklaven nennen, und gern führte er durch ihn geheilte Kranke mit sich; so begleiteten ihn z. B. eine Zeitlang zwei angeblich von schweren Leiden Genesene, die er dem verehrten Publikum als Herkules und Apollo vorstellte, während er selbst sich für Jupiter ausgab. Mit der größten Frechheit belästigte er alle Welt mit Prahlereien und Anpreisungen seiner unübertrefflichen medizinischen Leistungen. Besonders wandte er sich an die Fürsten seiner Zeit, denn die Verbindung mit ihnen hätte ja doch seinem Handwerk nur dienlich sein können. Aber hier scheint er meist recht übel angekommen sein, wie folgender Briefwechsel zwischen Philipp II. von Mazedonien und unserem Helden dartut.

Menekrates schreibt also an den mazedonischen Herrscher:

„Menekrates Jupiter dem Philipp seinen Gruß. Du herrschest in Mazedonien, aber ich herrsche in der Medizin. Du kannst diejenigen, denen es wohl ist, sterben lassen, und ich kann machen, daß die Unwohlen sich gesund fühlen, bis sie altern, wenn sie mir Gehorsam leisten. Deine Leibwache sind die Mazedonier, und meine diejenigen, welche ich geheilt habe. Denn ich, Jupiter, habe ihnen das Leben zurückgegeben".

Auf diese köstliche Epistel antwortete nun Philipp kurz und bündig:

„Philipp wünscht dem Menekrates gesunden Verstand. Ich gebe Dir den Rat, eine Reise nach Antichyra [1]) zu machen".

Noch kürzer fertigte Agesilaos von Sparta den Menekrates ab, denn er antwortete auf einen Brief desselben nichts als die Worte:

„Der König Agesilaos dem Menekrates Gesundheit".

---

[1]) Gemeint ist von Philipp das phokische Antichyra, eine Stadt, welche als Kurort im Altertum viel besucht wurde. Vornehmlich wurde aus dem dort in besonderer Menge und Güte wachsenden Helleborus eine Medizin gegen Geistesstörungen verfertigt. Durch die Bezugnahme auf Antichyra will der König den Heilkünstler also als einen Wahnwitzigen kennzeichnen.

Dieses altgriechische Kurpfuschertum nun, dessen typischster Vertreter eben unser Menekrates war, bildete den Ausgangspunkt für die gesamte gewerbsmäßig betriebene Laienmedizin des späteren Altertums. Von Griechenland aus sehen wir die Kurpfuscher in ununterbrochenem Strom in alle Teile der damaligen zivilisierten und unzivilisierten Welt ziehen. Besondere Anziehungspunkte bildeten für sie aber dabei die Kulturzentren, vornehmlich Rom, und zwar sowohl das Rom der Republik wie das Rom der Kaiser. Denn in den großen Weltplätzen war für einen findigen Kurpfuscher ja doch das beste Geschäft zu machen. Dieses Geschäft besorgten die biederen Griechen denn auch gründlichst. Daß aber die zünftige Medizin ihnen hierbei, wenn auch völlig unfreiwillig, die größten Dienste leistete, ist eine von jenen tragischen Erscheinungen, an welchen die Geschichte so reich ist. Die Hilfe, welche das griechische Kurpfuschertum durch die zünftige griechische Medizin erfuhr, beruhte in dem Weltruhm, dessen sich die griechische Heilkunde von den Tagen des Hippokrates an zu erfreuen hatte. Der griechische Arzt galt allerorten für den tüchtigsten und wissensreichsten; ja, die Heilkunst aller anderen Teile der damaligen Welt entwickelte sich eigentlich erst infolge der Befruchtung durch das Griechentum. Wo daher ein griechischer Kollege sich blicken ließ, da strömten ihm die Kranken und Bresthaften zu. Das war doch aber eine Erscheinung, welche der geriebene Kurpfuscher nicht ungenützt vorübergehen lassen konnte, und so zog er denn unter der Maske des griechischen Arztes in die Welt hinaus und machte so lange sein Geschäft, bis man ihn durchschaut hatte. Daß aber dies nicht allzubald eintrat, dafür wußte unser Biedermann durch Prahlerei und Reklame, durch Lug und Trug schon zu sorgen. Und in welcherlei Berufsarten versuchte sich so ein griechischer Pfuscher! Er war alles und bald in diesem, bald in jenem Fach tätig. Sehr ergötzlich schildert uns Juvenal diese berufliche Vielseitigkeit der griechischen Heilbeflissenen in folgenden Versen (vgl. Seite 138 dieses Buches):

Grammaticus, rhetor, geometres, pictor, aliptes,
Augur, schoenobates, medicus, magus, omnia novit,
Graeculus esuriens in coelum, jusseris, ibit.

So also waren die griechischen Kurpfuscher beschaffen, die da praktizierend durch die antike Welt zogen. Dank ihrer Tätigkeit wurde denn auch das Heilgeschäft bald genug ein Sammelplatz für alle Stände und Berufsarten: Schuster und Schneider, Schmiede

und Färber, Soldaten und Philosophen, kurz alle Stände, die in
ihrem Berufsleben nicht den gewünschten Erfolg zu verzeichnen hatten,
wandelten als Ärzte vergnügt durch das Leben; und das konnten
sie jetzt auch, denn das Pfuscherhandwerk füllte ihnen die Taschen
aufs reichlichste. Es ist wirklich geradezu erstaunlich, welche Summen
die antiken Kurpfuscher verdient haben. So wirkte z. B. im 1. christ=
lichen Jahrhundert in Rom ein gewisser Crinas, gebürtig aus Marseille.
Dieser Biedermann regelte, wie uns Plinius erzählt, die Lebensweise
seiner Patienten nach einem mathematischen Tagebuch und ordinierte
nach dem Lauf der Sterne, und diese Kunst brachte ihm ein solches
Vermögen, daß er 10 Millionen Sesterzen, nach unserem Geld also
1 754 100 Mark, seiner Vaterstadt zum Bau von Stadtmauern über=
weisen und noch ebensoviel hinterlassen konnte. Daß solche Summen
von derartigen Leuten erworben werden konnten, wird uns nicht mehr
wundern, wenn wir hören, was die Herren dieses Schlages für die
einzelnen Hilfsleistungen sich zahlen ließen; so verlangte z. B. der
im 1. christlichen Jahrhundert in Rom mit Wasser pfuschende Charmis
für eine Behandlung etwa 40000 Mark.

Und mit was für Mitteln mußten die damaligen Kurpfuscher
ihrer Klientel aufzuwarten! Da gab es welche, die alles mit Wein
behandelten, während andere nur Milch anwendeten. Diese ver=
ordneten ihre Vorschriften nach den Träumen des Kranken oder
sonstigem metaphysischem Krimskrams, der mit dem Neuplatonismus
in Mode gekommen war, und jene nach dem Stand der Gestirne.
Die einen ließen die Patienten mit bloßen Füßen herumlaufen, wie
weiland Kneipp, während die anderen nur mit Körperbewegung
operierten, und ihren Schutzbefohlenen die unsinnigsten Märsche
vorschrieben. So ließ z. B. der Gymnast Herodikus seine an hitzigen
Fiebern leidenden Kranken täglich sechs Meilen und mehr marschieren.
Die Wasserkur gar, von der die Verehrer Priesnitz's noch immer
wähnen, sie sei dem Gehirn dieses Gesundheitsapostels entsprossen,
wurde in geradezu fanatischer Weise geübt. So berichtet Plinius, daß
selbst im strengsten Winter die Kranken in Teiche gesteckt wurden,
die vorher aufgeeist werden mußten. Dies geschah nicht etwa bloß
den Kräftigen und Robusten, sondern alles ohne Ausnahme, Junge
wie Alte, Schwächliche wie Widerstandsfähige mußten hinein in die
eisstarrende Flut. Daß dabei des öfteren ältere Personen vor Kälte
des Todes waren, wie dies Plinius erzählt, wurde weiter nicht beachtet.

14*

Neben diesen Maßnahmen wurde nun noch mit den verschiedensten Medikamenten, unter denen natürlich auch allerlei Kräutertränklein nicht fehlen konnten, der größte Unfug getrieben.

Das ist so ein kurzer Überblick über die heilkünstlerischen Bestrebungen der antiken Kurpfuscher.

Nun wollen wir noch das Gebahren einiger dieser braven Gesellen mit wenigen Strichen zeichnen.

Da ist zuerst der berüchtigte Alexander (etwa 105—175 n. Chr.), der Lügenprophet, wie ihn bereits sein Zeitgenosse, der griechische Schriftsteller Lucian, nannte. Dieser Alexander, der nach seinem Geburtsstädtchen Abonoteichos in Paphlagonien wohl auch Alexander von Abonoteichos heißt, ist einer der raffiniertesten Heilschwindler des Altertums. Zunächst legte er sich, um seinem Tun und Treiben eine höhere Weihe beizulegen, göttliche Herkunft bei, indem er behauptete, mütterlicherseits von Perseus, einem Sprößling des Zeus, und väterlicherseits von Podaleirios, dem Sohn des Asklepios (Seite 131) abzustammen. Diese seine Herkunft hatte er in ein Verslein gebracht, welches er möglichst seinen Mitmenschen bekannt zu geben suchte. Dasselbe lautete:

> Perseus göttlicher Sproß, Alexandros, Liebling Apollos,
> Ist zu schauen allhier; Podalairios hat ihn gezeuget.

Dieser Stammbaum mußte in den Augen jener Zeiten seinem Besitzer eine ganz besondere Vertrauensstellung sichern; denn hätte ein Enkel des Zeus, des Herrn der Welt, und des Asklepios, des Gottes der Medizin, nicht ein unübertrefflicher Arzt sein sollen? So also mit dem Heiligenschein des Himmels vortrefflich ausgerüstet, ging er ohne Zaudern an sein Werk, die Taschen seiner Mitbürger als Wundermann und Heilbeflissener gründlichst zu leeren. Und zwar begann die Komödie zunächst damit, daß Alexander in dem uralten Apollotempel zu Chalcedon in Bithynien eine eherne Tafel vergrub, auf der zu lesen stand, daß demnächst der Gott Asklepios nach Pontus kommen, und seinen Sitz in Abonoteichos aufschlagen werde. Dafür, daß dieses eherne Schriftstück zur richtigen Zeit und von den richtigen Leuten gefunden wurde, wußte unser Mann schon zu sorgen, sowie auch dafür, daß diese Wundermär bald möglichst unter die Leute kam.

Nun trat unser Held selbst in die Öffentlichkeit. Er erschien in Abonoteichos, woselbst er in einem kleinen von ihm erbauten Heiligtum auf einem Thronsessel saß, um Hals und Leib eine mächtige

Schlange gewickelt. Und dieser gewaltige Wurm trug, o Graus, einen Menschenkopf, einen Kopf, der die Augen verdrehte und den Mund weit öffnete und wieder schloß, ja, unter Umständen sogar in dumpfen Tönen zu der andächtig lauschenden Menge sprach. Darauf, daß das Ganze ein fein ausgedachtes und geschickt durchgeführtes Kunststück Alexanders war, darauf kam niemand, und in dem Halbdunkel des Tempels war eine nähere Besichtigung der wunderbaren Schlange auch ganz un= möglich. So blieb man denn bei dem Glauben, Asklepios sei in der Gestalt jenes Wundertieres zu seinem Enkel gekommen. Nun eilte alles, was siech und elend war, herbei, um von Alexander Hilfe zu erbitten. Da aber der Heilkünstler nicht bloß dem kranken Leib seine Fürsorge widmete, sondern durch Orakel aus dem Schlangenmund auch allen sonstigen Lebensnöten Abhilfe zu bringen sich unterfing, so wurde sein Tempel nicht leer und sein Geldbeutel immer voller. Auf etwa 80000 Drachmen, d. h. also auf mindestens 60000 Mark, schätzte man seine Jahreseinnahme.

Was nun die Medikamente anlangt, deren sich unser Heilkünstler bediente, so war das vornehmste derselben eine Salbe aus Ziegenfett, die er Cytmis nannte. Doch verordnete er daneben auch allerlei andere, ganz unsinnige Kuren. So riet er z. B. einem hochgestellten Einwohner der pontischen Stadt Amastris, er solle gegen Magen= beschwerden Schweinsknöchel in Malven gekocht genießen. Als aber einst ein gewaltiges Sterben ausbrach und von allen Seiten erbärm= liche Klagen und Bitten um Hilfe zu dem Pseudo=Enkel des Asklepios drangen, da gab dieser den Rat, über die Tür der Häuser den Vers zu schreiben:

Phöbus, des Haupt ungeschoren, verjagt die Wolke der Seuche.

Obwohl man nun bald genug diesen mystischen Spruch über allen Türen prangen sah, so soll die Pest nun erst recht zu wüten an= gefangen haben.

In dieser Weise trieb es Alexander bis zu einem Alter von 70 Jahren, wo auch er, trotz seiner nahen verwandtschaftlichen Beziehungen zu dem Gott der Medizin, der Erde seinen letzten Tribut darbringen mußte. Aber noch im Grabe genoß er göttliches Ansehen. Man er= richtete ihm zu Ehren allerorten Bildsäulen, an denen man zu Alexander wie zu einem Gott betete und ihm Brandopfer darbrachte. Um nun auch der Nachwelt sein Andenken zu erhalten, ließ man mit Erlaubnis des Kaisers Münzen schlagen, die auf der einen Seite das Bild des

Herrschers, auf der anderen aber das des unverschämten Schwindlers trugen.

Solcherlei Ehren widerfuhren allerdings auch im Altertum den Kurpfuschern nur ausnahmsweise. Alexander und Apollonius von Tyana, der als fahrender Heilkünstler das Krankenbehandeln betrieb (man vgl. Seite 77 dieses Buches), werden wohl so ziemlich die einzigen sein, die in den Olymp einzogen.

Der Kurpfuscher ob seiner Verdienste unter die Götter versetzt, das ist auch wieder so ein Satirstückchen, welches die Geschichte unserem Geschlecht vorgespielt hat.

Wenn nun auch kein Kurpfuscher des Altertums unseren Alexander von Abonoteichos mehr erreicht hat, so hat es doch noch eine Reihe anderer gegeben, die auch recht Erkleckliches in Sachen der Prahlerei, der Reklame und des blindwütigen Ärztehasses geleistet haben. Unter diesen nimmt eine Hauptstelle ein der unter dem Kaiser Nero in Rom sein Wesen treibende Thessalus aus Tralles.

Dieser Biedermann, ein Mensch von großer Begabung, aber ein Renommist ersten Ranges, war der Sohn eines Webers. Er versuchte sich sogar vielfach in medizinischen Schriften, von denen allerdings auf uns nichts mehr gekommen ist. Aber wir können uns auch ohne dieselben ein Urteil über seine medizinische Bildung machen. Denn wenn jemand, wie dies eben dieser Thessalus getan hat, sich vermißt, in sechs Monaten seinen Schülern, durchwegs rohe und ungebildete Patrone, die gesamte Heilkunst auf das gründlichste beibringen zu wollen, so kann das nur ein Mensch sein, der von dem Wesen und der Bedeutung der Medizin auch nicht das mindeste versteht. Diese seine medizinische Unbildung dokumentiert genannter Thessalus übrigens auch dadurch, daß er in einer Zuschrift an den Kaiser Nero den Beginn der Heilkunde erst mit sich selbst anheben läßt und den großen Hippokrates als einen lügenhaften Gesellen hinstellt. Das ist ja so das gewöhnliche Verfahren des Kurpfuschers, die Zunftmedizin und ihre Vertreter möglichst mit Schmähungen zu überhäufen. Unsere Zeit kennt solche Leute auch zur Genüge, und Herr G. E. Reiße, der erst jüngst eine Broschüre: „Die wissenschaftliche Kurpfuscherei", dem Reichstag und der Regierung gewidmet hat, ist auch so ein Thessalus redivivus. Würdig seines Lebens ist auch die Inschrift, die sich Thessalus auf seinen Grabstein an der appischen Straße setzen ließ. Darin nennt er sich schlicht und einfach: „ἰατρονίκης", d. h. „Besieger der Ärzte".

Flüchtig gedenken wollen wir noch eines Heilbeflissenen, der zur Zeit des Kaisers Domitian (51—96 n. Chr.) sein Wesen trieb; Symmachus hieß der Brave. Derselbe hatte einen großen Stab von Schülern, meist ungebildete rohe Burschen, um sich, mit denen er in Rom umherzog. Martial (Epigr. 23) hat gerade ihn weidlich ver- spottet, indem er sagt:

> Nur etwas unwohl war ich,
> Gleich ließ Symmachus sich sehn,
> Mit hundert Schülern, als wollt' es
> Mit mir zum Tode gehn.
>
> Aus hundert rauhen Kehlen
> Schallt rings mir Beileid bald,
> Und hundert Hände, von Nordwind
> Erstarrt, betasten mich kalt.
>
> Ich höre, wie jeder mein Leiden
> Gelehrt auseinandersetzt, —
> Kein Fieber, Symmachus, hatt' ich,
> Das Fieber hab' ich jetzt.

Dieses Epigramm zeigt am besten, welch Geistes Kind auch dieser Heilkünstler gewesen sein mag.

Wie bescheiden, wie zurückhaltend in der Einschätzung des eigenen Wissens und Könnens bezeigen sich diesem prahlerischen Gebahren des Kurpfuschers gegenüber die zünftigen Ärzte des Alter- tums! Da sagt z. B. Aretaeus Cappadox, ein Zeitgenosse des un- verschämten Thessalus und eine der glänzendsten Erscheinungen in der alten Heilkunde, ein Mann, der das medizinische Wissen seinerzeit bis in die kleinsten Kleinigkeiten hinein beherrschte: „alle bedeutenden Krankheiten heilen die Götter allein".

Dieses Bekenntnis eines seine Kunst glänzend verstehenden Arztes klingt allerdings anders als wie die Prahlereien jener Gesellen, die da sich kühnlich vermessen, die Medizin allein zu kennen und jede Krankheit aus eigenster Machtvollkommenheit stets und mit vollster Sicherheit beseitigen zu können.

Doch hiermit haben wir das antike Kurpfuschertum zur Genüge betrachtet und wollen uns jetzt einmal das Gebahren dieser Gesell- schaft im Mittelalter beschauen.

Einen wesentlichen Unterschied zwischen dem antiken und mittel- alterlichen Kurpfuscher vermögen wir nicht zu entdecken. Dieser ist genau derselbe anmaßende, unwissende, beutelschneiderische Bursche

wie jener war, und auch der Perſonalbeſtand des Kurpfuſchertums iſt
genau der nämliche wie früher. Wir ſehen da in bunter Reihe die
verſchiedenſten Stände eifrig tätig, die Geſundheit und den Geldbeutel
des Volkes gründlichſt zu ſchädigen. Das Regimen sanitatis
Salernitanum, jenes berühmte mittelalterliche mediziniſche Lehrgedicht,
gibt uns auch über dieſe Verhältniſſe einen recht intereſſanten Auf=
ſchluß, indem es ſich vernehmen läßt wie folgt:

> Fingunt se medicos omnes: idiota, sacerdos,
> Miles, mercator, cerdo, nutrix, orator.

Auf deutſch: Ärzte nennen ſich betrügeriſcherweiſe Leute aus den
unterſten Ständen, der Prieſter, der Soldat, der Kaufmann, jeder
Handwerker, das Weib, der Redner.

Ja, dieſes Unweſen hatte ſchließlich einen ſolchen Umfang
gewonnen, daß der große jüdiſche Arzt Maimonides (1135—1204),
ein durch ſeine Frömmigkeit wie ſein philoſophiſches und mediziniſches
Wiſſen ausgezeichneter Mann, in einem Morgengebet es für angezeigt
hielt, Gott um Schutz gegen die Kurpfuſcher und Quackſalber anzugehen.
Ich laſſe das Gebet nunmehr folgen, da es einmal auch für uns
chriſtliche Ärzte durchaus annehmbar iſt und es zweitens ſo recht
deutlich den Unterſchied in der Denkungsart des zünftigen mittel=
alterlichen Arztes und des Kurpfuſchers aufdeckt. Es lautet:

„Allgütiger! Du haſt des Menſchen Leib voller Weisheit
gebildet. Zehntauſend mal zehntauſend Werkzeuge haſt du in ihm
vereinigt, die unabläſſig tätig ſind, das ſchöne Ganze, die Hülle der
Unſterblichen, in Harmonie zu erhalten. Immerdar ſind ſie beſchäftigt
voller Ordnung, Übereinſtimmung und Eintracht. Sobald aber die
Gebrechlichkeit des Stoffes oder die Zügelloſigkeit der Leidenſchaften
dieſe Ordnung ſtört, dieſe Eintracht unterbricht, ſo geraten die Kräfte
in einen Widerſtreit, und der Leib zerfällt in ſeinen Urſtaub. Dann
ſendeſt du dem Menſchen die wohltätigen Boten, die Krankheiten, die
ihm die nahende Gefahr verkünden, und ihn antreiben, ſie von ſich
abzuwenden. Deine Erde, deine Ströme, deine Berge haſt du mit
heilſamen Stoffen geſegnet, ſie vermögen deinen Geſchöpfen Leiden
zu mildern und ihre Gebrechen zu heilen. Und dem Menſchen haſt
du Weisheit verliehen, des Menſchen Leid zu löſen, die Ordnung und
Unordnung desſelben zu erkennen, jene Stoffe aus ihren Verhältniſſen
hervorzuholen, ihre Kräfte zu erforſchen und ſie einem jeden Übel
gemäß zuzubereiten und anzuwenden. Auch mich hat deine ewige

Vorsicht erkoren, zu wachen über Leben und Gesundheit deiner
Geschöpfe. Ich schicke mich jetzt an zu meinem Berufe. Stehe du
mir bei, Allgütiger, in diesem großen Geschäfte, daß es fromme, denn
ohne deinen Beistand frommt dem Menschen ja auch das kleinste nicht.
Laß mich beseelen die Liebe zur Kunst und zu deinen Geschöpfen.
Gib es nicht zu, daß Durst nach Gewinn, Haschen nach Ruhm oder
Ansehen sich in meinen Betrieb mische; denn diese Feinde der Wahr-
heit und Menschenliebe könnten leicht mich täuschen und der hohen
Bestimmung, deinen Kindern wohl zu tun, entrücken. Stärke die
Kraft meines Herzens, damit es gleich bereit sei, dem Armen und
Reichen, dem Guten und Schlechten, dem Freund und Feind zu dienen.
Laß im Leidenden stets mich nur den Menschen sehen. Möge mein
Geist am Bett des Kranken stets Herr seiner selbst bleiben und kein
fremder Gedanke ihn zerstreuen, damit alles, was Erfahrung und
Forschung ihn lehrte, ihm stets gegenwärtig sei und nichts ihn ver-
wirre, denn groß und selig ist die sinnende Forschung in der Stille, die
der Geschöpfe Wohl und Leben erhalten soll. Verleihe meinen Kranken
Zutrauen zu mir und zu meiner Kunst und Befolgung meiner Vorschriften und Weisungen. Verbanne von ihrem Lager alle
Quacksalber und das Heer ratgebender Verwandten und
überweiser Wärterinnen; denn es ist ein grausames Volk,
das aus Eitelkeit die besten Absichten der Kunst vereitelt
und deine Geschöpfe oft dem Tode zuführt. Wenn Unkundige
mich tadeln und verspotten, so möge die Liebe zur Kunst wie ein
Panzer meinen Geist unverwundbar machen, damit er, auf Ruf,
Ansehen und Alter seiner Feinde nicht achtend, beim Wahren verharre.
Verleihe, o Gott, mir Milde und Geduld mit verletzenden, eigen-
sinnigen Kranken. Gib mir Mäßigung in allem, nur nicht in der
Erkenntnis; in dieser laß mich unersättlich sein und fern bleibe der
Gedanke, daß ich alles wüßte und könnte. Gib mir Kraft, Muße,
Wille und Gelegenheit, mein Wissen stets mehr zu erweitern. Mein
Geist kann heute Irrtümer in seinem Wissen erkennen und entdecken,
die er gestern nicht ahnte. Die Kunst ist groß, aber auch des
Menschen Verstand dringt immer weiter".

Dieses, in dem Gebet des frommen Maimonides als „grausames Volk" charakterisierte Pfuschertum blieb nun in allen Phasen
des Mittelalters, vom 5. nachchristlichen Jahrhundert bis in das
16. Jahrhundert hinein, in seinem Wesen genau das gleiche. Mit

geringen Kenntnissen, wenn ihm dieselben nicht ganz fehlten, ohne
Gewissen, ohne Rücksichtnahme auf das Wohl der Kranken war sein
ganzes Streben nur auf Füllung der Tasche gerichtet. Und dabei wußte
dieses Volk gar schlau alle in den Zeitläufen sich bietenden Eigenartig=
keiten auszunutzen. Als z. B. im 16. Jahrhundert die Nachrichten
über die Entdeckung der neuen Welt alle Gemüter erregten und man
allerorten von den Wundern und Schätzen Indiens und Amerikas
sprach, da nahm der Kurpfuscher diese Gelegenheit alsbald wahr, um
in sein verbrecherisches Geschäft eine wohltuende Abwechselung zu
bringen. Denn wie uns Chronisten jener Zeit berichten, sah man
jetzt plötzlich Heilbeflissene in pomphaften Aufzügen, gekleidet in die
Trachten jener neuen Weltteile, erscheinen. Umgeben von allerlei
ausländischen Geräten, wunderlichem Getier, bunten Steinen und
fremden Pflanzen versicherten sie dem gaffenden Volk, daß sie nun=
mehr auch die medizinischen Schätze der fremden, eben erst entdeckten
Länder gehoben hätten, die sie nun ganz frisch den Kranken verzapfen
wollten. Da aber bekanntermaßen das Neue immer ganz besonders
anziehend wirkt, so war auch die Nachfrage nach den ausländischen
Medizinen eine gar lebhafte, und das Pfuschertum machte glänzende
Geschäfte.

Der Kurpfuscher der neuen und neuesten Zeit ist nun genau
derselbe geblieben, wie er im Altertum und Mittelalter gewesen ist.
Ohne medizinische Kenntnisse ersetzt er die ihm vollständig mangelnden
ärztlichen Qualitäten durch Anmaßung, reklamistische Überhebung und
die dicksten Lügen. Wenn die letzteren nun meist auch so plump
sind, daß man einen Hereinfall auf sie kaum für möglich halten
sollte, so finden sie doch noch allemal ihre Gläubigen. Denn so un=
glaublich auch Lügen sein mögen, so werden sie von der Menge doch
geglaubt, sobald sie nur mit der nötigen skrupellosen Frechheit vor=
getragen werden. Ja, erfahrungsgemäß haben sie sogar um so sicherer
auf überzeugte Anhänger zu rechnen, je absonderlicher und ver=
schrobener sie sind. Denn das Geheimnisvolle, das Eigenartige, das
von dem gewöhnlichen Verlauf der Dinge weit Abschweifende hat zu
allen Zeiten, vermöge der dem Menschen innewohnenden Neigung für
Wunder und Mystik, den Erfolg auf seiner Seite gehabt. Das
ist auch heut noch so, trotzdem wir im Zeitalter der naturwissenschaft=
lichen Aufklärung leben. Wenn es sich nun aber gar um Wunder=
mittel, um geheimnisvolle Wunderkuren handelt, dann nützt die natur=

wissenschaftliche Aufklärung auch nicht das geringste. Die Menge glaubt eben das ihr Unverständliche und das Außergewöhnliche viel lieber, als das in den ausgefahrenen Gleisen des täglichen, durch die Wissenschaft erklärten Vorkommnisses Einherschreitende.

Diese in der Natur des Menschen liegenden so bedauerlichen Neigungen treten nun aber mit ganz besonderer Kraft bei Kranken und Leidenden in Erscheinung. Darum hat im Altertum wie im Mittelalter das Pfuschertum geblüht, und darum kann es auch jetzt sein verderbliches Tun weiterführen.

Aber das für unsere Zeit recht Bedenkliche an dieser betrübenden Tatsache ist die mächtige Zunahme des modernen Kurpfuschertums. Wenigstens gilt dies für Deutschland. Zählte man doch im Jahr 1903 bereits 10000 gewerbsmäßige Kurpfuscher in Deutschland; davon entfielen 1168 auf Bayern, 903 auf Sachsen, 602 auf die Stadt Berlin. Auf welcher Stufe der Bildung diese Heilbeflissenen stehen, geht aus der Tatsache hervor, daß 60 % dem Arbeiter- und Handwerkerstand angehören. Ohne nun dem Arbeiter und Handwerker auch nur im geringsten zu nahe treten zu wollen, wird jeder Einsichtige mir doch wohl beistimmen, wenn ich meine, die Bildung eines Arbeiters und Handwerkers dürfte ja wohl für verschiedene Berufsarten, aber ganz gewiß nicht für den ärztlichen Stand ausreichen. Überhaupt ist der Grad der Bildung in den Kurpfuscherkreisen ein ganz erstaunlich geringer; so haben z. B. über drei Viertel der in Preußen gezählten Pfuscher nur Volksschulbildung genossen. Das ist nun aber eine Bildung, welche für die gewöhnlicheren Lebensverrichtungen wohl genügen mag, aber nimmermehr, um so schwerwiegende Fragen beurteilen zu können, wie sie die gestörten Körperfunktionen uns stellen.

In welchem Verhältnis aber die Zahl der gewerbsmäßigen Kurpfuscher bei uns in Preußen gewachsen ist, werden wir ersehen, wenn wir hören, daß, gemäß statistischer Aufnahme, abgesehen von Berlin, sich fanden:

Im Jahr 1876 Kurpfuscher 269
    „   „   1887   „   396
    „   „   1898   „   1200
    „   „   1902   „   4104.

Da aber alle absoluten Zahlen an sich immer nur ein unvollkommenes Bild geben und erst durch die Zuordnung zu anderen Verhältnissen den rechten Wert gewinnen, d. h. also durch ein prozen-

tarisches Verhältnis, so wollen wir auch dies noch heranziehen. Nach
statistischen Ermittelungen ist in den letzten 20 Jahren die Einwohner=
schaft Berlins um 61 % gewachsen, während die Zunahme des
gewerbsmäßigen Kurpfuschertums 1600 % beträgt. Nun diese Zahl
spricht für sich allein schon eine so beredte Sprache, daß wir uns jedes
erklärenden Wortes enthalten können.

Diese schier unglaubliche Menge von Kurpfuschern arbeitet nun
heut noch genau nach derselben Methode wie im Altertum und Mittel=
alter. Bald wird dieses bald jenes Mittel als das gegen alle Krank=
heiten allein wirksame gepriesen. Und daß dabei auch die metaphysische
Behandlungsmethode nicht fehle, dafür sorgen die Gesundbeter mit
ihrer aus unverdauten philosophischen und theosophischen Brocken
zusammengesetzten Krankheitserklärung.

Was aber die moderne Kurpfuscherei an Unwahrheiten und
wissentlich falschen Behauptungen zu leisten sich nicht scheut, das lehrt
ein Blick in die umfangreiche Kurpfuscherliteratur unserer Tage. Ich
will aus diesem nur allzu reichlich fließenden Material nur einen
besonders krassen Fall herausgreifen. Da hat ein Herr Kühne ein
Buch geschrieben, in dem er einen Buckligen vor und nach der von
ihm durchgeführten Behandlung abbildet. Das erste Bild zeigt den
Kranken im Besitz seines Buckels, das zweite befreit von dieser fatalen
Last. Dieses zweite Bild ist aber eitel Flunkerei, denn es ist
gerichtsmäßig festgestellt worden, daß beide Bilder, das vor und das
nach erfolgter Heilung, an ein und demselben Tage aufgenommen
worden sind. Nun ist aber die Heilung eines Buckels innerhalb 24
Stunden ein Kunststück, welches allenfalls der Doktor Eisenbart, aber
sonst kein gewöhnlicher Sterblicher fertig bringen kann. Das Beispiel
genügt, um die Verläßlichkeit der Literatur zu kennzeichnen, mit welcher
das Pfuschertum fort und fort den Markt überschwemmt.

Daß auch der blindwütige Haß, mit welchem der antike wie
der mittelalterliche Kurpfuscher ihrerzeit den zünftigen Arzt verfolgt
haben, heut noch immer derselbe ist, das kann man mit unzähligen
Beispielen aus der modernen Kurpfuscherliteratur belegen. Ich möchte
bloß auf eines der neuesten derartigen Machwerke hinweisen, in
welchem ein Herr Reiße unter dem geschmackvollen Titel: „Wissen=
schaftliche Kurpfuscherei“ seiner Wut gegen die zünftige Medizin freien
Lauf läßt (siehe Seite 214).

Doch Halt! Sollte sich vielleicht nicht etwa doch das moderne

Kurpfuschertum wesentlich gebessert haben, wenn auch nicht in seinen
äußeren Manieren oder seiner Vorliebe für die Unwahrheit und für
das Geldschneiden, so doch in seinem therapeutischen Können?
Wenigstens behaupten da verschiedene der modernen Gesundheitsapostel,
in der sogenannten Naturheilmethode eine ganz neue Behandlungs=
form gefunden zu haben, welche von der größten Wirksamkeit, der
zünftigen Medizin dabei aber vollkommen unbekannt sein solle.
Behauptet ja doch Reiße, einer jener medizinfeindlichen Heilbeflissenen
unserer Zeit: „Die große Welle der Naturheilbewegung wird über
die Medizinbewegung hinweggehen und alles verschlingen". Es ver=
lohnt zwar nicht, die medizinischen Behauptungen Reißes zu beachten,
aber es dürfte, da ich doch nicht bloß zu Ärzten, sondern auch
zu Laien spreche, sich doch empfehlen, solcherlei seltsame Aussprüche
etwas niedriger zu hängen; zeigen sie doch, mit welcher Anmaßung
die kurpfuschenden Heilkünstler bereits gegen die zünftige Heilkunde
vorzugehen sich nicht scheuen.

Was nun aber die Naturheilmethode angeht, so hat das Kur=
pfuschertum ganz gewiß Recht, wenn es die Vorzüge derselben preist.
Nur ist die wahre Naturheilmethode doch eine ganz ganz andere, als
wie sie das moderne Kurpfuschertum betreibt. Die zünftige Medizin
arbeitet bereits mit allen Kräften daran, das Ideal einer Naturheil=
methode zu verwirklichen, d. h. eine Behandlungsform zu gewinnen,
welche von allen spekulativen und konstruktiven Voraussetzungen, von
allen System= und Schuldogmen absieht und nur die in dem
organischen Leben sich betätigenden Kräfte zu verwenden strebt. Aber
dieses Ziel ist gar schwer zu erreichen. Die Natur läßt sich durchaus
nicht so ohne weiteres in die Karten sehen. Da bedarf es ungezählter
Beobachtungen und Experimente, da müssen die sorgsamsten Versuchs=
methoden ersonnen, möglichst ergebnisreiche Untersuchungsformen
gefunden werden, ehe es gelingt, der Natur auch nur einen einzigen
winzigen Bruchteil ihrer Geheimnisse zu entreißen. So sehen wir
denn die moderne Medizin eifrig bei der Arbeit, die Heilkunde voll=
ständig auf den Boden der Natur zu stellen, auf daß sie eine Natur=
heilmethode werde, d. h. eine Methode, welche alles mit der Natur
und durch die Natur gewinnen will. (Man vgl. Seite 52 und 164.)
Aber ehe dieses Ziel völlig erreicht werden kann, mag noch mancher
Tag dahingehen. Vergleichen wir nun aber mit dieser einzigen, wahren
und echten Naturheilmethode das, was die heutige Kurpfuscherwelt

als Naturheilmethode ihren Gläubigen bietet, so werden wir uns
alsbald überzeugen, wes Geistes Kind diese neueste Erfindung des
Pfuschertums ist. Mit den Zielen der wahren Naturheilmethode hat
sie so blutwenig gemein, daß man sie selbst nicht einmal ein schlechtes
Zerrbild derselben nennen könnte. Sie ist eben genau das, was bisher
alle Leistungen der geldlüsternen Laienmedizin gewesen sind, nämlich
ein Gemisch von Ungereimtheiten, Unwahrheiten und einigen dürftigen,
der zünftigen Heilkunde entlehnten, aber schlecht oder unverdaut
reproduzierten Brocken aus der Orthopädie, der Diätetik und der
Hydrotherapie. So sieht die Naturheilkunde aus, welche der heutige
Kurpfuscher als die Medizin der Zukunft hinzustellen wagt.

Nun es lohnte sich wahrhaftig nicht der Mühe, dieses Sammel-
suriums der Naturheilmethode eines Reiße, eines Reinhold Gerling u. a.
wegen, auch nur ein einziges Wörtlein in einem medizinischen Werk
zu verlieren. Wissen wir Ärzte und Naturforscher ja doch ohnehin
schon alle ganz genau, wie es um die medizinische Bildung sotaner
Herren steht. Aber das große Publikum scheint das doch nicht zu
wissen; denn sonst wäre es ja völlig unverständlich, wie eine Naturheilmethode von dem Schlage, wie sie in den Naturheilvereinen
getrieben und in dem Bundesorgan „Naturarzt" verzapft wird, eine
solche Gefolgschaft finden könnte, wie dies der Fall ist. Daß aber
das Publikum über den wahren Charakter der pfuscherischen Naturheilmethode möglichst wenig unterrichtet werde, das hat sich eben
jenes Bundesblatt der Naturheilvereine zur Aufgabe gemacht. Mit
Verdrehungen und Entstellungen treibt dieses Blatt eine förmliche
Ärzthetze und täuscht seine Leser über das, was die Naturheilmethode
eigentlich ist, gröblichst. Was aber für Unheil in den Köpfen des
Volkes, das die literarischen Produkte der Naturheilkundigen kritiklos
liest, angerichtet wird, das zeigt die stetige Ausbreitung des Kurpfuschertums auf das klarste. Nur aus diesem Grunde hielten
wir es für geboten, uns auch an diesem Ort mit der modernen
Naturheilpresse, deren Leistungen und Zielen einmal gründlichst aus-
einanderzusetzen. Eine Verteidigung gegen die Angriffe, welche die
Herren Reiße, Gerling und Genossen gegen uns Ärzte und unsere
Wissenschaft richten, wollte ich aber keineswegs führen. Gegen eine
solche Deutung des von mir Gesagten müßte ich unbedingt protestieren.
Denn die genannten Herren stehen in ihrer medizinischen Kenntnis-
losigkeit ja doch so tief, daß von einem Disputieren und Rechten mit

ihnen nicht die Rede sein kann; wenigstens nicht für einen Arzt. Nur um das Volk gegen die Irrlehren der neuesten pfuscherischen Leistungen zu schützen, habe ich von jenen Herrn gesprochen.

In dieser Sache möchte ich ein altes Wort neuprägen und den beteiligten Kreisen zurufen: „Caveant consules ne salus publica aliquid detrimenti capiat".

So bleibt es denn also dabei! Auch das moderne Kurpfuschertum arbeitet nach den alten durch zwei Jahrtausende gar zugkräftigen Mustern seiner griechischen und römischen Gesinnungsgenossen. Es sucht mit Prahlerei und Beschuldigungen die zünftige Medizin zu verdächtigen und durch inhaltsleere, weder von ihm noch von anderen verstandene Schlagworte die irregeleiteten Kranken auszubeuten. Darum ist auch die Naturheilmethode, wie sie die heutige Laienmedizin betreibt, nichts wie eine neue Firma, unter welcher das Kurpfuschertum sein altes Geschäft fortsetzt.

Was aber das heutige Kurpfuschertum besser charakterisiert als alle langatmigen Expektorationen, das ist die Bestrafungsstatistik dieser modernen Volksbeglücker. Von all den Heilbeflissenen, welche ohne medizinische Vorbildung die Krankenbehandlung gewerbsmäßig betreiben, sind in dem Augenblick, wo wir dieses schreiben, nicht weniger wie 16,6 % vorbestraft. In einigen Kreisarztbezirken Berlins wächst diese Ziffer sogar bis auf 33¹/₃ %. Wenn solche Zahlen weder dem Publikum noch den maßgebenden Kreisen die Augen öffnen, dann dürften alle ärztlichen Darlegungen allerdings kaum auf sonderlichen Erfolg zu rechnen haben.

So hat sich denn also der Ausspruch: „Alles irdische Wesen ist dem Wechsel, der Veränderung unterworfen, nur das Kurpfuschertum nicht", mit dem wir diese Betrachtung eingeleitet haben, als vollkommen wahr ergeben. Die Geschichte hat uns gelehrt, daß das Wesen der Kurpfuscherei zu allen Zeiten — und seit etwa 3000 Jahren kennen wir sie schon — dasselbe gewesen ist und nur das Kleid gewechselt hat, mit dem angetan die gewerbsmäßige Laienmedizin ihr Unwesen treibt.

Neben dem Kurpfuschertum zeigt uns nun die Geschichte noch eine andere Form der arztlosen Krankenbehandlung. Dieselbe sieht in ihren therapeutischen Konsequenzen jenem zwar so ähnlich wie ein Ei dem anderen, ist im übrigen von ihr aber doch grundverschieden. (Vgl. Seite 205.) Denn die Vorstellungen und Grundsätze, auf denen

sie sich aufbaut und von denen sie ausgeht, sind völlig andere, als wie des gewerbsmäßigen Pfuschertums. Denn während dieses sich der Krankheitsbehandlung ohne die geringste Sachkenntnis unterzieht, lediglich in der Absicht auf bequeme Weise Geld zu erwerben, geht jene ohne die geringste Rücksicht auf Erwerb oder Vorteil lediglich von gewissen kulturellen, religiösen oder ethischen Anschauungen aus. Sie entbehrt also den Charakter eines unlauteren und darum schimpf= lichen Gewerbes, welchen das auf Gewinn bedachte Kurpfuschertum so unverholen zur Schau trägt, ganz.

Da ist zuerst jene Vorstellung zu nennen, welche mit den An= fängen der Kultur eng verbunden und deshalb allerorten anzutreffen ist: nämlich die Vorstellung, daß der weltliche Machthaber allen irdischen Verrichtungen vorzustehen, das Recht und die Fähigkeit habe. Diese Anschauung hat sich dann auch in der Heilkunde betätigt, indem man den Inhabern der irdischen Gewalt ohne weiteres medizinische Fähigkeiten zutraute. So sehen wir die ägyptischen Könige und ihre Frauen gelegentlich einmal ärztlich beschäftigt, so z. B. die Königin Polydamna. Auch die vor Troja liegenden griechischen Fürsten und Helden bewegen sich vielfach in ärztlichen, speziell wundärztlichen Dienstleistungen, und das, trotzdem sie in ihren Reihen doch die heil= kundigen Söhne des Medizingottes selbst, Machaon und Podaleirios, zählten; so finden wir z. B. den Achill, wie er sich mit der Wunde seines Freundes Patroklus emsig befaßt u. a. m.

Diese Vorstellung von den medizinischen Fähigkeiten der Großen wird dann in der vorkaiserlichen römischen Zeit derart erweitert, daß das Haupt einer jeden Familie, der pater familias, gemäß dieser seiner Stellung auch als medizinischer Berater aller Hausangehörigen, der Angehörigen wie der Bediensteten, gilt. Solche heilbeflissene Familien= väter kurierten dann jeder auf seine Art; die war aber manches Mal auch danach. So liebte M. Porcius Cato (234—149 v. Chr.) alles mit Kohl und Wein zu behandeln; wo aber diese beiden, ja gewiß recht wohlschmeckenden, aber doch nun nicht in allen Fällen gerade auch medizinisch verwendbaren Stoffe im Stich ließen, da hantierte er wohl auch mit allerlei mystischem Hokuspokus, wie Zaubersprüchen, Beschwörungen u. dgl. m.

Auch noch gegen den Ausgang des Altertums, im Mittelalter und in der neueren Zeit werden die Inhaber der fürstlichen Gewalt vielfach als die besten medizinischen Sachwalter angesehen; doch um=

fassen ihre heilkräftigen Qualitäten nun nicht mehr das ganze Gebiet der Arzneiwissenschaft, sondern meist nur einzelne Erkrankungsformen. Auch operieren sie jetzt nicht mit heilenden Mixturen, stärkenden Salben oder sonstigen medizinisch gearteten Eingriffen; vielmehr gilt ein dem Herrscher innewohnendes geheimnisvolles Etwas als das heilende Prinzip. Deshalb sollte es auch vollständig genügen, wenn die fürstlichen Hände sanft über die kranken Körperteile dahinglitten. So berichtet uns z. B. die Geschichte, daß den Königen Englands die Kraft verliehen war, nur durch Auflegen der Hand Schwäre zu heilen. Eduard der Bekenner (1042—1066) scheint der erste gewesen zu sein, der diese ihm innewohnende Heilkraft zum Wohl seiner Untertanen zu verwenden suchte. Übrigens dürften die englischen Könige von dieser Zeit an ziemlich regelmäßig die Wunderheilungen ausgeführt haben, und zwar immer an einem vorher angesagten Tage. Doch war diese Heilung für den Herrscher ein ziemlich kostspieliger Akt, denn jeder Kranke erhielt von seinem fürstlichen Arzt eine kleine Goldmünze. Bei vielem Zulauf von Kranken konnte da aber schon ein ganzes nettes Sümmchen jährlich zusammenkommen; so brauchte z. B. die Königin Elisabeth jährlich 3000 Pfund Sterling für derartige Zwecke. Um die Kosten etwas herabzumindern, gaben die Herrscher bald nicht mehr Gold=, sondern Silbermünzen; und als das auch noch zu teuer war, mußte zu Kupfer gegriffen werden. Diese vom König verteilten Münzen wurden nun als Amulett um den Hals getragen, und der Volksglaube meinte, daß die Heilung mit Verlust der Münze alsbald auch wieder verloren ginge. In welchem Umfang das englische Volk diese Wunderkraft seiner Könige in Anspruch nahm, ergibt die Tatsache, daß Karl II. während seiner 15 jährigen Regierung nicht weniger als 90000 Kranke berührt hat.

Auch die französischen Könige sollten durch Auflegen der Hände allerlei Krankheiten heilen können; und zwar sollte diese Wunderkraft denselben schon seit uralten Zeiten innewohnen, denn schon Chlodwig wird dieselbe zugeschrieben. Hier war das Zeremoniell für die Behandlung in der Weise festgelegt, daß der König über die kranke Stelle und quer über das Gesicht mit dem Finger fuhr und dazu sprach: „Le Roy te touche et Diev te guairit".

Übrigens kann für die Könige der Tag, an dem sie zu kurieren hatten, ein gerade nicht besonders vergnüglicher gewesen sein. Denn Hunderte von Leidenden an sich vorbeiziehen sehen, dabei allerlei

kranke Körperteile berühren und die oft recht widrigen Gerüche ein=
atmen zu müssen, war wahrlich keine kleine Aufgabe. Darum kann
man es denn auch dem König Ludwig XIII. von Frankreich nicht
verübeln, daß, als er als 10 jähriger Knabe das erste Mal seine
ärztliche Funktion übte, ihm vier Mal ganz herzlich schlecht, weh und
übel wurde. Noch im Beginn des 19. Jahrhunderts wurde das heil=
künstlerische Amt von Karl X. geübt, allerdings stellten sich jetzt im
ganzen nur noch 120 Kranke als Heilungsaspiranten dem Könige
vor. Auch den Regenten anderer Länder wurden vielfach ähnliche
Fähigkeiten nachgerühmt.

Aber nicht bloß die Fülle der irdischen Macht befähigte den
Träger derselben zu wirksamer medizinischer Hilfe, sondern aus der
himmlischen Allmacht wurden auch ähnliche heilkünstlerische Wirkungen
abgeleitet. Der rege Verkehr mit dem Ewigen, wie ihn das Gebet
vermittelt, sollte allein schon genügen die Krankheit zu bannen, so
meinten wenigstens die ersten Christen und behandelten darum mit
Beten. Doch ganz besondere medizinische Fähigkeiten vermutete man
in allen Dingen, welche mit den Fürsten des Himmels, den Heiligen,
irgendwie in Beziehung standen. In gewissen Zeiten des Mittelalters
artete diese Heiligenmedizin in der schauderhaftesten Weise aus. Ja
selbst in der neuesten Zeit gibt es noch genug, die da die Himmlischen
in Krankheitssachen für kompetenter erachten als wie den irdischen Arzt.
Da wir aber auf alle diese Dinge bereits (vgl. Medizin und Christen=
tum 99 ff.) in ausgiebigster Weise eingegangen sind, müssen wir
uns hier mit einem Hinweis auf jenes Kapitel unseres Buches
genügen lassen. Zu gedenken wäre wohl auch noch der arztlosen
Heilbestrebungen, welche im Mittelalter vielfach in den Klöstern geübt
wurden. Auch gewisse philosophische Schulen des Altertums wie des
Mittelalters trieben aus ethischen Rücksichten, ohne Rücksicht auf
Gelderwerb, arztlose Krankenbehandlung.

Wenn nun auch die Folgen dieser Art von Laienmedizin für
den Kranken sich nicht allzuviel von denen unterscheiden werden,
welche das gewerbsmäßige Kurpfuschertum beschert, so dürfen doch
beide nicht mit dem gleichen Maße gemessen werden. Die arztlose,
aus ethischen oder religiösen Gründen hervorgegangene Laienmedizin
steht doch auf einer ganz anderen Stufe als wie das gewerbsmäßige
Kurpfuschertum, da ihr der Makel eines schimpflich betriebenen Gewerbes
fehlt, der doch das gewöhnliche Kurpfuschertum in so häßlicher Weise

entstellt. Wir Ärzte müssen und werden ja beide bekämpfen; aber wir werden die in ethischen oder religiösen Gründen wurzelnde Laienmedizin nicht verachten, sondern sie nur bedauern, während wir das erwerbsmäßige Kurpfuschertum aufs tiefste verachten.

Nach diesem historischen Überblick über das Kurpfuschertum bliebe uns jetzt noch eine Betrachtung der Ursachen desselben übrig. Doch würde uns eine eingehende Untersuchung auch dieser Verhältnisse viel zu weit führen. Wir müssen uns deshalb in diesem Punkt ganz kurz fassen; wir können nur in ganz allgemein gehaltenen Umrissen die hier zur Sprache kommenden Dinge mehr andeuten, als wirklich erörtern.

Im allgemeinen gesprochen, liegen die Gründe des Kurpfuscher= tums zunächst in der Medizin, dann im Publikum und schließlich im Staat. Jeder von diesen drei Faktoren trägt seine reichliche Schuld an dem Umfang, den die kurpfuschende Laienmedizin noch heut zeigt. Die Medizin hat das Kurpfuschertum groß gezogen, das Publikum nährt und der Staat schützt es. Eine kurze Darlegung der Tatsachen wird diese Verhältnisse alsbald erweisen.

Die Medizin hat durch die System= und Schulbildung, sowie durch die Dogmatisierung ihrer Lehren durch viele Jahrhunderte lang ein äußerst trübes Bild ihrer Leistungsfähigkeit und Einsicht gegeben und darum dem Volk den Glauben an sie benommen. Schon Hippokrates sagte seinerzeit: „Durch solche Streitigkeiten (nämlich über die Systeme und Dogmen) ist die ganze Heilkunst bei den Laien in große Mißachtung gekommen, so daß sie überhaupt nicht an das Dasein einer Heilkunst glauben". So hat also die zünftige Medizin das Kurpfuschertum groß gezogen.

Das Publikum hat durch seine Leichtgläubigkeit und Kritiklosig= keit, mit der es medizinisch Ungebildeten sein teuerstes Gut, die Gesundheit anvertraut, seit Jahrtausenden das Kurpfuschertum ernährt und ernährt es noch. (Man vgl. hierüber noch das, was bereits Seite 218 gesagt worden ist.)

Der Staat aber hat immer dann, wenn er die Krankenbehand= lung freigegeben hat, das Kurpfuschertum geschützt. Und da er das vor 2000 Jahren bereits getan hat und auch heut noch immer tut, so ist gerade er derjenige, welcher den verderblichen pfuscherischen Heilbestrebungen den wirksamsten Schutz verleiht.

Aus dieser Erkenntnis der das Kurpfuschertum nährenden und

schützenden Faktoren läßt sich allein der Kampf gegen dasselbe mit
Erfolg beginnen und durchführen. Dieser Kampf wäre nun aber ein
höchst einfacher, wenn ihn nur die maßgebenden Kreise, nämlich die
Regierung, in ernsthafter und rücksichtsloser Weise führen wollten.
Denn da das Publikum in seiner Leichtgläubigkeit und Kritiklosigkeit
nun doch nicht zu ändern und die zünftige Medizin von ihrer Neigung
zur Systembildung und Dogmatisierung gründlichst geheilt ist, so liegt
die Möglichkeit, das Kurpfuschertum zu beseitigen, nur noch in den
Händen des Staates. Ist sich aber der Staat dieser seiner Aufgabe
voll bewußt, dann gibt es nur ein ein einziges Hilfsmittel und das
ist: „absolute Beseitigung der Kurierfreiheit". Solange
Staat und Volksvertretung von dieser Wahrheit nicht durchdrungen
sind, sondern glauben, durch allerlei halbe Maßnahmen — und zu
solchen allein hat man sich bisher an maßgebender Stelle nur entschlossen
— dem Kurpfuschertum den Garaus machen zu können, wird dieser
uralte Krebsschaden des Menschengeschlechtes in seiner verderblichen
Wirksamkeit fortbestehen. Das lehrt uns die Geschichte unserer Wissen=
schaft in ernster Mahnung.

Und wie der alte Cato dem römischen Senat bei jeder Gelegen=
heit zugerufen hat: „Ceterum censeo Carthaginem esse delendam",
so wollen auch wir immer und immer wieder den maßgebenden
Kreisen zurufen:

Die Kurierfreiheit muß fallen.

Buchdruckerei Maretzke & Märtin, Trebnitz i. Schl.